现代家庭博览书屋

四季养花好心情，让小家庭变成大花园

家庭四季养花一点通

◎实用、完美、生动、温馨给你更多关爱
◎知识广博，内容点点滴滴，关怀实实在在

超大容量
全年适用

蒋红明◎著

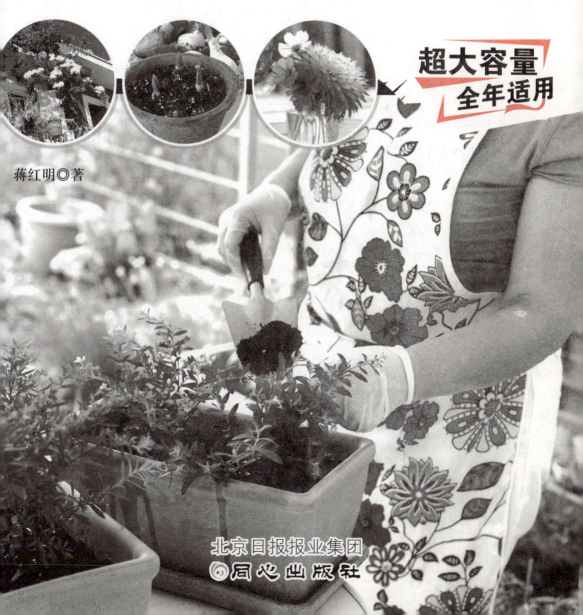

北京日报报业集团
同心出版社

图书在版编目（CIP）数据

家庭四季养花一点通/蒋红明著. —北京：同心出版社，2012.11
ISBN 978-7-5477-0775-3

Ⅰ.①家… Ⅱ.①蒋… Ⅲ.①花卉—观赏园艺—指南 Ⅳ.①R68-62

中国版本图书馆 CIP 数据核字（2012）第 285360 号

家庭四季养花一点通

出版发行：	同心出版社
地　　址：	北京市东城区东单三条 8-16 号东方广场东配楼四层
邮　　编：	100005
电　　话：	发行部：（010）65259206-8022
	总编室：（010）65252135-8043
网　　址：	http：//www.beijingtongxin.com/
印　　刷：	北京盛兰兄弟印刷装订有限公司
经　　销：	各地新华书店
版　　次：	2013 年 4 月第 1 版
	2016 年 10 月第 3 次印刷
开　　本：	710 毫米×1000 毫米　1/16
印　　张：	18
字　　数：	332 千字
定　　价：	36.00 元

同心版图书，版权所有，侵权必究，未经许可，不得转载

前　言

随着时代的进步，人们的生活也在发生着翻天覆地的变化，在社会物质文明不断丰富的同时，我们的精神文明同样要跟上物质文明前进的步伐。而精神文明进步，恰恰是表现在组成整个社会的基本单位——家庭方面，因此提高每一个家庭的生活质量，从某种角度来说就是提高整个社会的精神文明程度。

书籍作为精神文明的载体，从古至今都受到人们的重视，现代家庭想要提高精神文明方面的质量，阅读书籍无疑是最好的一种选择。阅读一方面能够体现出一个人的精神品味，进而促进家庭精神文明的提高，最终达到推动整个社会精神文明建设进展的目的；另一方面，阅读还能够增加人们的知识面，让人们懂得如何才能创造更加美好的生活，提高家庭生活的质量，推动社会文明的发展。《现代家庭阅读书屋》经过了编者的精心挑选，从现代家庭生活的角度，收集并整理了生活中各个方面的知识、窍门，让读者在轻松阅读的同时，能够学到更多的生活技巧，甚至起到修身养性的妙用。

本套丛书内容十分丰富，既包括饮食、医疗、生活窍门等与家庭生活息息相关的内容，也包括养花、养宠物、按摩、美容等修身养性方面的内容，还包括电脑、棋牌、魔术等家庭娱乐方面的内容，可谓在家庭生活方面包罗万象。而且通俗易懂的文字，深入浅出的语言，更能够让读者轻轻松松地阅读，快快乐乐地生活。

全套丛书从生活实际出发，又引申出大量专业知识，可谓集实用性与专业性于一身，每本书都配有精美插图，使您的阅读不再枯燥。相信本套书一定能够成为您日常生活中必不可少的工具，使您的生活变得多姿多彩。

由于时间的仓促以及编者水平的限制，书中难免存在疏漏之处，虽然编者力求完美，但如果读者在阅读的过程中发现不足之处，还希望能够及时反馈给我们，在此谨代表丛书的编者向广大读者表示衷心的感谢。

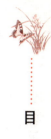

目 录

上篇　现代家庭养花知识和技艺

花卉的常识 　1
1. 花卉的含义是什么？　1
2. 花是由哪几部分组成的？　1
3. 花芽是怎样形成的？　3
4. 为什么花卉具有五彩缤纷的颜色？　3
5. 花卉为什么会散发香味？　4
6. 花卉的叶片为什么会有不同的颜色？　5
7. 花卉主要有哪些分类方法？　6
8. 了解花卉原产地对养花有什么好处？　9
9. 国内十大传统名花是什么？　11
10. 花卉有哪些别称、雅号？　12
11. 何谓花语？它有什么作用和含义？　13
12. 国外主要用花节日有哪些？　15
13. 怎样欣赏花卉？　16
14. 如何从市场上选购花卉？　17
15. 购买花苗时如何辨真伪？　18
16. 长途旅行怎样携带花苗？　19
17. 初学养花者开始养什么花合适？　19
18. 家庭养花品种如何搭配？　20

花卉生长与环境

19. 影响花卉生长发育的环境条件有哪些?	21
20. 花卉对温度有哪些要求?	21
21. 哪些花卉喜欢高温环境?	22
22. 如何合理利用室温莳养花卉?	23
23. 花卉对光照有哪些要求?	23
24. 光照对花卉开花有哪些影响?	24
25. 家庭养花怎样调节光照?	25
26. 阳台上适合养哪些花卉?	25
27. 花卉对水分有哪些要求?	26
28. 盆花浇水要掌握哪些原则?	27
29. 盆花浇水方式有哪些种?	28
30. 如何确定盆花是否需水?	29
31. 家庭养植盆花如何浇水?	29
32. 盆花浇水不足或浇水过多有什么害处?	30
33. 盆花脱水如何挽救?	31
34. 湿度与温度对花卉生长有什么综合影响?	32
35. 空气湿度对花卉有什么影响?	32
36. 提高盆栽花卉周围空气湿度的方法有哪些?	33
37. 盆栽花卉需要的肥料种类有哪些?	33
38. 肥料三要素对花卉有什么作用?	34
39. 怎样给花卉施肥?	35
40. 花卉施肥应掌握哪些原则?	36
41. 家庭养花怎样自制肥料?	37
42. 如何用化肥配制养花用肥?	38
43. 怎样配制和使用矾肥水?	39
44. 有机肥料为什么必须腐熟后才能施用?	39
45. 如何诊断和防治花卉营养缺乏症?	40
46. 花卉生长和空气有什么关系?	41
47. 哪些花卉能抗有害气体?	41

48. 家庭养花常用哪些土壤,其特性如何? 42
49. 怎样配制培养土? 44
50. 培养土怎样进行消毒? 44
51. 怎样测定盆土的酸碱度? 45
52. 哪些花卉喜欢酸性土?哪些花卉适宜碱性土? 45
53. 土壤酸碱度与花卉吸收营养元素有什么关系? 46
54. 怎样防止盆土板结和碱化? 47

花卉的繁殖 47

55. 花卉繁殖方法分哪几种? 47
56. 怎样采收和贮藏花卉种子? 48
57. 花卉播种常用哪几种方法? 48
58. 怎样确定花卉播种时期? 49
59. 家庭养花怎样用播种法繁殖? 50
60. 有些花卉为什么需要无性繁殖? 50
61. 扦插繁殖分哪些种类? 51
62. 花卉怎样进行扦插繁殖? 51
63. 如何促进难生根的花卉生根? 52
64. 影响扦插生根的环境因子有哪些? 53
65. 哪些花卉可以采用压条法繁殖? 54
66. 花卉采用嫁接繁殖有什么好处? 55
67. 花卉常用的嫁接方法有哪些? 55
68. 花卉嫁接繁殖应注意哪些事项? 57
69. 分生繁殖包括哪些种类? 58

花卉的栽培管理 59

70. 家庭养花需要哪些器具和工具? 59
71. 家庭养花怎样选用花盆? 60
72. 怎样培育健壮的花苗? 61
73. 花苗怎样上盆? 62
74. 盆花为什么要换盆?怎样换盆? 63
75. 盆花为什么要定期转盆、松盆土? 63

- 76. 花卉栽培有几种方式？　64
- 77. 南花北养应注意哪几方面？　64
- 78. 怎样进行盆花的整形修剪？　66
- 79. 露地草花常用哪几种整形方式？　67
- 80. 开花灌木如何修剪？　67
- 81. 花卉在休眠期如何养护？　68
- 82. 盆花在炎热夏季如何养护？　69
- 83. 盆花秋季怎样管理？　70
- 84. 家庭养花冬季怎样管理？　70

花卉栽培新技术　70

- 85. 什么叫无土栽培？花卉采用无土栽培有什么优点？　70
- 86. 无土栽培的方法有哪几种？　71
- 87. 家庭养花怎样进行无土栽培？　72
- 88. 怎样配制和使用营养液？　73
- 89. 花卉无土栽培常用基质种类有哪些？　74
- 90. 怎样把土壤栽培花卉改为无土栽培？　76
- 91. 什么是水培？花卉水培有哪些优点？　76
- 92. 哪些花卉适合水培？　77
- 93. 如何选择室内水培花卉种类？　78
- 94. 花卉水培常用的器皿有哪些？　79
- 95. 花卉水培成功的关键是什么？　79
- 96. 什么叫组合盆栽？花卉组合盆栽应注意什么？　80
- 97. 怎样调控花卉的开花期？　81

花卉病虫害的防治　82

- 98. 花卉病害分哪两大类？　82
- 99. 常见花卉生理病害有哪些？怎样防治？　82
- 100. 盆花落蕾、落花、落果的原因有哪些？　83
- 101. 盆花叶片为什么会变黄？　84
- 102. 花卉常见的真菌性病害有哪些？如何防治？　85
- 103. 花卉常见的细菌性病害有哪些？怎样预防？　86

104. 病毒病主要危害哪些花卉？怎样预防？	87
105. 花卉为什么会染上病虫害？染上后应当如何处理？	88
106. 危害花卉的刺吸害虫有哪些？怎样防治？	88
107. 花卉常见的食叶害虫有哪些？怎样防治？	90
108. 怎样防治花卉蛀干害虫？	90
109. 怎样防治土壤里的害虫？	91
110. 怎样防治花卉线虫病害？	91
111. 防治盆花虫害的简便方法有哪些？	92
112. 怎样自制防治花卉害虫的土农药？	93
113. 怎样科学合理使用农药？	94
114. 怎样配制石硫合剂？	95
115. 怎样配制波尔多液？	95

花卉装饰与应用 95

116. 什么叫花卉装饰？包括哪些内容？	95
117. 花卉室内装饰包括哪些内容？如何布置？	96
118. 适合家庭栽培的观叶植物有哪些种类？	98
119. 选择室内装饰花木应注意哪些方面？	99
120. 花卉室内装饰常用哪些布置方式？	100
121. 怎样进行植物瓶栽？	101
122. 花卉室外绿化装饰包括哪些内容？	102
123. 花坛内植物应如何配置？	103
124. 什么叫切花？切花有哪些应用方式？	104
125. 切花什么时候切取最好？	105
126. 插花失水萎蔫的原因有哪些？如何延长其水养观赏期？	106
127. 怎样制作插花？	107
128. 怎样制作花束？	108
129. 什么是花泥？如何使用？	109

下篇 现代家庭花卉的栽培

草本花卉   111
   1. 金鱼草(龙头花、龙口花、洋彩雀)   111
   2. 旱金莲(金莲花、荷叶莲)   112
   3. 四季报春花(四季樱草、鲜荷莲)   113
   4. 蒲包花(荷包花)   114
   5. 彩叶草(老来少、锦紫苏)   114
   6. 锦葵(小熟季花、棋盘花)   116
   7. 大花三色堇(蝴蝶花、鬼脸花)   116
   8. 半枝莲(死不了、草杜鹃)   117
   9. 虞美人(小种罂粟花、丽春花)   118
   10. 紫罗兰(草桂花、香瓜对)   118
   11. 石竹(草石竹)   119
   12. 福禄考(草夹竹桃、小洋花)   121
   13. 茑萝(游龙草、锦屏松)   122
   14. 雁来红(老来少、彩色苋)   122
   15. 百日草(步步高、百日菊)   123
   16. 万寿菊(臭芙薯、蜂窝菊)   124
   17. 金盏菊(黄金盏、长生菊)   125
   18. 麦秆菊(贝细工、腊菊)   126

落叶宿根草本花卉   127
   1. 菊花(九花、黄华、秋菊)   127
   2. 鸢尾(蝴蝶兰、铁扁担)   131
   3. 蜀葵(熟季花)   132
   4. 荷苞牡丹(铃儿草、兔儿牡丹)   132
   5. 玉簪(玉春棒、白鹤花)   133
   6. 荷兰菊(老妈散、小蓝菊)   134
   7. 金光菊(太阳菊、九江西番莲)   134

球根类花卉 135
1. 唐菖蒲(剑兰、十样锦、大菖兰) 135
2. 水仙(天蒜、雅蒜) 137
3. 郁金香(洋荷花、郁香) 140
4. 风信子(洋水仙、五色水仙) 142
5. 仙客来(萝卜海棠、兔耳朵花) 143
6. 晚香玉(夜来香) 145
7. 马蹄莲(观音莲、慈姑花) 146
8. 美人蕉(美艳蕉、兰蕉) 147
9. 朱顶红(柱顶红、华青兰) 148
10. 百合花类 148
11. 大岩桐(落雪泥) 151
12. 葱兰(葱莲、玉帘) 152
13. 文殊兰(十八学士、白花石蒜) 153
14. 蜘蛛兰(水鬼蕉) 154

水生花卉 155
1. 荷花(莲花、水芙蓉) 155
2. 睡莲(子午莲、水浮莲) 157
3. 千屈菜(水柳、水枝柳) 159
4. 凤眼莲(水葫芦、水玉兰) 159
5. 香蒲(水烛、尊黄、鬼蜡烛) 160

蕨类观赏植物 161
1. 铁线蕨(铁线草、美人枫) 161
2. 鹿角蕨(蝙蝠蕨) 162

兰科花卉 163
1. 中国兰花(春兰、惠兰、台兰、建兰、墨兰、寒兰、兔耳兰) 163
2. 热带兰花(卡特兰、兜兰、石斛、棒叶万带兰、齿瓣兰、美丽兜兰、蝴蝶兰、贝母兰) 167

仙人掌及多肉植物 170
1. 龙舌兰 170

2. 虎皮兰(千岁兰、虎尾兰)   171

  3. 芦荟(狼牙掌、龙角)   172

  4. 条纹十二卷(雉鸡尾)   173

  5. 水晶掌(玻璃宝草)   174

  6. 燕子掌(玉树、厚叶景天)   175

  7. 景天(八宝、蝎子草)   176

  8. 莲花掌(石莲花、宝石花)   177

  9. 落地生根(花蝴蝶)   178

  10. 牛舌掌(舌叶花、绿宝)   179

  11. 昙花(琼花、月下美人)   180

  12. 令箭荷花(令箭、红孔雀)   181

  13. 蟹爪兰(锦上添花、圣诞仙人花)   182

  14. 木叶仙人树(虎刺、叶仙人树)   183

  15. 白檀(葫芦拳)   184

  16. 生石花   184

  17. 仙人球(鸾凤玉、黄翁、牡丹玉、巨鹫玉、金琥、琥头、长刺白龙丸、翁丸、花盛球)   185

常绿草本及亚灌木类花卉   188

  1. 大花君子兰(长春君子兰、剑叶石蒜)   188

  2. 四季海棠(瓜子海棠)   191

  3. 万年青(铁扁担、冬不凋草)   192

  4. 倒挂金钟(吊钟海棠、灯笼海棠)   193

  5. 天竺葵(绣球、洋蝴蝶)   194

  6. 一品红(圣诞花、猩猩木)   195

  7. 八仙花(斗球、阴绣球)   196

  8. 鹤望兰(极乐鸟花)   197

  9. 花叶芋(两色芋)   198

  10. 非洲紫罗兰(非洲苦苣苔)   199

  11. 非洲菊(扶郎花、太阳花)   200

  12. 旱伞草(伞竹、风车草)   201

13. 酢浆草(三叶草、太阳花)	202
14. 虎耳草(金丝荷叶)	203
15. 凤尾兰	204
16. 一叶兰(蜘蛛抱蛋)	204
17. 火鹤花(花烛、红掌)	205
18. 豆瓣绿(椒草)	206
19. 竹芋(麦伦脱)	207
20. 花叶万年青	208
21. 观赏凤梨(水塔花)	209
22. 百子莲(百子兰)	210
23. 绿蔓(黄金葛)	211
24. 红宝石喜林芋	212
25. 合果芋	213
26. 冷水花(透白草、白雪草)	213
27. 吊竹梅(花叶鸭跖草、吊竹兰)	214
28. 扁竹蓼(扁竹、竹节蓼)	215
29. 香石竹(康乃馨、麝香石竹)	215
30. 珊瑚豆(珊瑚樱、寿星果)	217
31. 虾衣花(狐尾木)	217
32. 珠兰(金粟兰、鱼子兰)	218
33. 广东万年青(竹节万年青)	219
34. 红缨花(珊瑚花)	220

常绿木本和藤本花卉   220

1. 杜鹃花(鹃花)	220
2. 白兰花(把儿兰、缅桂)	222
3. 桂花(岩桂)	223
4. 米兰(米仔兰、碎米兰)	224
5. 栀子花(黄枝、白蟾花)	225
6. 含笑(香蕉花)	226
7. 广玉兰(荷花玉兰)	226

8. 茉莉花	227
9. 夹竹桃(柳叶桃)	228
10. 扶桑(朱槿牡丹、佛桑)	229
11. 发财树(马拉巴粟)	230
12. 富贵竹(竹蕉、虎斑木)	230
13. 狗尾红(狗尾巴花)	231
14. 变叶木(洒金榕)	232
15. 红桑(红叶桑)	233
16. 朱蕉(千年木、铁树)	233
17. 叶子花(三角花、九重葛)	234
18. 鸳鸯茉莉(二色茉莉)	235
19. 五色梅(三星梅、马缨丹)	236
20. 南迎春(云南黄馨、迎春柳)	237
21. 夜丁香(夜来香)	237
22. 素馨花(大花茉莉)	238
23. 南天竹(天竹、天竺)	239
24. 万字茉莉(络石、白花藤)	239
25. 鸡蛋花	240
26. 鸭嘴花	241
27. 枸骨(老虎刺、鸟不宿)	241
28. 八角金盘(手树)	242
29. 橡皮树(印度榕、缅树)	243
30. 榕树(正榕、细叶榕)	244
31. 罗汉松(罗汉杉、土杉)	245
32. 南洋杉	246
33. 五针松(五须松、五权松)	247
34. 金橘(羊奶橘、金枣)	248
35. 代代(代代花、玳玳)	249
36. 龟背竹(蓬莱蕉、电线兰)	250
37. 龙吐珠(麒麟吐珠)	252

　38. 非洲凌霄(广凌霄、硬骨凌霄)　　　252

　39. 常春藤(洋爬山虎)　　　253

棕榈状观叶植物　　　254

　1. 苏铁(铁树、凤尾蕉)　　　254

　2. 棕榈(棕树、山棕)　　　255

　3. 蒲葵(葵树、扇叶葵)　　　257

　4. 棕竹(棕榈竹)　　　258

　5. 槟榔竹　　　259

　6. 鱼尾葵(散尾葵、假桄榔)　　　259

落叶木本及藤本花木　　　260

　1. 月季　　　260

　2. 牡丹(洛阳花、木芍药)　　　262

　3. 梅花(千枝梅、冬梅)　　　264

　4. 腊梅(黄梅、香梅)　　　265

　5. 玉兰(应春花、望春树)　　　266

　6. 石榴(安石榴、海石榴)　　　267

　7. 无花果(蜜果、木馒头)　　　268

　8. 葡萄　　　269

　9. 木本象牙红(刺桐、龙牙花)　　　270

　10. 凌霄(武藏花、陵时花)　　　271

上篇　现代家庭养花知识和技艺

花卉的常识

1. 花卉的含义是什么？

"花"与"卉"两个字自古以来各有其含义，花通常是指植物所开的花，在植物学上指被子植物所特有的生殖器官，在园艺学上指供人观赏的植物。卉是草的总称。

"花"与"卉"两个字放在一起，大约是从唐代开始的。贞观年间李延寿写的《南史》，有一篇《徐勉传》，其中有这样一句话："聚石，移果，杂以花卉，以娱休沐，用托性灵。"这要算古籍中出现花与卉合在一起的例句，沿传至今已有1300多年了。根据以上的原义，花与卉结合起来，不难理解就是指开花的草本植物。《辞海》中的解释，花卉是"可供观赏的花草"，这是狭义的花卉概念，如菊花、兰花、水仙、凤仙花等。随着社会和人们审美意识的发展，对于植物的欣赏已经不仅仅局限于花，因而花卉的范畴也在随之扩大。今天人们常说的花卉是广义的花卉概念，凡是花、叶、果等部位，或因其色彩艳丽，或因其叶色斑斓，或因其果实奇特，或因其气味芳香，而具有一定的观赏价值，并被人们通过一定技艺进行栽培及养护的植物，不论是高等植物中的草本、亚灌木、灌木、乔木和藤本植物，还是低等的蕨类植物，甚至是观赏苔藓、藻类等，都可以包括在花卉的范畴之中。

花卉种类极其繁多，花朵美丽可赏的固然占主流，此外，叶片美观奇特的植物，如彩叶草、花叶芋、蟆叶秋海棠、万年青、变叶木等；果实艳丽可赏的植物，如冬珊瑚、火棘、乳茄、金橘、五彩椒等，也都属于广义的花卉范畴。广义花卉的范围与观赏植物近于等同，可以一并使用。

2. 花是由哪几部分组成的？

花的结构是由花梗、花托、花萼、花冠、雄蕊和雌蕊六个部分组成（图1）。其中花萼、花冠、雄蕊、雌蕊齐全的花称完全花，如梅花、山茶、仙客来等；缺少其中任何一部分的花称不完全花,如白兰花、米兰、百合等。花萼和花冠合称花被。有些植物的花只有一轮花被,称为单被花,这种花观赏价值低;有些植物的花萼和花冠长成内外两轮或多轮,称为重瓣花,这种花比较美观,观赏价值较高。有的花只有雄蕊而没有雌蕊,称为雄花;有的花只有雌蕊而没有雄蕊,称为雌花;一朵花中同时具有雄蕊和雌蕊的,称为两性花。雌雄花生在同一植株上的叫做雌雄同株。雌雄花分生在不同植株上的叫做雌雄异株。

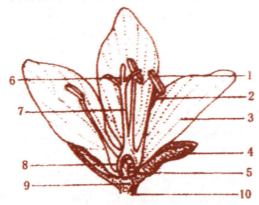

图1　花的构造模式图

1.花药 2.花丝 3.花瓣 4.花萼 5.胚珠 6.柱头 7.花柱

8.子房 9.花托 10 花梗

(1)花梗　又称花柄,是茎和花朵的连结部分,起支撑花朵并为花朵输送养分的作用。花梗的长短因植物种类不同而异,如倒挂金钟、垂丝海棠的花梗很长,而风信子、茶花的花梗则很短。

(2)花托　花梗顶端膨大的部分叫花托。花的其他部分(花萼、花冠、雄蕊、雌蕊)依次由外至内呈轮状排列着生于花托上。花托的形状因植物种类不同而异,有伸长呈圆锥形的,如玉兰;有中央部分凹陷呈杯状或壶状的,如蔷薇、梅花;有呈倒圆锥状的,如荷花。

(3)花萼　花萼由若干萼片组成,包在花的最外层,通常为绿色,但也有一些植物的花萼具有鲜艳的颜色,呈花瓣状。萼片下端连结的部分称萼筒。

(4)花冠　花冠位于花萼内部,由若干花瓣组成。花瓣的形态千姿百态,常有各种艳丽的颜色,是花的主要观赏部分。有些植物的花瓣是分离的,称为离瓣花,如梅花、牡丹等;有些植物的花瓣从基部向上或多或少连接,称为合瓣花,如牵牛、杜鹃、扶桑等。

(5)雄蕊　雄蕊位于花冠内部,雌蕊周围。雄蕊由花丝和花药两部分组成,花丝细长呈柄状，起支持花药的作用；花药呈囊状或两唇状，着生在花丝的顶端，是形成花粉粒的地方。

（6）雌蕊　雌蕊位于花的中央部分，由柱头、花柱和子房三个部分组成。柱头在雌蕊的先端，是接受花粉的部位。多数柱头能分泌黏液，具有粘着花粉粒和促进花粉粒萌发的作用。柱头与子房之间的部分叫做花柱，是花粉进入子房的通路。子房是雌蕊基部膨大呈囊状的部分，由子房壁、胎座和胚珠组成，是雌蕊的主要部分。子房内生有一个或多个胚珠，当花粉粒落在柱头上之后，萌发产生花粉管并伸入雌蕊的柱头，通过花柱将雄性生殖细胞送入子房的胚珠内，并和胚珠内的卵细胞相结合产生结合子，再由结合子继续发育而形成种子。

3. 花芽是怎样形成的？

植物的花和花序都是由花芽发育来的。当一棵花苗的根、茎、叶长到一定大小，各部分器官都已经成熟，并在体内积累了充足的营养物质，这时整个有机体就开始由营养生长阶段转入生殖生长阶段。幼年期的长短各种植物不同，一般木本植物较长，草本植物较短。当植物完成了幼年期生长，在一定的光周期、温度、营养条件下，有些芽的分化随之发生质的变化，芽内的顶端分生组织不再分化为叶原基，而是形成若干轮小突起，这些小突起就是形成花各部分的原基，叫做花原基。由这些花原基进一步发育成花的各部分，这一过程叫做花芽分化。花芽分化一般是依次按花冠、雄蕊、雌蕊的顺序进行的。花芽一般比叶芽肥大，如在桃的并生芽中，中间肥大的为花芽，两侧较小的为叶芽。有些花卉的花芽只分化形成一朵花，如梅花、碧桃、玉兰、半支莲、牵牛花等；有些花卉的花芽在分化过程中产生分化，分化成若干朵花而形成花序，如一串红、金鱼草、茉莉、桂花、蝴蝶兰、小苍兰等。

早春开花的花卉，如梅花、迎春、紫玉兰等，花芽的分化多是在前一年夏季进行的，经过越冬休眠，第二年春季开花。春夏开花的花卉大多在冬季或早春进行花芽分化，如柑橘、油橄榄、紫薇等。秋冬开花的花卉，如山茶、桂花等多在当年夏季分化，无休眠期。

花芽形成和分化与外界条件有密切关系，充足的养分、适宜的光照和温度以及其他一些条件是促进花芽分化、提高成花率、座果率的重要因素。在花卉栽培过程中所采取的一些技术措施如施肥、修剪、灌溉、控水、激素的应用等，均可达到促进或抑制花芽分化的目的。

4. 为什么花卉具有五彩缤纷的颜色？

花冠万紫千红，艳丽多彩，这是因为在花瓣细胞液里含有花青素和类胡萝卜素等物质的缘故。

花青素是水溶性物质，分布于细胞液中，这类色素的颜色随细胞液的酸碱度变化而变化。有这样一个小试验：把一朵红色的牵牛花泡在碱性的肥皂水中，它的颜色很快变成了蓝色；再把这朵变成蓝色的牵牛花泡在醋里，它又变成红色了。由此可见，花青素在碱性溶液中呈蓝色，在酸性溶液中呈红色，而在中性溶液中则呈紫色。因此，凡是含有大量花青素的花瓣其颜色都在红、蓝、紫三色之间变化着，这主要取决于不同植物细胞液的酸碱度。

在黄色、橙黄色、红色的花里含有一种色素叫类胡萝卜素。类胡萝卜素约有80余种，是脂溶物质，分布在细胞内的杂色体内，这就导致了颜色上的差别。如黄玫瑰含有类胡萝卜素，则显出黄色；金盏花含有另一种类胡萝卜素，使花冠变成为橘黄色；郁金香花中的类胡萝卜素，则使花冠显现出美丽的橘红色；植物细胞中含黄酮色素或黄色油滴的也能使花瓣呈现黄色；细胞液中含有大量叶绿素的则呈绿色。

白色的花儿是因为细胞中不含任何色素，它所显出的白色，是花瓣细胞间隙藏着许多由空气组成的微小气泡，它能把光线全部反射出来，所以花呈白色。

复色的花是由于含有不同种类的色素，它们在花上出现的部位不同，花瓣由各种含色素不同的细胞镶嵌而成，因此，在一朵花上呈现出多种颜色，使其格外绚丽多彩。

人们常见的一些花卉从开花到衰败，花色不断变化，如牵牛花初开时为红色，快败时变成紫色；杏花含苞时是红色，开放时逐渐变淡，最后近白色。这些变化都和花瓣中细胞液的酸碱度及温度的变化有关。

自然界中哪种颜色的花最多呢？据资料介绍，白色花最多，依次是黄、红、蓝、紫、绿、橙和茶色的花。而黑色花最为稀少，其原因是在生物进化过程中自然选择的结果。因为白、黄、红色的花在绿叶衬托下很醒目，易被昆虫所辨认，蜜蜂对白、黄两色最敏感，蝴蝶善于分辨红色，所以在自然选择中，白、黄、红色的花就变多了。黑色花稀少的原因是因为黑色能吸收光波，易受光波照射的伤害，因而被自然界逐渐淘汰。

5. 花卉为什么会散发香味？

有些花卉之所以会散发出香气是因为花瓣里含有油细胞，这种油细胞能分泌出各种芳香油类物质，这种芳香物质叫做精油，有挥发性。当精油分子挥发出来时人们就会闻到香气。由于不同香花花瓣里所含精油的化学成分不同，所以不同种类的花散发出的香气也不同。如白兰、茉莉香气浓郁；兰花、栀子清香四溢；玫瑰、桂花香气浓烈；米兰、晚香玉香气浑厚；腊梅、水仙香气淡雅；含笑、夜合甜香远溢。不同的芳香对人会引起不同的反应，同一种花香对不同的人其感受也不一样，有的起兴奋作用，有的却会引起反感。

人们所闻到的香气常常是由多种具有香气的化合物组成的。例如茉莉花的香气是由80多种化学成分组成的；玫瑰花的香气由280多种化合物组成。在香料生产中，常将不同香花散发出的不同香气确定为各种香型，如白兰香型、茉莉香型、栀子香型、玫瑰香型等，并把不同香型的花瓣加工提炼出不同类型的香料，用于化妆品和食品工业。

在众多的开花植物中，哪种花色中香花最多呢？有人对4000多种不同颜色的花进行鉴别，在1265种白色花中，香花占20%；在922种红花中，香花占17%；在954种黄花中，香花占14%；在600种蓝花中，香花占9%；在309种紫花中，香花占13%。从上述统计结果可以看出，白色花中香花所占比重最大，其次是红色、黄色，而蓝色花中香花最少。

6. 花卉的叶片为什么会有不同的颜色？

花卉叶片的颜色主要是由叶片细胞中所含有的叶绿素、叶黄素、类胡萝卜素、花青素等植物色素决定的。叶绿素A呈蓝绿色，叶绿素B呈黄绿色，由于它们在不同花卉的叶绿体内含量不同，所以有的叶片呈现深绿色，有的则呈现淡绿色或草绿色。类胡萝卜素是使叶片呈现橙色的色源，花青素是使叶片呈现红色和蓝色的色源，叶黄素是使叶片呈现黄色的色源。绝大部分花卉的叶片表皮细胞中只含有叶绿素，所以叶片多呈现绿色。绿色是植物叶子的基本颜色，但详细观察则有嫩绿、浅绿、鲜绿、浓绿、黄绿、赤绿、褐绿、蓝绿、墨绿、暗绿等差别。而有些花卉叶片表皮细胞里含有大量的类胡萝卜素、花青素及叶黄素等色素，或者在叶片的某一部分含量很大，因此形成了彩叶。例如红叶苋蕉、红叶甜菜等观叶花卉，在它们的叶肉细胞内都含有花青素，因而整个叶片呈现红色；南天竹、红桑等的叶片在弱光下叶绿素合成多，在强光或低温条件下类胡萝卜素和花青素合成多，故放在半阴处培养叶色发绿，放在强光下养护或春、秋季，则叶片呈紫红色或橙红色；金边吊兰、金边龙舌兰叶片的不同部位上细胞内分别含有叶绿素和叶黄素，所以叶片呈现出黄绿相间的两种颜色。此外，叶片具有多种颜色的变叶木等观叶植物，叶片呈现出多种色彩，其原因也都是如此。

同理，果实的变色，也是色素变化的结果。幼果时果皮的绿色主要是由叶绿素所致，随着果实成熟，叶绿素含量减少，类胡萝卜素和花青素增加，因而使果实呈现黄色、橘红色或红色。

7. 花卉主要有哪些分类方法？

园艺植物中，果树约 40 多种，蔬菜约 150 多种，而花卉则多达 8000 多种。由于花卉种类繁多，习性各异，为了便于栽培管理、研究和利用，因此有各种各样的分类方法。现将常用的分类方法简介如下：

(1) 自然分类法　自然分类法是按照植物的亲缘关系及进化过程来进行分类的。花卉植物的分类也就包括在植物自然分类之中。

植物分类的基本单位是"种"，同一种植物所有个体彼此都很相似，如梅花、兰花、一串红等都是植物的种。"种"以上的分类单位是把各个相似的种合成"属"，相似的属合成"科"，相似的科合成"目"，相似的目合成"纲"，相似的纲合成"门"，所有的门都集合成整个植物界。

现以梅花为例指出其分类地位：

门　被子植物门
纲　双子叶植物纲
目　蔷薇目
科　蔷薇科
属　梅属
种　梅花

在栽培植物的"种"中，常划分为若干"品种"。品种是生产上的类别，而不是植物分类学上的单位。如梅花中的龙游梅、照水梅等。

每种植物都有学名（拉丁名），全世界通用。例如：梅花 PrunusmumeSied. etZuce

碧桃 Prynuspefiicavay. duplexRehd.

君子兰 CliviaminiataRogel.

这就是说，梅花与碧桃是同一属不同种；君子兰与它们是不同属、不同种。采用学名，便于科学研究和国际间交流。

(2) 按生长习性和形态特征分类一般可分为草本花卉和木本花卉。

①草本花卉　这类花卉茎干草质柔软，没有明显木质化。按其生长周期又可分为一、二年生花卉和多年生花卉，多年生花卉又可根据地下部分是否发生变态而分为宿根花卉和球根花卉，概述如下：

一年生花卉（春播花卉）：为春天播种，在当年内开花结实的种类。大多不耐严寒，冬季来临即枯死。如鸡冠花、半支莲、凤仙花、百日草、万寿菊等。

二年生花卉（秋播花卉）：为秋季播种，当年只进行营养生长，第二年开花、结实、死亡的种类。耐寒性较强，可在露地越冬。如三色堇、虞美人、石竹、羽衣甘蓝、雏菊等。

宿根花卉：为多年生草本花卉，一般耐寒性较强，冬季可在露地越冬。其中又可分为两类：一类是菊花、芍药、玉簪、萱草等，以宿根越冬，而地上部分茎叶每年冬季全部枯死，第二年春季又从根部萌发出新的茎叶，生长开花；另一类是万年青、吉祥草、一叶兰等，地上部分全年保持常绿，在北方寒冷地区只能在室内越冬。

球根花卉：为多年生草本植物，地下的根、茎、叶中的一部分发生变态，通常肥大成为贮藏养分的器官。按其地下茎或根的形态结构，大体上可分为五大类（图2）。

Ⅰ．鳞茎类具有多数肥大的鳞片（变态叶），着生于一扁平的茎盘上。其中郁金香、水仙、朱顶红、风信子等鳞片呈层状，最外一层。

呈褐色，包被整个球，故又称有皮鳞茎；自合鳞片分离，不包被全球，称为无皮鳞茎。

Ⅱ．球茎类外形如球，内部实心，养分贮藏。唐菖蒲在茎中所致，外被数层膜的球茎质外皮，在球茎顶端着生主芽和侧芽，如唐菖蒲、小苍兰等。

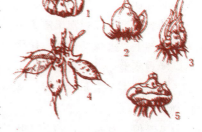

图2　球根种类
1. 百合的鳞茎（无皮）
2. 水仙的鳞茎（有皮）
3. 晚香玉的块茎
4. 大丽花的块根
5. 唐菖蒲的球茎

Ⅲ．块茎类地下茎呈不规则的块状，块茎顶端通常有几个发芽点，如马蹄莲、彩叶芋、球根秋海棠、仙客来、大岩桐等。

Ⅳ．根茎类地下茎肥大而形成粗长的根茎，其上有明显的节与节间，在每一节上通常可以发生侧芽，如美人蕉、鸢尾、荷花、睡莲等。

Ⅴ．块根类由根膨大而成，其内积累大量的养分，块根顶端有发芽点，如大丽花、花毛茛等。

①多肉植物（多浆植物）：茎叶肥厚多汁，贮藏大量水分，耐干燥环境，部分种类的叶退化为针刺状。大体包括仙人掌科、大戟科、百合科、景天科、萝摩科、龙舌兰科、番杏科、菊科等科中的部分种类，如仙人掌、仙人球、蟹爪兰、燕子掌、芦荟、仙人笔、龙舌兰等。

②木本花卉　这类植物茎干为木质，坚硬。根据其树干高低和树冠大小等，分为乔木、灌木和藤本花卉。乔木花卉植株较高大，主干明显，长势健壮，如梅花、白玉兰、广玉兰、樱花、木棉等；灌木花卉则植株低矮，没有明显主干，枝

条呈丛生状，如玫瑰、牡丹、栀子、连翘等；藤本花卉茎干细长，多攀缘或缠附在其他物体上向上生长，如紫藤、凌霄、金银花、爬山虎等。木本植物根据其是否随季节落叶，又有常绿、落叶与半常绿之分；还有针叶与阔叶之分。这里不做细述。

(3) 按观赏器官分类

花卉按其观赏器官分为如下类别。

①观花类 以观赏花色、花形、花香为主，如牡丹、山茶、月季、菊花、大丽花、茉莉、香石竹、唐菖蒲及一二年生草本花卉。

②观叶类 以观赏叶色、叶形为主，宜选观赏期长，生长良好，耐阴的种类，如棕竹、蒲葵、一叶兰、文竹、肾蕨、万年青、彩叶草、橡皮树、龟背竹、朱蕉、五针松、龙柏等。

③观果类 以观赏果实为主，应果实色彩鲜艳、坐果时间长的种类，如南天竹、佛手、火棘、金橘、代代、冬珊瑚、无花果、石榴等。

④观茎类 以观赏枝茎为主，如佛肚竹、紫竹、竹节蓼、光棍树等。

⑤观芽类 主要观赏芽，常见的为银芽柳，由于有肥大银色的花芽，故取其供观赏用。

⑥其他 观赏苞片的，如叶子花、一品红；观赏佛焰苞的有马蹄莲、白鹤芋等；海葱则观赏其鳞茎。

(4) 按栽培方式分类 花卉按栽培方式分为露地栽培花卉和温室栽培花卉。

①露地栽培花卉 在自然条件下全在露地栽培，多半是一些气候适应范围较广的花卉，如金盏菊、一串红、大丽花、蜀葵等。

②温室栽培花卉 均为不耐寒的喜温花卉植物，原产于热带、亚热带及暖温带南部，因而在温带、寒带不能露地越冬，必须有温室设备才能栽培，如君子兰、仙客来、洋兰、瓜叶菊、秋海棠类、棕榈类。

(5) 按经济用途分类

①观赏用 以观赏花卉个体或群体的色、香、姿、韵为主，分如下几类。

花坛花卉：以露地草花为主的花卉成片种植构成一定图案，如半支莲、一串红、雏菊、金盏菊、三色堇、鸡冠花、万寿菊等。

盆栽花卉：以盆栽观赏为主，用以装饰室内或庭院、阳台，如菊花、仙客来、天竺葵、君子兰、瓜叶菊、兰花等。

切花花卉：以生产切花为主的花卉，如玫瑰、菊花、唐菖蒲、百合、香石竹、非洲菊、马蹄莲、满天星等。

庭园花卉：以地栽布置庭园为主的花卉，如迎春、芍药、牡丹、月季、紫薇、海棠、连翘、榆叶梅等。

香料用花卉在香料工业中占有重要地位。如白兰、代代、栀子、茉莉等都是重要的香料植物,既是制作"花香型"化妆品的高级香料,又可熏茶;墨红月季的鲜花可提取浸膏;从玫瑰花瓣中提取的玫瑰油,在国际市场上售价比黄金还要高。

②医药用　自古以来花卉就是我国中草药的一个重要组成部分。李时珍的《本草纲目》记载了近千种草花及木本花卉的性味功能及临床药效。《中国中草药汇编》一书中所列的2200多种药物中,以花器入药的约占1/3。芍药、牡丹、木槿、金银花、连翘、杜鹃、菊花、凤仙花、鸡冠花、荷花等均为常用中药材。

③膳食用　许多花卉的植物体和花均可入肴,如百合的鳞茎,荷花的根茎(藕)、莲子,菊花、桂花、梅花、白玉兰等花的花瓣。此外,花粉食品方兴未艾。

④环境保护用　花卉科学实验证明,许多花卉具有吸收有害气体、净化环境的作用,如夹竹桃、扶桑、唐菖蒲、大丽花对二氧化硫、氯气抗性强,黄杨、棕榈、牵牛花、天竺葵等对氟化氢抗性强。

有些花卉对有害气体具有敏感性,可用来对空气污染情况进行监测,如波斯菊、百日草等对二氧化硫敏感;唐菖蒲、萱草等对氟化氢敏感;丁香、藿香蓟等对臭氧敏感。

(6) 按自然分布分类,可分为以下6类。
①热带花卉,如热带兰、变叶木等。
②温带花卉,如菊花、牡丹、芍药等。
③寒带花卉,如龙胆、雪莲、绿绒蒿等。
④沙漠花卉,如霸王鞭、仙人掌、仙人球等。
⑤水生花卉,如荷花、睡莲、杏菜等。
⑥岩生花卉,如白头翁、垂盆草、射干等。

此外,按花卉对光照强度的要求又可分为阳性花卉和阴性花卉;按花卉对日照长短的要求又可分为长日照花卉、短日照花卉和中性花卉。还有按花卉原产地的气候型分类的。

通过分类,有助于人们对各类花卉的习性、性状等特征有一个概念性的了解和认识,对初学养花者是十分必要的。

8. 了解花卉原产地对养花有什么好处?

目前栽培的花卉种类繁多,除原产于我国的外,还有许多是来自世界各地的。由于原产地自然环境条件相差很大,这些花卉形成了适应地条件的生态习性,在异地栽培时,必须采取措施,提供与原产地气候条件相似的环境,才能满足其生长发育的需要。书刊上介绍每一种花卉时，都要提及它的原产地，目的就是要求养花者根据原产地的气候特征，采取一定的措施，创造一个适合它生长发育的环境。只有掌握了花卉原产地的气候特征，在引进一种新花卉时，才能做到心中有数，有的放矢地采取相应的养护管理措施，才不会导致引种或栽培的失败。例如龟背竹，如果知道它原产于热带雨林中，就可以掌握它喜温暖湿润环境、不喜强烈的光照、耐寒性差的习性，据此进行养护培育，则容易成功。因此说，了解花卉的原产地对养好花是十分必要的。

日本琢本氏对花卉原产地气候型的分区，分述各气候型地区及代表花卉如下。

（1）中国气候型　又称大陆东岸气候型，中国的华北及华东地区属于这一气候，此气候型的气候特点是冬寒夏热，年温差较大。属于这一气候型的地区还有日本、北美洲东部、巴西南部、大洋洲东部、非洲东南部。中国与日本受季候风的影响，夏季雨量较多，这一点与美洲东部不同。这一气候型又依冬季的气温高低不同，分为温暖型与冷凉型。

①温暖型（低纬度地区）　包括中国长江以南（华东、华中及华南）、日本西南部、北美洲东南部、巴西南部、大洋洲东部、非洲东南角附近等地区。原产该气候型地区的著名花卉有中国水仙、石蒜、山茶、杜鹃、南天竹、报春、凤仙、矮牵牛、美女樱、三角花、福禄考、非洲菊、马蹄莲、唐菖蒲、一串红、银边翠、麦秆菊、松叶菊、半支莲、天人菊等。

②冷凉型（高纬度地区）　包括中国华北及东北南部、日本东北部、北美洲东北部等地区。主要原产花卉有菊花、芍药、翠菊、荷包牡丹、荷兰菊、飞燕草、花毛茛、乌头、侧金盏、鸢尾、百合、铁线莲、紫菀、蛇鞭菊、醉鱼草、贴梗海棠、金光菊等。

（2）欧洲气候型　又称大陆西岸气候型。冬季气候温暖，夏季气温不高，一般不超过15—17℃。雨水四季均有，而西海岸地区雨量较少。属于这一气候型的地区有欧洲大部分地区、北美洲西海岸中部、南美洲西南角及新西兰南部。该气候型地区原产的著名花卉有三色堇、雏菊、矢车菊、霞草、勿忘草、喇叭水仙、紫罗兰、宿根亚麻、花羽衣甘蓝、毛地黄、锦葵、剪秋罗、铃兰等。

（3）地中海气候型　以地中海沿岸气候为代表，自秋季至翌年春末为降雨期，夏季极少降雨，为干燥期。冬季最低气温为6—7℃，夏季气温为20—25℃，因夏季气候干燥，多年生花卉常成球根形态。与此气候型相似的地区有南非好望角附近、大洋洲东南和西南部、南美洲智利中部、北美洲加利福尼亚等地。原产该地区的花卉有风信子、郁金香、水仙、鸢尾、仙客来、白头翁、花毛茛、小苍兰、番红花、天竺葵、龙面花、花菱草、羽扇豆、智利喇叭花、唐菖蒲、香豌豆、金鱼草、金盏菊、蒲包花、君子兰、鹤望兰、网球花、酢浆草等。

（4）墨西哥气候型　又称热带高原气候型，常见于热带及亚热带高山地区。周年气温近于14—17℃，温差小，降雨量因地区不同而异。原产这一气候型的花卉耐寒性较弱，喜夏季冷凉。此气候型除墨西哥高原之外，还有美洲的安第斯山脉、非洲中部高山地区、中国云南省等地。主要代表花卉有：大丽花、晚香玉、百日草、波斯菊、一品红、万寿菊、霍香蓟、球根秋海棠、旱金莲、云南山茶、报春花、杜鹃、月月红、香水月季等。

（5）热带气候型　此型气候周年高温，温差小。雨量充沛，分为雨季和旱季。包括亚洲、非洲、大洋洲及中美洲、南美洲热带地区。原产该气候型地区的花卉，在温带需要在温室内栽培，一年生草花可以在露地无霜期时栽培。原产亚洲、非洲及大洋洲热带的著名花卉有：鸡冠花、虎尾兰、蟆叶秋海棠、彩叶草、蝙蝠蕨、非洲紫罗兰、变叶木、红桑、猪笼草、万带兰、凤仙花等。原产中美洲和南美洲热带的著名花卉有：紫茉莉、长春花、美人蕉、花烛、大岩桐、竹芋、牵牛花、秋海棠、水塔花、朱顶红、卡特兰等。

（6）沙漠气候型　该气候型地区周年降雨量稀少，气候干旱，多为不毛之地。这些地区只有多浆类植物分布。属于这一气候型的地区有非洲、阿拉伯、黑海东北部、大洋洲中部、墨西哥西北部、秘鲁与阿根廷部分地区及我国海南岛西南部。仙人掌科多浆植物主产墨西哥东部及南美洲东部。其他科多浆植物主产在南非，如芦荟、十二卷、伽蓝菜等。我国海南岛所产多浆植物主要有仙人掌、光棍树、龙舌兰、霸王鞭等。

（7）寒带气候型　该气候型地区冬季漫长而寒冷，夏季短促而凉爽。植物生长期只有2—3个月。夏季白天长，风大。植物低矮，生长缓慢，常成垫状。此气候型地区包括阿拉斯加、西伯利亚、斯堪的纳维亚等寒带地区及高山地带。主要花卉有细叶百合、绿绒蒿、龙胆、雪莲、点地梅、仙女木等。

9. 国内十大传统名花是什么？

我国十大传统名花有梅花、牡丹、月季、菊花、兰花、杜鹃、山茶、桂花、荷花、水仙。

（1）梅花　梅花不畏严寒、傲霜斗雪的精神及清雅高洁的形象，是中华民族的象征，向来为中国人民所尊崇。梅花是蔷薇科的小乔木，花初冬或早春先于叶开放。它与松、竹并称为"岁寒三友"。

（2）牡丹　又名木芍药、洛阳花。她雍容华贵，艳冠群芳，被誉为"花中之王"、"国色天香"。我国人民热爱牡丹，把她比喻为吉祥、幸福、繁荣昌盛的象征。牡丹是毛茛科落叶小灌木，花有红、白、紫红及黄色，十分艳丽。

（3）月季　又名月月红、长春花。中国是月季的故乡，几乎无人不识月季花。月季于17—18世纪传入欧洲，经过与其他蔷薇属植物反复杂交，产生了风靡世界的现代月季，花色丰富，品种达万种以上，享有"花中皇后"的盛誉。月季为蔷薇科蔷薇属的小灌木。

（4）菊花　我国是菊花的故乡，早在3000多年前，就有"季秋之月，菊有黄华"之说。菊花不仅千姿百态，清香四溢，而且傲霜挺立，凌寒盛开，因此被誉为"花中君子"。菊花为菊科多年生宿根草本花卉，它与梅、兰、竹并称为"四君子"。

（5）兰花　兰花幽香袭人，令人陶醉，有"香祖"、"天下第一香"之称。兰花高雅、圣洁，代表着中华民族的气质与文化，从古至今一直被广大人民所珍惜、崇尚。而且素以"兰章"来比喻诗文之美，以"兰交"来形容友谊之真。

（6）杜鹃　杜鹃是当今世界上最著名的花卉之一。它是杜鹃花科中一种小灌木，在全世界800多种中，中国占有600多种。杜鹃花十分美丽，当春季开放时，彩色缤纷，灿烂似锦，被人们誉为"花中西施"。

（7）山茶　又名茶花，为山茶科常绿灌木或小乔木。其树姿优美，树叶繁茂，花团锦簇，且开在百花凋零之时，更显得娇艳异常，高雅别致。山茶不仅有很高的观赏价值，而且对二氧化硫、硫化氢、氯气、氟化氢等均有明显抗性，因此能起到保护环境、净化空气的作用。

（8）桂花　又名岩桂、木犀，是我国特产的珍贵芳香花卉。我国栽培桂花至少已有2000年以上的历史。桂花以金黄的花色、浓郁的花香为秋光倍增异彩，被人们推崇为"金秋娇子"。

（9）荷花　又名莲花、水芙蓉，为睡莲科的水生花卉。它花大叶丽，清香远溢，每当盛夏，塘边池畔"接天莲叶无穷碧，映日荷花别样红"。人们爱莲还因为她本性纯洁，气质高雅，"出污淤而不染，濯清涟而不妖"，被誉为"君子花"。

（10）水仙　又名雅蒜、天葱，是我国传统的珍贵花卉。水仙花以翡翠般的绿叶，洁白无瑕的花被，金黄色的花心，馥郁的芳香，给人以清新高洁，淡雅幽香，美的享受。水仙属石蒜科球根花卉，开花时期，正值春节期间，给人们带来生气和春意。

10. 花卉有哪些别称、雅号？

花卉是大自然美的精华。花和人一样，不仅有正名，而且还有别称、雅号等种种叫法。花卉雅号是自古以来爱好花卉的诗人和广大人民群众给花卉起的美名或尊称。

雍荣华贵的牡丹，又称"国色天香"。据说唐代长安有个叫李正封的人写了一首咏牡丹的诗，内有佳句"国色朝酣酒，天香夜染衣"，唐明皇看了很欣赏，就说杨贵妃喝酒后站在梳妆床前照影，那红颜美貌便与李正封的诗意相吻合，"国色天香，人似花容"。此后，牡丹就有"国色天香"之雅号。

芍药被认为是仅次于牡丹的丽花，宋代陆佃在《埤雅》中说："今群芳中牡丹品第一，芍药第二，故也称牡丹为'花王'，芍药为花相（宰相）。"因此，牡丹又有"花王"之雅号，芍药的雅号为"花相"。

有些花卉的雅号的来历已无从考证了。但这些雅号（别名）在民间则广泛流传。现将常见的花卉雅号介绍如下："花中皇后"——月季；"花中西施"——杜鹃；"花中君子"、"天下第一香"、"空谷佳人"——兰花；"百日红"——紫薇；"君子花——莲花；"月下美人"——昙花；"人间第一香"——茉莉；"东篱高士"、"雪里蝉娟"——菊花；"凌波仙子"——水仙；"绿色仙子"——吊兰；"花魁"——梅花；"百花盟主"——铃儿花（吊钟）；"四君子"——梅、兰、竹、菊；"岁寒三友"——松、梅、竹 "花中双绝"——牡丹、芍药；"花草四雅"——兰、菊、水仙、菖蒲；"花中四友"——茶花、迎春、梅花、水仙；"中国三大天然名花"——杜鹃、报春、龙胆；"蔷薇三姊妹"——蔷薇、月季、玫瑰；"花中二姊妹"——薄荷、留兰香；"红花二姊妹"——红花、藏红花；"盆花五姊妹"——山茶、杜鹃、仙客来、石蜡红、吊钟海棠；"树桩七贤"——黄山松、缨络柏、枫、银杏、雀梅、冬青、榆；"云南八大名花"——山茶、玉兰、杜鹃、报春、百合、兰花、绿绒蒿、龙胆；"园林三宝"——树中银杏、花中牡丹、草中兰。

11. 何谓花语？它有什么作用和含义？

花语即是用一种特定的花卉来表示人们的某种良好祝愿或特别的情愫。在现代社会中，由于人际交往的日益广泛和频繁，花卉已成为美化生活、怡情养性、增进友谊、社交庆典的象征性佳品。要想恰当地利用好这一交际手段，首先要对花卉本身的寓意——花语知识有所了解。

玫瑰（月季）：表示"优美"，尤其是红玫瑰，象征纯洁而热烈的爱情；黄月季特指"胜利"。

红菊：意味"我爱"；白菊：意味"真实"、"纯朴"。

鸡冠花：象征"爱情"。

百合：是"纯洁"的象征，也表示"美满幸福"。

白茶花：在西方花语中意味"真美"；红茶花：寓意"天生丽质"。

蓝色的紫罗兰：表示"诚实"。

樱草：表示"青春"。

大丽花：表示祝愿"永远十分娇艳美丽"。

紫丁香：代表清纯的"初恋"；白丁香：意味"念我"；红丁香：意味"勤勉"。

香罗勒：代表"美好祝愿"。

柠檬：表示"挚爱"。

白桑：意味"智慧"。

红罂粟：代表"安慰"。

橄榄枝：象征"和平"。

银杏：象征"古老文明"。

兰花：比喻清癯潇洒的文人学士。

紫荆花：意味"兄弟和睦"。

椿萱：表示"父母健康"。

萱草：表示"忘忧"。

杜鹃：寄托"怀乡"之思。

竹：象征"虚心正直"。

红枫：象征"热诚"、"进取"。

荷花：出淤泥而不染，意味"纯洁"、"无邪"。

并蒂莲：象征"夫妻恩爱"。

杨柳枝：表示"依依不舍"的惜别之情。

木棉：表达"英勇"与"荣誉"。

铁树：表示"庄严"，也表示"难得"。

石榴：取其果实形象，有"子孙繁盛"的意思。

牡丹：象征"荣华富贵"。

合欢：用于婚庆，取其"合家欢乐"之意。

红豆：示意"相思"之物。

松柏：有"坚强雄伟"、"庄严肃穆"之意。

梅花：比喻"坚贞不屈"。

茶花：象征"战斗英雄"。

桃花：常用来比喻青春期的女子。

万年青：表示"友谊常存"，对老人可用于祝愿"长寿万岁"。

吉祥草：代表"鸿运祥瑞"。

含羞草：象征"知耻"、"无邪"。

桂花：比喻"高雅不俗"，亦有"成熟"的含义。

以上只是部分花语的通常寓意，由于风俗人情的差异，各地人们对于花卉含义的理解也不同,即便在同一地区,不同人的文化素养、生活品位,也要求我们在人际交往中运用花卉时,应分清对象、场合以及与对方情谊的程度,选用适当的花来表达情感。送花时在形式上最忌花意混乱,配置失当,也忌用错花语,弄巧成拙。如白菊,西方花语中意味"真实",但在某些特定场合(例如丧事),认为菊花是墓地的花,一般只献给已故的亲朋好友。所以,运用花卉来表达情意时,应分清对象、场合,有的放矢,以免花意混乱,贻笑大方。

12. 国外主要用花节日有哪些?

国外的不少节日都有其特殊的含义和内容,而且发展至今,在庆祝纪念时,都离不开花。随着改革开放和中外文化交流渗透,许多"洋节日"也在我国许多城市悄然兴起。下面将国外主要用花节日及用花习俗简介如下。

(1)情人节 定于每年的2月14日。相传其起源是,古罗马青年基督教传教士圣瓦伦丁,冒险传播基督教义,被捕入狱,感动了老狱吏和他双目失明的女儿,得到了他们悉心照料。临刑前,圣瓦伦丁给姑娘写了封信,表明了对姑娘的爱慕深情。在他被处死的当天,盲女在他墓前种了一棵开红花的杏树,以寄托自己的情思。这一天就是2月14日。现在,在情人节这一天,许多小伙子还把求爱的圣瓦伦丁明信片做成精美的工艺品,剪成蝴蝶和鲜花,以表示心诚志坚。姑娘们晚上将月桂树叶放在枕头上,希望梦见自己的情人。通常在情人中,以赠送一枝红玫瑰来表达情人之间的感情。将一枝半开的红玫瑰衬上一片形色漂亮的绿叶,然后装在一个透明的单枝花的胶袋中,在花柄的下部用彩带系上一个漂亮的蝴蝶结,制成一束精美秀丽的小型花束,以此作为情人节的最佳礼物。

(2)复活节 每年3月22日至4月25日之间,常在4月11日。复活节是基督教会的重大节日,纪念耶稣基督在十字架上受刑死后第3天复活。复活节的民俗因地而异,吃复活节蛋是最流行的活动,寓复活再生之意。用花常选用白色的百合花,象征圣洁和神圣,用以表达对上帝的崇敬之意。

(3)母亲节 为每年5月的第2个星期日。通常以大朵粉色的香石竹(康乃馨)作为母亲节的用花。粉色是女性的颜色,香石竹的层层花瓣代表母亲对子女绵绵不断的感情。送花时既可送单枝,也可送数枝组成的花束,或插做成造型优美别致的插花。

(4)儿童节 6月1日为国际儿童节。一般多用小石竹花作为儿童节用花,常挑选浅粉色和淡黄色的花朵,以充分体现儿童的稚嫩和天真烂漫的特点。用这样的小石竹花插做成各种富有童趣的插花作品,是儿童节的最佳礼品。

(5)父亲节 为每年6月的第3个星期日。通常以送黄色的玫瑰花为主。在有的国家,把黄色视为男性的颜色。而在日本,父亲节时必须送白色的玫瑰花。

枝数和造型不限。

（6）圣诞节　定在12月25日，纪念耶稣基督的诞生，同时也是普遍庆祝的世俗节日。古罗马人用青枝绿叶和灯火装饰房屋，后来演变成团聚欢宴，燃烧大块木柴，品尝大型饼糕，张挂树枝，陈放枞树，探亲访友。火与灯象征温暖和长寿，长青树象征奋斗与生存。现在的圣诞节，通常以一品红作为圣诞花，花色有红、粉、白色，状似星星，好像下凡的天使，含有祝福之意。在这个节日里，可用一品红鲜花或人造花插做成各种形式的插花作品，伴以蜡烛，用来装点环境，增加节日的喜庆气氛。

13. 怎样欣赏花卉？

花卉是大自然的精华，是美的化身。人们之所以爱花、赏花是因为花卉能给人以美的享受。但花为什么美，美在哪里，怎样去欣赏，却没有一个统一的标准。欣赏花卉因人而异，这和每个人的文化艺术修养、宗教信仰、兴趣、爱好、生活经历以及内心情感世界都有很大关系，但其共同点是一致的，都要从中欣赏花之美。

（1）色彩美　人们在赏花时，花卉给我们的第一印象是鲜艳的色彩。花卉通过浓淡、冷暖的组合调和，使其色彩变化无穷。在群芳谱中，牡丹"艳"压群芳，它可以吐露出红、黄、紫、白、墨、绿、复色等各种瑰丽的色彩，其中红色就因浓淡不同而分为粉红、桃红、紫红、墨红、玫瑰红等。月季的花色变化，几乎无与伦比，红、黄、白、紫、蓝、绿一应俱全。有的月季会变色，其中黄色就有金黄、橙黄、橘黄、乳黄、深黄、淡黄之分，而且复色品种很多，有的红中泛黄，白中泛红，黄底晕红等。菊花的色彩也是五彩缤纷，争芳斗艳，其中有许多绿色、黑紫色的品种，如"绿牡丹"、"绿朝云"、"春水绿波"、"墨荷"等都是花中佳品。在众多的观叶植物中，也有许多是以其丰富的色彩取胜的，如红叶苿蕉、红线竹芋、孔雀竹芋、彩叶草、彩叶芋、红杯凤梨、变叶木、龙血树以及秋海棠类植物等。

（2）形态美　花的姿态变化万千，是品花赏花的重要内容。每一种花卉都有自己的姿态，即使没有花也能给人以美的享受。如纤细秀丽的文竹，体态轻盈飘逸，枝片层叠如云，四季常青，幼芽初绽时，如雨后春笋，破土而出，风姿绰约，惹人喜爱。再如久负盛名的菊花更是仪态万千，独冠群芳，其花形变化十分丰富，有的似舞带飘扬，先端卷曲；有的外轮花瓣平展，中央管状花密集，犹如银盘托桂；有的花瓣层层抱叠，井然有序，端庄大方；有的管瓣细长下垂，瓣端弯曲如钩，似十丈珠帘，金丝贯穿；有的细管如丝，放射似松针或驰奔如流星闪电……纷繁的妙态奇姿，让人目不暇接。

（3）芳香美　花的香味也有独特的魅力，那馥郁的花香也是赏花的内容之一，有人谓之嗅觉美。花的香气往往有强大的诱惑力，不但是蜜蜂，就是人也会寻芳而至。当人们在欣赏白兰、米兰、珠兰、茉莉、栀子、代代、玫瑰、腊梅、梅花、桂花、兰花等香花时或漫步在花丛中，那无数朵竞相吐露着浓香馥郁的香花，不时散发着一阵阵醉人的芬芳，使人顿时感到如醉如痴，心旷神怡，犹如进入奇异梦幻般的世界。

（4）神韵美　花卉美不仅美在色、香、姿上，更迷人的是它的神韵。韵是花的风格、神态和气质，属于花的内在美或意境美。赏花的最高情趣，则是要从花草的形色中滋生美的意境，在高尚的意境中引伸出联想、启迪和神往，赋予无情之花以有情之意，从美的享受中汲取精神食粮，这才能真正享受到花的艺术美。历史上，有人把花以"客"、"友"称之，宋人张敏叔以十二花为十二客，姚宽在《西溪丛话》中载有三十客，两宋时三柳轩增至五十客。如牡丹为贵客，梅花为清客，兰为幽客，莲为溪客等；荷花为净友，梅为清友，茉莉为雅友等等，细细品味，确有妙处。例如松树本是很普通的植物，因其寿命长，故常用来祝贺老人健康长寿，表达了"寿比南山不老松"的愿望。赏荷花时，人们会倍加赞赏荷花"出淤泥而不染"的情操；赏梅花时，人们会赞颂梅花不畏寒威的顽强品格和"独先天下之春"的斗争精神，从中得到启迪，受到教育。

总之，赏花就是要欣赏花的色、姿、香、韵。其中尤以赏韵最富情趣。色、姿、香只给人以自然美、外形美的享受，而韵是前面三美的结合，能给人以内在美、精神美、意境美、艺术美的享受。

14. 如何从市场上选购花卉？

从市场上选购花苗，主要应注意花卉质量的优劣和品种的真假。

缺乏养花经验的初学养花者，最好不要买花卉小苗和落叶苗木。

因为一不易养活，二容易上当，买回来假品种。在选购观叶植物时，要挑选株形端正，叶色浓绿繁茂，有光泽，叶片没有黄斑、病斑的植株，同时还要看长势是否旺盛，有没有徒长枝和秃脚等。选购盆栽花卉，以购上盆时间较长的盆花为好。上盆不久的花卉，因根系受到损伤，容易受到细菌的侵入，如果养护不当，会影响花卉的生长和成活。

在市场上出售的花卉，常有以次充好、以假当真的现象，因此购买时要特别注意。有的卖花人把断枝和无根苗木当做盆花出售；有的人把南方的常绿树苗当做名花出售；有的人把野生兰草当做兰花出售。

为了运输方便，花商从外地买进的花木，多不带土球或土球很小。若买带土球的花卉，要注意土球是否过小，是不是泥土包的假土球。一般随花带的土球土壤不太板结，土内的根系发达，有幼嫩根，这样的花卉才能买。若发现土球松散，花卉根部发黑，须根少，这样的花苗栽下很难成活，千万不要买。在买常绿花木如橡皮树、白兰、含笑、米兰、五针松等时，一定要带土球，否则买回去也很难栽活。凡不带土球的花木，一般都是落叶花卉。买时要挑选裸根根系好、须根多、颜色呈浅黄色的为宜，最好不要发叶或带花蕾的，因为已发叶或形成花的植株栽种后并不容易成活。

15. 购买花苗时如何辨真伪？

有些不法小商贩常常将从南方倒购来的常绿苗木或地下球根等，在北方城镇市场上或路旁当做"名花"出售，并配有漂亮诱人的彩色照片（如果仔细观察，会发现照片上的花朵和植株不是长在一起的，纯属拼凑而成的），致使一些花卉爱好者上当受骗，造成不必要的经济损失。下面将真正的名花及特征和冒充名花的植物及其主要区别列表如下（见表1-1），供广大花卉爱好者参考。

表1-1 常见充名花的花卉表

真花名	主要特征	冒充植物名	主要区别
茶花	叶大革质互生，叶先端尖	大叶黄杨	叶圆小，互生，先端钝
米兰	羽状复叶，小叶3—7枚，对生	九里香、小叶黄杨	羽状复叶，小叶互生单叶相互对
金橘	叶大，有小叶翼	构橘（枳）	叶小，三出复叶
五针松	针叶短，5针对束	白皮松	针叶稍长，3针1束
牡丹	木本，细长红褐色，有茎芽	橘梗	草本，根白色
兰花	叶带形，肉质根	麦门冬、马蔺	叶宽，须根有块叶扁平而软，须根无块
水仙	鳞茎通常为了一个大的主球的两侧子球组成，叶厚实	石蒜	多为单个鳞茎或数个等大的子球，叶宽较薄
晚香玉	叶粗壮，有红色鳞茎状块茎	知母	地下横生根茎
大丽花	白色块根像白薯	地黄	杏黄色块根
五色梅	大本叶大如苏叶状无根块	当归	草本，叶如芹有香气根粗装、圆柱形

16. 长途旅行怎样携带花苗？

有些花卉爱好者不论到什么地方出差或旅游，闲暇之时总要到花市转一转，如果发现自己所喜爱的花卉幼苗或从未莳养过的珍奇花木，总想带回家种它一下。那么，长途旅行怎样携带花苗才能保证栽植后成活，这的确要讲究携带方法，通常要注意以下几个环节。

（1）花木根部要尽量多带原土，以选购根部有紧密土球，并保持完整不散的为好。小苗不必整枝，大苗或树桩一定要适当整根。根部应用湿草或废棉絮等保湿，外层再加报纸包好，并经常向纸上喷些水，以保持湿润。

（2）对不需带土的花木，可用山泥加水搅拌成浓稠的泥浆进行蘸根处理，也称"上浆"。当泥浆稍干时，即可用湿棉布进行包扎，在根颈处扎紧。也可用湿锯末或砻糠灰撒在花木根须上，再用草帘或报纸将根部包扎好。

（3）花木的最外层可用塑料薄膜或草包等包扎，包扎时应向塑料薄膜内喷些水，以保持一定湿度。但不要使根部积水，以免花木受害。

（4）携带过程中要注意防挤压、防热、防冻。夏季温度高，在途中要经常将薄膜打开，或在不同的方位剪几个透气孔，以利花卉呼吸和通风换气。冬季自南向北携带花木时，其包装应酌情适当加厚，尤其是下车时要保护好，以免受冻。

17. 初学养花者开始养什么花合适？

随着人们物资生活和文化生活水平的不断提高，养花已成为人们日常生活中一个不可缺少的组成部分。在家里或办公室摆上几盆青枝绿叶、花朵绚丽的盆花，能使人赏心悦目，情趣盎然。人们利用余暇养花种草，美化环境，陶冶情操。可以说，养花作为一种时尚，正在流行。

那么，对于初学养花者来说，养什么样的花合适呢？这是家庭养花必须首先解决的问题。我们常看到，很多初学养花的人，总是"有心栽花花不发"，这是什么原因呢？原因就在于他们还没有掌握养花的基本常识和花木的习性，更谈不上养花经验。他们很想多养花，养好花，但又不得其法，甚至急于求成。他们不是浇水过多，把花苗淹死，就是施肥过量，把花苗烧死。所以，在开始养花之前，要多学习一点养花知识，包括各种不同的花卉品种、习性、特性及其培育的方法，然后，用科学的方法去加以实践，并在实践中总结经验，吸取教训。

名目繁多的各类花木，其习性千差万别。有的喜温畏寒，有的喜阳忌阴，有的则喜阴忌阳，有的耐旱忌湿，有的则喜欢较大的空气湿度。因此，初学养花者在选择养什么花时，应从以下几方面考虑。

（1）要适合居住环境，光照条件能否满足其生长要求，这是家庭养好花的先决条件。

（2）要掌握因地制宜的原则，选择一些能适应当地土质和气候条件的种类及品种。

（3）选择易成活、不需特殊管理、植株常绿、易开花的品种。

（4）选择能净化室内空气、对人体无害的种类。

（5）选择占地面积小、又能收到良好美化装饰效果的品种。

在考虑了上述因素后，如果你想美化庭院，且住房光照条件充足的，可选择月季、菊花、茉莉、石榴、四季桂、南天竹、葡萄等，这样可以做到四季见花或见果，具有较高的观赏价值。住房光照条件较差的，应选择喜阴或者既喜阳又耐阴的花木，如玉簪、一叶兰、万年青、八仙花、常春藤、吊兰、龟背竹、蕨类植物等。这类花木，可供赏花的虽不多，但其绿叶葱郁，别具特色。

阳台和晒台上种植花卉，应根据阳台的朝向选择适宜的品种。朝南或西向的可选择月季、扶桑、天竺葵、茉莉、长春花、牵牛花、半支莲等喜阳花卉；朝阴向的可选择四季秋海棠、文竹、吊兰、花叶芋、冷水花等耐阴花卉。

假如需要净化室内夜间空气，应选择多浆植物，如仙人掌、仙人球、山影拳、蟹爪兰等，这些植物夜间能吸收二氧化碳，放出氧气，且耐干旱，四季常青，但不耐寒。只要夏季避免烈日暴晒，冬季保暖防寒，盆土保持偏干些，均可正常生长。

假如室内空间较小，可选择小型盆花及悬垂植物，如文竹、仙客来、微型月季、非洲紫罗兰、条纹十二卷、虎耳草、吊竹梅等，既美化了家庭环境，又不占用过多的空间面积。这些植物养护起来都比较容易。

18. 家庭养花品种如何搭配？

常言道：雅室何须大，花香不在多。放一些花草在室内，绿叶繁花，四季常青，真是春意盎然，生机勃勃。

家庭种养花卉，一般以盆栽为主。由于受条件限制，不要种得太多，以10—15盆为适宜。所选种的花最好是观叶花卉。

观花花卉、观果花卉、香花植物、观姿花卉等能兼顾到，这样品种就丰富多样。

家庭种植花卉，若是以装饰居室为主的，可多种些适合室内种植的观叶植物，如巴西木、鹅掌柴、龟背竹、绿巨人、散尾葵、棕竹、一叶兰、吊兰、绿萝、文竹、君子兰等，这些花木较耐阴，只需弱光或散射光就能正常生长。若是以观赏为目的的，可多种些观花类、观果类、观茎类花卉和盆景，如月季、山茶、杜鹃、米兰、扶桑、石榴、金橘、佛肚竹、富贵竹、苏铁、五针松、榆树桩、榕树桩等。

在家庭种花时，还要考虑到四季花卉品种的搭配。春天以开花植物为主，如茶花、杜鹃、梅花、洋水仙、迎春等，配些观叶植物和山石盆景；夏天以香花植物和冷色系花卉为主，如白兰、米兰、茉莉、鸢尾、八仙花等，配些观叶植物和草本花卉；秋天以观果植物为主，如石榴、火棘、金橘、代代、盆栽葡萄等，配些彩叶植物，如枫香、一品红、三角枫、红枫、羽毛枫、银杏、桃叶洒金珊瑚等，还可配些草花和树桩盆景；冬天以观叶植物为主，配些时令花卉和山石盆景，观叶植物要选择四季常青、耐寒性较强的种类，如苏铁、棕竹、散尾葵、橡皮树、巴西木、春羽、一叶兰、吊兰等，时令花卉有仙客来、君子兰、朱顶红、瓜叶菊、报春花、水仙等。

花卉生长与环境

19. 影响花卉生长发育的环境条件有哪些？

花卉植物的生长发育是花卉生命活动中极为重要的现象。生长和发育的含义不同，一般认为生长表现为花卉植物体积的加大，而发育则表现为有顺序的质变过程。任何花卉的生长和发育都与周围环境条件有不可分割的联系。因此要养好花卉，必须了解和掌握各类花卉生长发育所需要的环境条件，以便在栽培过程中人为地调整环境因素，为其创造最适宜的环境条件，使之健康茁壮成长，花繁叶茂。影响花卉生长发育的环境条件主要包括温度、光照、水分、土壤、空气、肥料等。在上述环境条件中，不管哪个因素发生变化都会影响花卉的生长和发育，这些环境条件之间存在着相互联系、相互制约的关系。因此在分析花卉植物生长发育状况或制定花卉栽培措施时，必须综合地进行考虑各个环境条件对花卉的影响，才能达到科学养花的目的。

20. 花卉对温度有哪些要求？

温度是花卉生长发育的重要条件，各种花卉的生长发育和休眠都要求一定的温度，不同种类花卉因原产地的气候不同，对温度的要求也有所不同。如果超过最高温度或低于最低温度的界限，花卉的正常生长发育就会受到损害，甚至死亡。例如原产南方的花卉引种到北方栽培时，如果冬季气温低于原产地就会出现冷害或冻害；相反，原产北方喜欢冷凉气候的花卉，如果冬季气温过高，不能充分休眠而空耗养分，就会影响第二年的生长和开花。为了栽培方便，通常根据常见花卉对气温的要求分为以下三大类。

（1）耐寒花卉　此类花卉原产于温带和亚寒带，一般能忍耐-20℃左右的低温，在华北和东北南部地区可在露地安全越冬，如紫玉簪、萱草、山丹百合、宿根福禄考、蜀葵、野蔷薇、玫瑰、丁香、海棠、榆叶梅、紫藤、金银花、木槿、山桃、龙柏等。

（2）半耐寒花卉　此类花卉原产于温带或暖温带，一般能耐-5℃左右的低温，在长江流域可在露地安全越冬，在华北、西北和东北地区必须采取保护措施（如埋土或包裹枝干）才能越冬，如菊花、三色堇、金鱼草、郁金香、月季、梅花、石榴、玉兰、迎春、八仙花等。

（3）不耐寒花卉　此类花卉原产于热带或亚热带地区。性喜温暖，在华南和西南南部可在露地越冬，其他地区均需入温室越冬，故有温室花卉之称，如天竺葵、君子兰、仙客来、文竹、马蹄莲、一品红、变叶木、叶子花、鹤望兰、龟背竹、白兰、橡皮树、巴西木、蝴蝶兰以及仙人掌类与多肉植物等。北方种植冬季室内最低温度应不低于7—10℃，保持在15—18℃为宜。

此外，同一种花卉在不同的生长发育阶段，对温度的要求也不一样。一般种子发芽时，对温度的要求不高，但为了提高种子发芽率和培育健壮的幼苗，通常在播种后需保持较高的土壤温度。扦插繁殖同样要求较高的土温，以利生根萌芽。幼苗出土后温度宜略低一些，以防徒长。二年生花卉，幼苗期大多要求经过一段1—5℃的低温才能通过春化阶段，否则不能进行花芽分化，因而不能正常开花。当植株进入营养生长以后则需要较高温度促进营养生长，有利于营养物质的积累。到了开花结实阶段，多数花卉不需要高温，温度略低一些有利于繁殖生长。所以许多花卉在炎热夏季开花很少。

21. 哪些花卉喜欢高温环境？

原产在热带气候型的花卉，对温度的要求较高，它们最不能忍受低温，否则就会产生低温冷害。因此，在栽培时，只能放在中温或高温环境里才能生长正常。如变叶木、筒凤梨冬季室温不能低于15℃，变叶木遇冷会落叶；娄氏海芋最适生长温度为20—30℃，室温低于18℃则生长不良；蕨类植物也喜欢高温环境，但铁线蕨能忍受10℃的气温；竹芋属植物是最忌低温的，如果环境温度低于15℃以下，叶子就会卷曲、萎缩、变黄，直至脱落，其中豹斑竹芋和玫瑰竹芋对温度要求更高；合果芋、黄金葛等温度在10℃以下时生长不良，甚至出现黄叶、落叶；王莲、热带睡莲要求温度更高。除上述花卉外，白兰、热带兰、金卤藤、广东万年青、星点万年青、白鹤芋、豆瓣绿、喜林芋等花卉也喜欢较高温度，如果温度低于5℃，在短期内就会枯死。米兰、一品红、大岩桐、扶桑、倒挂金钟等，在北方冬季室温要保持在12℃以上。

22. 如何合理利用室温莳养花卉？

若想养好花，首先需要了解花卉对温度的要求，然后再根据条件，尽可能地创造适于花卉生长发育的温度环境，满足花卉对温度的要求。根据北方的居住条件和供暖情况，一般冬季室内温度都比较低，因此，栽培原产热带地区的喜高温花卉，一定要做好保温工作。如米兰、白兰、茉莉、一品红、变叶木等，冬天保暖温度多数需要在10℃以上，白天可放在阳光直射处，以提高植株和盆土的温度，夜间应放在温度较高的地方，同时，还要防止冷风吹袭。特别是放在室内玻璃窗前的花卉，周围的温度会比室内其他地方更低，再加上透过玻璃缝隙吹进来的冷风，会使植株受到伤害。因此，在北方的冬季，北窗和西窗前更不适于摆放花卉。

家庭养花通常可选择一些较耐寒的种类，如报春花类、小苍兰、瓜叶菊、杜鹃、仙客来、蜘蛛抱蛋、芦荟等，这些花卉能够适应低温环境，但并不意味着能在低温下生长旺盛。

有的地区夏季气温高，对一些喜欢凉爽的花卉，如仙客来、倒挂金钟、四季樱草、杜鹃等的生长不利，应选择通风凉爽的阳台下或走廊等处放置，也可适当往地面洒水达到降温的目的。

23. 花卉对光照有哪些要求？

光照是花卉植物生长发育的物质来源。没有阳光，花卉植物的光合作用就不能进行，其生长开花就会受到严重影响。一般而言，光照充足，光合作用旺盛，植物体内形成碳水化合物多，花卉生长和发育就健壮，因此绝大多数花卉只有在充足的光照条件下才能花繁叶茂。

不同种类的花卉对光照强度的要求是不同的，在栽培实践中常根据花卉对光照强度的不同要求，大体上将花卉分为以下四大类。

（1）强阴性花卉 原产于热带雨林、山地阴坡，或幽谷涧边等阴湿环境中的花卉，由于当地阴雨天气较多，大量的云雾和茂密的植被使空气透明度大大降低，因而形成了光照强度较弱的自然状况，这类花卉在整个生长发育过程中，忌阳光直射，在任何季节都需遮阴，如蕨类植物、兰科植物、天南星科观叶植物等，一般要求荫蔽度为80%（即遮去当时自然光照的80%）。如果处于强光照射下，则枝叶枯黄，生长停滞，严重的整株死亡。

（2）阴性花卉 原生活在丛林、林下疏阴地带的花卉，如杜鹃、山茶、棕竹、蒲葵、秋海棠、君子兰、文竹、万年青等，一般要求荫蔽度为50%左右。这类花卉在夏季大都处于半休眠状态，需在阴棚下或室内养护，而冬季则需要适当光照。

（3）中性花卉　大多数原产于热带或亚热带地区的花卉，如白兰、茉莉、扶桑、栀子等，在通常情况下需要光照充足，但在北方盛夏日照强烈的季节，略加遮阴则生长更加良好。

（4）阳性花卉　这类花卉在整个生长过程中需要充足的光照，不耐蔽阴。露地一二年生花卉、宿根花卉和落叶花木类均属于阳性花卉。多数水生花卉、仙人掌及多肉植物也都属于阳性花卉。观叶类花卉中也有一部分阳性花卉，如苏铁、棕榈、变叶木、橡皮树等。这类花卉如果阳光不足或生长在蔽阴环境下，则枝条细弱，节间伸长，枝叶徒长，叶片淡黄，花小或不开花，并易遭受病虫危害。

同一种花卉在其生长发育的不同阶段对光照的要求也不一样，从幼苗到成熟开花需光量逐渐增加；有些花卉对光照的要求随季节的变化而有所不同，如仙客来、倒挂金钟、天竺葵、君子兰等，在夏季需要适当遮阴，而在冬季又需要充足的光照才能生长发育良好。

合理地利用光照条件和巧妙地调节光照，是花卉栽培的重要技艺。在光照达到花卉生理需要的同时，适时适度调节光照，可以使花卉保持清新鲜艳。栽培实践证明，各类阳性花卉，如菊花、芍药、牡丹、大丽花等，花期适当减弱光照，不仅可以延长花期，而且能保持花色艳丽纯正。各种绿色花卉、白色花卉，在期适当遮阴，则花色碧绿纯正、洁白如玉，否则容易褪色，影响观赏价值。

24. 光照对花卉开花有哪些影响？

通常人们栽培观花类花卉的目的就是让它开出更多的花朵。花卉开花除了与它自身的遗传性有关外，光照是促进花芽瓷成塑开花最有效的外因。在同一株花卉上，充分接受光照的枝条花莛多；受光不足的枝条花芽少。夏季晴天多时，花卉接受阳光充足，第二年花开就多。这主要是自然条件好，花卉体内碳水化合物积累得多的缘故。

光照时间的长短对花卉花芽分化和开花具有显著的影响。根据花卉对光照时间的要求不同，通常将花卉分为三大类。

（1）长日照花卉　一般每天的日照时间需要在12小时以上才能形成花芽的花卉，叫做长日照花卉。如果在发育期始终达不到这一条件，就不会开花或延迟开花。多数自然花期在春末和夏季的花卉，多属于长日照花卉，如唐菖蒲、鸢尾、锥花福禄考、翠菊、凤仙花等。这类花卉日照越长，发育越快，植株茁壮，花序丰满，花色艳丽，种实饱满。否则植株细弱，花色暗淡，结实率低。

（2）短日照花卉　要求每天日照时间短于12小时的条件下才能形成花芽正常开花的花卉，叫做短日照花卉。多数自然花期在秋、冬季节开花的花卉，属于短日照花卉。菊花、一品红、蟹爪兰等为典型的短日照花卉，它们在夏季长日照的环境下只能进行营养生长，而不开花，入秋以后，当光照减少到 10—11 小时以后，才开始进行花芽分化而开花。

（3）中日照花卉 又叫中日性花卉，这类花卉其花芽形成对日照长短要求不严格，只要温度适合，一年四季都能开花，如月季、香石竹、扶桑、天竺葵、美人蕉、马蹄莲等。

在生产实践中，人们常常利用不同花卉正常生长发育所需光照长短的特性，对花期进行调控，如菊花可通过短日照处理提前开花。还可以通过调节光照时间，改变一些花卉的开放时间，如使晚间开放的昙花在白天开放。

25. 家庭养花怎样调节光照？

家庭养花应根据所养花卉对光照的要求和栽培者的意愿进行光照调节，常用如下方法。

（1）合理安排盆花的摆放位置 高大的喜阳花卉，如桂花石榴、无花果、扶桑、白兰、夹竹桃、橡皮树等，可放在敞亮见光的地方，以接受较强的光照。在这些喜光植物下面或后面可摆放些喜阴花卉，如龟背竹、文竹、杜鹃、山茶、八仙花和蕨类植物。一些矮小的喜阳花卉，如盆栽月季、茉莉、梅花、矮牵牛等，可以放在高大花卉的前面。

（2）遮阴 盛夏将喜阴花卉放在阴棚下或树阴下遮阴，避免强光直射。也可将耐阴花卉放在阴面阳台或门厅过道处度夏。

有些喜阴又不抗干旱的花卉，如秋海棠类、大岩桐、蕨蒌观叶类，栽培中除适当调节遮阴外，还应选择背风避雨、温度较高的环境。

（3）调节光周期 也就是调节光照时间长短。主要有两种方法，一是增加光照；另一是遮光。加光目前主要是用灯光，其强度和时间，可根据花卉种类不同有所区别，如冬季栽培长日的唐菖蒲，在满足生长温度的同时，必须增加光照才能不断花。缩短日照主要用遮光处理。少量花卉可用黑塑料布或其他色物做成不同形状的罩子，将需遮光的花遮罩起来。根据植物需要，每天遮光一定的时间，不可中断。如要使菊花和一品红国庆节开花，需要在 8 月上旬开始遮光，每天日照时数为 8 小时，连续处理 45—60 天即可陆续开花。

26. 阳台上适合养哪些花卉？

目前我国居民区住宅楼的阳台，基本上有凸出与凹入两种类型。由于阳台结构和朝向的不同，接受光照的程度也不同。凹入型阳台只一面受光，接受光照少，加之通风不好，不如凸出阳台适于养花。凹入型阳台只适合养一些中日性花卉和耐阴性花卉，如君子兰、一叶兰、文竹、茶花、八仙花等。

凸出型阳台较有利于养花，但由于方向不同，接受光照的程度也有所不同。现就阳台的方向与养花的关系简介如下。

朝南的阳台，白天可以整天接受充足的阳光，通风又好，是养花的理想场所。梅花、紫薇、月季、石榴、柑橘、天竺葵、茉莉等阳性花卉，都适合在朝南的阳台上盆栽。阳台上还可以种植一些喜光的攀缘性花卉，如凌霄、葡萄、地锦、紫藤、茑萝、牵牛花、红花菜豆、观赏葫芦等，形成遮阴环境，然后再摆放一些中日性花卉。

花卉要早晚多接受光照，因为此时多为散射光照，内含50%—60%的红、黄光，有利于花卉的生长；而中午直射光线中只含有37%的红、黄光，其光质不如散射光对花卉生长有利。

朝东的阳台，只在上午有3—4小时接受阳光照射，到了下午就见不到阳光，适合栽培短日照和耐阴的花卉，如君子兰、杜鹃花、茶花、蟹爪兰、芦荟、文竹等。

朝西的阳台，只在下午有4—6小时受较强的阳光照射，尤其在夏季盛暑期间，阳光更为强烈，气温很高，对盆花生长极为不利，但可通过搭架栽植葡萄、紫藤、金银花、茑萝、牵牛花等攀缘植物遮阴，在阴棚下栽植盆花，因避开了午后14时前的强烈直射阳光，盆花还是能养好的。在冬季，朝西阳台也能接受充足的阳光，是冬季养盆花的好地方。

朝北的阳台，在适宜花卉生长的温暖季节里，很少见到阳光，只有在夏季午后，才有斜阳照射，不太适宜培育观花类植物，但如能做好通风、喷叶水和地面洒水等工作，一些喜阴的观叶植物，如文竹、棕竹、一叶兰、龟背竹等，还是能够培育好的。

27. 花卉对水分有哪些要求？

水是植物体的重要组成部分，活的花卉鲜重的75%—90%是水分。花卉的一切生命活动都必须有水分参与，水是花卉进行光合作用的主要原料之一；土壤中花卉所需要的营养物质，只有溶于水中才能被花卉吸收；水分的流动和蒸发在养料的运输和温度的调节上起着十分重要的作用。总之，没有水，花卉就无法生存。

花卉对水分的需要量和它的原产地水分条件有关。原产于热带和热带雨林的花卉需水量较多，而原产于干旱冷凉地区的花卉需水量较少。一般而言，叶子大、质地柔软、光滑无毛的花卉水量多；叶片小、质地硬或表面具蜡质层或密生茸毛的花卉需水量较少。

根据花卉对水分的不同要求，通常将花卉分为以下四类。

(1) 旱生花卉 这类花卉耐旱性极强，能忍受较长时间或土壤的干燥而继续生活。为了适应干旱的环境，它们在外部形状上和内部构造上都产生许多适应的变化和特征，如叶片变小或化变成刺毛状、针状，或肉质化；表皮层角质层加厚，气孔下陷；表面具茸毛以及细胞液浓度和渗透压变大等等，这就大大减少物体水分的蒸腾，同时这类花卉根系都比较发达，增强了吸水夕从而更加增强了适应干旱环境的能力。多数原产炎热干旱地区的仙人掌科、景天科花卉即属此类花卉，如仙人掌、仙人球、天、石莲花等。这类花卉原产在经常缺水或季节性缺水的地区，一般耐旱、怕涝，水浇多了则易引起烂根、烂茎，甚至死亡。

(2) 湿生花卉 这类花卉耐旱性弱，需要生活在潮湿地方才能生长正常。如原产热带沼泽地、阴湿森林中的花卉，热带兰类、类和凤梨科植物、马蹄莲、龟背竹、海芋、广东万年青、千屈菜属此类。湿生花卉在养护中应掌握宁湿勿干的浇水原则。

(3) 中生花卉 这类花卉对水分的要求介于以上两者之间，需要在湿润的土壤中生长的，绝大多数花卉均属于这一类型，如君子兰、月季、石榴、米兰、山茶、扶桑、桂花等。对此类花卉浇水要掌握见干见湿的原则，即保持60%左右的土壤水量。

(4) 水生花卉 需要生活在水中的花卉，如荷花、王莲、莲、凤眼莲等，它们的根或茎一般都具有较发达的通气组织与外界互相通气，吸收氧气以供给根系需要。

28. 盆花浇水要掌握哪些原则？

花谚说："活不活在于水，长不长在于肥。"浇水是养花成败的关键。许多初学养花者大都对浇水的多少这个问题感到困惑不解，难以掌握。实际上浇水的多少首先要看种的是什么花，这种花是喜湿呢，还是喜干，或者是半干性的，千万不可以不管什么花一样对待，家里种了几种花，要浇一起浇，要干一起干。水对花卉生长虽然是不可缺少的，但过分潮湿的土壤环境会使一些不耐水湿的花卉的根系无法呼吸，继而烂根死亡。因此，要想养好花，首先要了解各类花卉对水分的要求，掌握盆花浇水的原则和方法，才能养好花。

盆花浇水的原则概括起来为："见干见湿"、"干透浇透"、"浇透不浇漏"。这些浇水原则都是根据花卉嗜水习性而总结出来的。对于大多数喜湿润而又不耐大水的花卉，如杜鹃花、山茶花、月季、君子兰、栀子花、米兰、八仙花、万年青等，就要按"见干见湿"原则浇水。见盆土表层发白干燥时就浇水，浇至湿润即可。不要等到盆土干透了再浇，也不能浇水过多，要做到盆土有干有湿，既不可长期干旱，也不可经常湿透，而要干湿相间。

对梅花、腊梅、扶桑、倒挂金钟、大丽花、仙客来、天竺葵等喜干怕涝的盆花，就要按"干透浇透"的原则浇水。要到盆土表里全部都干了，再浇水，而且要一次浇透。所谓"浇透"就是不要浇"腰截水"，要使盆土上下全部浇湿透。经常浇水不透则根的尖端吸不到水分，就会影响花卉的正常生长。"浇透不浇漏"即是说浇透不等于水浇得越多越好，经常浇漏，则盆土中肥分流失过多，也影响盆花生长。

对蜈蚣草、龟背竹、春羽、马蹄莲、旱伞草等喜湿花卉，就要按"宁湿勿干"的原则浇水。盆土要经常保持湿润，不能缺水。

对松科盆栽植物和仙人掌类多浆多肉植物，就要按"宁干勿湿"的原则浇水。要干透了才浇水，花盆内绝不能渍水。

29. 盆花浇水方式有哪些种？

要想科学合理地给盆花浇水，首先要了解不同品种的花卉在生长发育的各个阶段需水多少的自然习性；同时，还要根据季节、天气情况、温度和湿度高低、花盆种类、植株大小和盆质地等综合考虑。盆花浇水方式大致有以下几种。

（1）浇水　春、夏、秋季在上午10时前，冬季在午后14时左右浇水。掌握水温与土温接近，冬季稍高，夏季稍低，但水土温差最好不应超过5℃左右。浇水量应以盆表到盆底上下一致湿润为度。浇水时，应注意喜干的花卉少浇，保持盆土微潮，表土可见白茬但不可完全干透；喜湿的花卉经常保持盆土湿润，但不可积水久湿。

（2）找水　春、夏时节，水分蒸发较快，每天除上午对盆花进行浇水外，在下午15—16时看盆土干湿酌情补浇适量的水，盆花缺水则浇，不缺水的不浇，以保持盆土湿润为度。遇天气突然变化，特殊情况需要水时，找水不受次数、时间限制。

（3）放水　盆花在生长发育旺盛期，为了放条、发棵、催花、壮果等，结合追肥可加大浇水量，保持盆土充分湿润，叶不见萎蔫。

（4）扣水　限制浇水量和浇水次数的浇水方法。通常有两种目的：一种是对休眠盆花或低温时节，或为了蹲苗、防止徒长或新上盆、换盆时，以及矫正大水黄叶、落蕾现象等，均适当控制浇水量，保持盆土湿润即可；另一种目的是减少浇水量以限营养生长，使养分得到积累，而利于花芽分化，促进孕蕾。如碧桃常用"扣水"法栽培。

（5）喷水　春、夏、秋干旱高温季节，除正常浇水、技外，应向叶面及养花场地喷水，以增加环境湿度，防止嫩叶焦和花朵早凋，保持植株枝叶清新，特别是栽植南方花卉更应注环境湿润。夏季雨后骤晴或晚间闷热，应喷水降温；冬季室内干燥，盆土水分散发慢，应经常向叶面喷水保鲜。喷水时要把叶喷净，不要使水点与叶面灰尘凝成渍点，影响美观。

（6）过路水　使用釉缸、瓷盆、紫砂盆、塑料盆栽花时，为了防止积涝，或北方使用一般花盆栽植南方白兰、杜鹃花等喜酸性土花卉，为防止渍碱，应在盆底垫碎盆片和培养土粗渣作排水层，使多余的水随时排出。在高温生长季节，每隔3—4天应浇一次大水，水自底孔大量排出，既防积涝烂根，又防渍碱黄化。

（7）回水　有些盆花，如杜鹃花、茶花、茉莉、栀子、白兰花等，在头一天傍晚施用液肥后，翌晨必须再浇清水，称为"回水"。它可以促进须根吸收肥分。因为头一天傍晚施的肥，经过一晚的渗透干燥，肥分浓度增大，不仅不容易被根毛吸收，反而容易伤根。浇了"回水"后，稀释了盆土中的肥分，而有利于须根的吸收。

30. 如何确定盆花是否需水？

有些花卉浇水要求"见干见湿"，有些花卉则要求"宁干勿湿"，那么怎样才能知道盆土已经变干，需要浇水，如何掌握好浇水的分寸呢？这里介绍几种直观简单的判断方法。

（1）根据花盆重量来判断。可以用手掂一下花盆的重量，如果比正常情况下轻很多，就表明缺水了。同时，还可以用木棒或手指轻敲花盆，如果发出的声音清脆，说明盆土已经变干了；如果声音低沉发闷，则表明盆土内还有较多水分，不需要浇水。

（2）根据盆土颜色来判断。如果盆土表面发白，比下面土层颜色浅，用手摸起来也有发干的感觉，就要及时浇水了；盆土深黑色时，说明含水量较大，不需浇水。

（3）根据花卉本身表现判断。如果盆花缺水，整个植株就会显得缺乏生气，重者新梢、叶片萎蔫下垂，甚至枯萎黄叶，从叶色上看也不像平时鲜艳和富有光泽；如果正值花期，花也会凋萎甚至脱落。但这些现象有时不完全是因为缺水造成的。

给盆花浇水之前，最好先进行上述直观查看，再决定是否需要浇水及给水的多少。

31. 家庭养植盆花如何浇水？

盆花浇水是一项经常性的重要养护工作。由于花盆容积有限，盆土很容易干旱，不及时浇水或少浇水，都会使叶片萎蔫，影响花卉生长。反之，浇水过多过勤，使盆土经常渍水，根系会因窒息而烂根死亡。家庭初养花者，唯恐盆花缺水,不视盆土干湿情况,天天浇水,致使养花者浇死盆花的甚多,而干死盆花者则少见。所以盆花浇水是一项技术性很强的工作,要掌握以下几点。

(1) 水质 水按照含盐类的状况分为硬水和软水,浇花用水以软水为宜。在自然水中以雨水(或雪水)最为理想,因为雨水是一种接近中性的水,不含矿物质,又含有较多的空气,最适于花卉生长。其次以河水或池塘水为好。如用自来水须先贮放1—2天,让水中的氯气散失后再用。不能使用含有肥皂或洗衣粉的洗衣水和含油污的洗碗水浇花。

(2) 水温 使用井水或自来水浇花,在夏季应先贮晒1—2天,可提高水温,减小水温和盆土温差。如果在烈日暴晒下直接浇冷水,土温突然降低,使根毛受到刺激,就会阻碍水分的正常吸收,导致"生理干旱",引起叶片枯焦,严重时会导致植株死亡。

(3) 浇水量 盆花浇水量的确定,一方面应根据每种花卉自身的生态习性;另一方面也要考虑培养土的种类成分、天气情况、植株大小、生长发育阶段、花盆大小、放置地点等各方面因素,经过综合考虑后确定是否需要浇水和浇水量。对于一般花卉来讲,一年四季的供水量是不同的。春季气温逐渐升高,花卉也逐渐进入生长旺期,浇水量要逐渐增多。春季浇水宜在午前进行。夏季天气炎热,花卉生长旺盛,蒸腾作用强,浇水量应充足。浇水宜在早晨、傍晚进行,中午高温时尽量不浇水,可以往地面洒水达到降温、增加空气湿度的作用。立秋后气温渐低,花卉生长缓慢,应当减少浇水。冬季气温低,许多花卉进入休眠或半休眠期,此时要控制浇水,盆土不太干就不浇水,否则最容易烂根、落叶,影响明年生长开花。冬季浇水宜在午后13—14时进行。

盆栽花卉不仅要做到适时、适量浇水,而且还需适期、适量喷水,以增加空气湿度,降低气温,洗去花卉枝叶上的尘土和冲掉一些害虫等。为了避免嫩叶枯焦,保持植株清新,特别是对一些怕热花卉(如仙客来、倒挂金钟等)和喜阴湿的花卉(如杜鹃、兰花、山茶等)需经常向叶面及植株周围环境喷水,使空气也保持相当的湿度,对其生长发育是十分有利的。喷水量多少应依花卉品种而异,幼苗和娇嫩的花卉以及新上盆的尚未生根的插条均应适当多喷些水。热带兰类、天南星科、凤梨科花卉和蕨类植物均需经常喷水。但有些花卉对水湿很敏感,例如大岩桐、荷包花等,其叶面有较厚的茸毛,落上水后不易蒸发,而引起叶片腐烂。

32. 盆花浇水不足或浇水过多有什么害处?

盆栽花卉长时间生长在花盆中,由于盆土有限,蓄水不多,在整个生长过程中需要经常通过浇水补充水分,才能保证花卉正常生长发育。若水分供应不足或浇水过多，均会对花卉产生不良影响。浇水不足不行，反过来，浇水过多也有害。要讲清这个问题需要先从水分在花卉植物体内所起的生理作用谈起。简单地讲，水分在花卉生命过程中的作用有以下几个方面：一是水是植物细胞原生质的主要成分；二是水参与植物光合、呼吸、合成、分解等代谢活动；三是植物生长所需要的各种有机、无机营养物质只有溶于水中，才能被花卉植物吸收利用和在体内运输；四是花卉植物体只有在细胞含有充足的水分维持细胞的紧张度的情况下，枝叶才能挺立，便于接受阳光和进行气体交换等。因此，要使花卉正常生长发育，必须满足其对水分的需求，合理浇水是养花成败的关键。

盆花时常浇水不足，花卉的叶片和叶柄就会皱缩下垂，植株呈萎蔫状态。如果盆花长期处于这种供水不足、叶片萎蔫的状态，则植株底部较老的叶片就会逐渐黄化而干枯，新梢萎缩，生长缓慢，叶片失去鲜绿光泽，最终影响开花或花的质量。有些养花者唯恐浇水过量，每次给盆花浇水时都浇不透，形成"腰截水"，即所浇的水量只湿及表层盆土，而盆底土壤是干的。这种浇水法也同样会影响花卉正常生长和开花。因此浇水要见干见湿，浇则浇透。

如果盆花浇水过多，水分填满了土壤间隙，土壤空气被水代替，造成土中缺氧，根组织就会由于缺氧而导致呼吸困难，代谢功能降低，吸水、吸肥受阻，长期下去花卉就会窒息死亡。科学实验表明，如果土壤中氧气含量低于10%，这时就会抑制花卉根系的吸收，进而影响整株的生理功能。同时，由于土壤中缺氧，使土壤中具有分解有机物功能的硝化细菌、氨化细菌等好气性微生物正常活动受阻，不能有效地分解土壤中的有机物，从而影响矿物质营养的供应。由于土壤缺氧，丁酸菌等嫌气性微生物大量繁殖和活动，产生一系列有毒物质，直接毒害根部，也会引起根系中毒死亡。

盆花浇水是养花过程中一项经常性的管理工作，既普通但又十分重要，应引起养花者的重视。浇水应掌握盆土"见干见湿"的原则，这样不但能满足花卉对水分的需求，而且能保持土壤中的氧气含量，从而使花卉正常生长发育。

33. 盆花脱水如何挽救？

盆栽花卉由于天气炎热、气候干燥或一时疏忽漏浇等原因，造成盆土过干，引起花卉嫩枝低垂、叶片萎蔫，即所谓"脱水"。遇到这种情况不能马上浇大水，宜先将花盆移至半阴处，稍向盆内浇些水，并向叶面枝干喷少量水，使植物细胞逐渐吸水，恢复到正常状态后，再逐渐增加浇水量。如果立即浇大水，不仅不能使植株正常复原，反而有可能引起叶片枯黄脱落，甚至整株死亡。因为花卉失水萎蔫严重时，植物根毛受到损伤，吸水能力降低，只有形成新的根毛后才能恢复原来的吸水能力。同时由于萎蔫使细胞失水，遇水后细胞壁先吸水，而原生质后吸水,如果一下子浇水过多,细胞壁就会吸水迅速膨胀,而原生质吸水速度较缓慢,结果就会造成质壁分离,损伤原生质,导致植株死亡。

如果因出差等原因,家中几天没人浇花,可以将一个盛水容器放在比花盆略高处,用吸水性较强的棉织物(如厚毛巾、粗棉布等),一头放在盛水的容器中,另一头放在花盆土上,这样即可利用湿毛巾的毛细管作用,使容器中的水徐徐浸润盆土,从而保持盆土湿润,以防盆花萎蔫脱水。

34. 湿度与温度对花卉生长有什么综合影响?

要养好花,除掌握浇水技术外,还应注意空气湿度与温度的关系及这两者的比例关系对花卉植物生长的影响。例如,原产欧洲的草花,当气温在15—20℃时,空气湿度应在60%—70%;一串红等热带性草花,气温在20—25℃时,空气相对湿度应在70%左右;热带观叶植物花叶芋等,当气温在25℃—30℃时,空气相对湿度应在80%—90%。

在我国华北、东北地区,夏季高温多湿,冬季则低温干燥。夏季的高温高湿,往往容易引发病虫害,这无疑对花卉生长是不利的。所以,夏季要做好通风放风,尽量降低空气湿度,使花卉在凉爽的环境中生长。冬季,不论室内外,空气都很干燥,为了满足室内一般花卉对湿度的要求,可在室内设置人工或自动喷雾装置,自动调节湿度。除每周浇一次透水外,每天可喷一次雾状水以增加湿度,这是北方地区养好原产南方花卉所不可忽视的一项经常性管理工作。至于哪些花卉需要多喷水以及喷水量多少应视具体情况而定。

35. 空气湿度对花卉有什么影响?

花卉种类繁多,因原产地气候条件不同,对空气湿度的要求也不一样。在栽培中通常按花卉对空气湿度的要求分成三类。

(1)喜阴湿花卉 如蕨类、天南星科花卉、兰花、玉簪、秋海棠类、杜鹃花等,要求空气相对湿度经常保持在60%—80%。这类花卉如果长期处在干燥环境中栽培,叶子就会发红或变黄、变小、变薄并卷曲,或边缘干焦,影响开花和结果。

(2)耐干旱花卉 如仙人球、仙人掌、龙舌兰、芦荟、生石花等,在北方地区,一般室内的空气湿度即可满足其生长要求。这类花卉如果长期养在潮湿的环境中,常会引起根、茎发生腐烂病。

(3)中性花卉 这类花卉对空气湿度的要求介于上述二者之间,如白兰花、米兰、茉莉、含笑、扶桑、叶子花、桂花、棕榈等。

北方地区春、秋两季空气湿度很低,不适宜南方花卉的生长发育;冬季室内用火炉或暖气取暖，空气更为干燥，为了把花养好，可以用塑料薄膜做成大罩子，把喜湿花卉罩起来莳养，这样可以保持一定的温度和湿度，并且还能起到防止烟尘和油垢的污染。在南北各地，夏季可以把喜阴湿的花卉放在树阴或阴棚下，以避免强光直射和旱风。还可以经常在盆花周围洒水，或往叶面上喷水，以增加空气湿度，降低温度。

36. 提高盆栽花卉周围空气湿度的方法有哪些？

有些盆栽花卉，尤其是观叶类，不但需要盆土经常保持湿润，而且要求较高的空气湿度。北方的室内大都比较干燥，为了满足盆花对湿度的要求，可采用一些特殊的办法以提高植物周围的空气湿度。

（1）经常向花盆周围地面和花卉植株喷水。如果有条件每天至少应喷2—3次，而且采用雾化喷雾器效果最好，雾状水能像雾一样把植物笼罩起来，形成高湿度的小环境。

（2）把花盆放在储水的浅盘（盆）中，盘（盆）中铺满碎石，使花盆底部接触不到其中的水。随着水分的不断蒸发，也就加大了花盆周围的空气湿度。或者在花盆附近放置浅水盘，也能达到上述效果。

（3）深盆蒸发法，即把盆花放在盛有少量水的宽大高深的容器中莳养，也会获得一个稳定的高湿度环境。注意花盆底部需加垫片，使花盆高于水面。

（4）把花盆放入一个直径大一些的套盆中，在两盆之间的空隙里放入锯末、岩棉、碎布、废棉、草炭等吸水材料，这些材料吸水后会逐渐释放出水蒸气，从而提高了盆花周围的湿度。

另外，如果能经常擦洗叶面，及时除去堵塞气孔的灰尘，也能使叶片接触更多的水蒸气。在冬季千万不要把植株放在暖气附近或暖炉烟道上，这样盆土很快会被烘干，植物就会因失水而死亡。

37. 盆栽花卉需要的肥料种类有哪些？

盆栽花卉因特定的环境条件限制，当盆土不能维持花卉正常生长时，就会出现叶片发黄、枝条细弱、花稀果小等状况，从而降低了观赏价值。这样就需要经常施肥。但施肥前需根据花卉品种、习性、施肥目的、所缺元素来决定肥料的种类和施肥方法。

盆栽花卉常用的肥料分有机肥和无机肥两大类。

（1）有机肥是动植物的残体经腐烂发酵后制成的。有机肥又称完全性肥料，它不仅含有花卉生长发育需要量较多的氮、磷、钾三种重要元素，而且还含有其他大量元素、微量元素及生长刺激物质，其中大量有机质分解后产生有机酸，能溶解磷酸钙一类的难溶解的肥料。有机质中的腐殖质能改良土壤结构，增加土壤的保肥、保水和通透性能，还有肥效长久柔和等优点。但是，有机肥的肥效慢，来源比较困难，加工处理也比较麻烦。

有机肥通常分动物性有机肥和植物性有机肥。

①动物性有机肥，如人粪尿、禽畜粪、羽毛、蹄角、骨粉、鱼肉蛋等生活垃圾。

②植物性有机肥，如豆饼和其他饼肥、芝麻酱渣、树叶杂草、绿肥、中草药渣等。

上述两类有机肥，通常是动物性肥料的氮、磷、钾含量高于植物性肥料，而肥效也较长；植物性肥料性柔和。它们共同的特点是，不论任何时间和任何施用方法，都必须经过充分发酵腐熟分解后到无恶臭时才能施用。否则，不但起不到施肥的作用，还会"烧根"，影响花卉正常生长。

（2）无机肥主要指商品化学肥料，例如尿素、硫酸铵、过磷酸钙等。草木灰是一种天然的无机肥。无机肥具有肥分单纯、肥效快、不持久、易流失等特点，容易造成盆栽花卉短期徒长，且用量不易掌握，在盆花中若使用浓度不当，往往会导致植株死亡。无机肥种类如下：

氮肥：尿素、硫酸铵、氯化铵、硝酸铵等。

磷肥：过磷酸钙、磷矿粉等。

钾肥：氯化钾、硫酸钾等。

磷酸二氢钾为高效磷钾肥。

花卉施肥过程中，有机肥和无机肥各有优缺点，应扬长避短，相互配合，交替使用。盆花施用化肥的关键，首先是土壤必须含有丰富的有机质，以缓和化肥的暴性。同时必须根据不同花卉的喜肥习性和不同栽培阶段，严格掌握肥性和用量。还有复合化肥，是由氮、磷、钾及某些微量元素按一定比例混合制成的颗粒肥料以及近年各地配制的片状、棒状化肥，使用时，先要了解肥料的成分和作用，以免使用不当，引起花卉死亡。

38. 肥料三要素对花卉有什么作用？

植物生长发育所需要的各种矿质元素，需要量最大、最主要的是氮、磷、钾。所以氮、磷、钾称为肥料三要素。它们对花卉的作用是：

氮（N）：氮肥也称叶肥。它能促使植株生长迅速，枝叶舞茂，叶色浓绿。花卉幼苗期或观叶类花卉，应施氮肥为主。一般多在春季至夏初施用，如在植株生长发育后期再继续施用氮肥则会造成茎叶徒长，枝芽难以最后成熟，严重影响开花坐果。萎肥过多，茎叶柔弱，易遭病虫危害。所以在植株进入生殖生长势（花芽分化期）前，应停止施用氮肥。

磷（P）：磷肥也称果肥。它能促进花芽分化和孕蕾，使花朵色泽浓艳，结实饱满，还能促进植株生长健壮。磷肥通常在植株生长发育后期施用最为有效。因而在开花前，挂住果后，可多施磷肥。植物具有在体内贮藏磷肥的能力，并能根据生长需要而调节使用。因此，可以一次施足在基肥中，磷肥不会像氮肥那样因施用过量而引起肥害。

钾（K）：钾肥也称根肥。它能使茎干、根系生长苗壮，不易倒伏，增强抗病虫害和耐寒能力。钾肥是植株发育前期不可缺少的肥料，在幼苗期、抽梢期和苗木移栽后，可多施钾肥。在植株发育后期，钾肥有助于光合作用进行，尤其对球根花卉种球生产作用更为显著。所以，在花卉整个生长过程中，钾肥都是不可缺少的。长期放在室内的花卉，由于光照不足，而使光合作用减弱，可大量施用钾肥，钾肥也不会因施用过量而产生肥害。

39. 怎样给花卉施肥？

家庭养花分盆栽或庭院地栽两种，施肥也应有所区别。庭院地栽虽与田野有别，但是地温高，范围大，吸水、吸肥方便，所以施肥次数可以少些，肥料稍浓些一时也不致造成肥害。而盆栽则不同，由于环境的局限性，一方面不能缺肥以防缺素症；另一方面又要防止肥量过大，使植株产生肥害。因此，给盆花施肥要小心谨慎，应根据不同花卉需肥的习性和不同生长发育阶段的需要以及温度、光照和季节变化等，同时还要了解肥料的性质和效力，以及盆土的原有肥力和质地，做到适时、适量。盆花施肥有三种方法：

（1）施基肥　即施底肥。是在栽植花木上盆时施入土中的肥料。盆花施基肥很重要，基肥充足可少施追肥，甚至可用专用化肥作追肥。基肥以迟效的有机肥料为主，多用干肥。腐熟的人粪干、厩肥、饼肥，充分发酵腐熟的鸡毛、鸡粪、兔粪、头发等都可作基肥施用。在上盆或翻盆时，把基肥施在盆底排水层上，上盖一层土，防止花卉根系与肥料接触伤根。蹄角类作基肥，可在花卉上盆时直接放在盆底。作基肥用的氮、磷、钾三要素的配制比例，以5∶3∶2为佳。

无机肥（化肥）作基肥，如氮肥可用硫酸铵0.2％，尿素0.1％，磷肥可用过磷酸钙和磷矿粉0.5％，钾肥可用硫酸钾和氯化钾0.1％，于2周前掺入培养土中即可。

（2）施追肥　在花卉生长发育期施用的肥料，以供给植物生长之需要称为追肥。追肥通常以各种化学肥料为主，多用液肥；也可用经发酵后的尿水、豆饼水、鱼肠水、淘米水等1份原液对10—20倍水施用。近年来，市场上出现了全元素、高浓度、复合专用肥片，可作追肥用。它具有见效快、养分含量高、清洁卫生、无臭无味、无菌无虫、贮存与使用方便等优点，很适合家庭养花用。

施追肥要掌握的原则：营养生长期多施氮、钾肥，花芽形成时期多施磷肥；施肥前要松土，施肥后的翌日早晨要浇水；开春后施，秋分后不施；现蕾时施，裂蕾时不施；雨前、晴天可施，雨后不施；气候干旱时施，霉雨季节不施；盆土干时施，盆土湿时不施；气候适宜生长旺盛时施，气候炎热生长停滞时不施；新栽、徒长、休眠时也不施；薄肥勤施，浓肥勿施；喜肥的菊花、茉莉，由淡到浓可多施，耐瘠薄的松柏类，宁淡勿浓要少施；花前花后施，盛花期不施；早晚可施，中午不施；壮苗可多施，弱苗要少施；不腐熟、不稀释不施。

(3) 根外追肥　即叶面施肥。用化肥溶液喷雾于花卉叶片上下，以补充根系施肥之不足。叶面施肥具有吸收快、见效快的特点。时间以清晨或傍晚为宜。要注意叶片两面喷匀，要低浓度多次喷，以防浓度过大烧伤叶片。

根外追肥只能用易溶于水的化肥，常用种类和浓度如下：

尿素 0.2%—0.5%；硫酸铵 0.2%—0.3%；硫酸钾 0.3%；过磷酸钙 1%—3%；磷酸二氢钾 0.1%—0.3%；硼酸 0.1%—0.25%；硫酸亚铁（或柠檬酸铁）0.2%—0.5%。

40. 花卉施肥应掌握哪些原则？

花谚说："活不活在于水，长不长在于肥。"合理施肥是盆花养护的关键问题之一。施肥恰当，苗壮叶茂，花艳果大；施肥不当，枝叶萎缩，植株不振，甚至死亡。因此，家庭养花施肥要掌握"适时、适量、适当"的原则。

所谓适时，即施肥必须掌握季节。一般春、夏两季是花卉生长的旺盛季节，应勤施肥，高温酷暑暂停或少施。入秋以后花卉生长缓慢，应少施肥。冬季花卉多处于休眠或半休眠状态（除冬季开花者外），就应停止施肥。同时还需注意，一旦发现花卉的叶色变淡，植株生长细弱，说明缺肥，应及时施用，以满足花卉生长的需要。

所谓适量，施肥必须是"薄肥勤施，看长势，定用量"。"薄"是 7 份水，3 份肥。"勤"是每隔 7—10 天施一次。"看长势，定用量"是"四多、四少、四不、三忌"。"四多"是植株黄瘦时多施，发芽前多施，孕蕾时多施，花后多施。"四少"是植株肥壮少施，发芽时少施，开花时少施，雨季少施。"四不"是植株徒长时不施，新栽时不施，盛暑不施，休眠期不施。"三忌"是忌施浓肥，忌施热肥（夏天高温，施肥易伤根），忌施生肥。一般从立春到立秋（伏天不施），可每隔 7—10 天施一次稀薄肥水，立秋之后，每隔 15—20 天施一次。

所谓适当，养花施肥切忌过量。如施肥过多过浓，会使花卉根部失水，导致叶片逐渐焦黄，新芽慢慢干梢，直至死亡，施肥反造成肥害。施用未经充分腐熟的肥料（生肥），会将病菌引入土内，使土内发热，植株被"烧死"。在苗期为了促进幼苗生长，可多施氮肥；孕蕾期为了促进花艳果大，要多施磷肥。施肥前要松土，以利肥水下渗。施肥时间，在傍晚进行效果最好，特别是夏季，中午温度较高，施肥容易伤根。当日傍晚施肥后，翌日清晨要浇水，俗称"还水"，冲淡肥液，使植株易于吸收，免致肥害。

41. 家庭养花怎样自制肥料？

家庭养花，用不着花钱去购买肥料，日常生活中到处可以收集到适合作花肥的废物，只要稍加调制即可用来给盆花施肥，比购买的化肥、片肥的肥分还全面，肥效更长久，经济实惠。

（1）家庭中有庭院的可在适当地点挖一土坑，深60厘米左右，大小因地制宜，坑底最好用砖铺平或垫一块塑料布；住楼房的家庭可在阳台一角放一个大花盆或塑料桶，把生活垃圾中的有机废弃物，如蛋壳、肉类废弃物、禽和鱼类的内脏鳞毛等，趁鲜弄碎，随后掺沙土或炉灰面3份拌匀，可一次或零积放入地坑或积肥盆（桶）中，表面再覆一层净土，洒一些杀虫剂后加盖，坑内或盆（桶）内要保持湿润，以促进肥料腐熟。自制肥最好在秋、冬季进行，经春季升温腐熟解体无恶臭气味时，即可掺在培养土中作基肥。家庭养花一般不用上述肥源浸泡作液肥，以保持环境卫生。

（2）不能食用的烂豆子、坏花生、霉瓜子、臭鸡蛋等都含有较丰富的氮素，碎骨头、鱼刺、禽粪、鸡毛、蹄角、人发等含有丰富的磷素，这些日常生活中废弃的有机物，经堆积发酵后，可作基肥；用缸密封泡制成黑色、发臭的液体，经稀释后，可作追肥。

（3）发酵后的淘米水、养鱼的废水、鱼腥水、洗奶瓶水、洗蛋壳水、洗锅碗水、草木灰等都含有氮、磷、钾等成分，也是家庭养花的好肥料。

（4）猪骨、牛羊骨、鱼骨，用高压锅蒸煮1小时，取出烘干，粉碎后发酵，是最好的磷肥。也可将兽骨、鱼骨等直接在火中焙烧再锤碎，作磷肥，这种制作方法虽简便，但肥分损失大。

在家庭自制肥料发酵过程中，经常会散发一股难闻的臭味，且经久不散，既影响阳台和居室的环境卫生，又使人们深感不适。现有一种简便易行的办法，可防除沤肥过程中产生的臭味：将几片橘子皮放入肥液中。由于橘子皮里含有大量芳香成分，可除去液肥中的臭味，不论干湿橘子皮均可，如时间长了，可再放一些。橘子皮发酵后，也是一种很好的肥料。所以，加了橘子皮泡制出来的液肥，不但不降低肥效，而且还能带有一定的橘皮芳香。

42. 如何用化肥配制养花用肥?

家庭自制的有机肥虽然经济实惠，但使用起来有些缺点：一是必须发酵后才能使用；二是制作和使用不卫生，臭味难闻，又易生虫。因此，家庭养花者可在花鸟市场上购取现成的科学配制花肥或用化肥自行配制，现介绍一些花肥配方。

（1）全元素花肥配方 尿素82.7%、磷酸二氢钾17%、硫酸铜0.05%、硫酸锌0.05%、硫酸镁0.04%、硼砂0.05%、硫酸亚铁0.05%、钼酸铵0.03%、硫酸锰0.03%。（百分数系指重量百分比，下同。）

（2）促花促果花肥配方 磷酸二氢钾95%、尿素4.4%、硫酸亚铁0.2%、硼砂0.2%、硫酸锰0.05%、硫酸锌0.05%、硫酸铜0.1%。

（3）促茎促叶花肥配方 尿素97%、磷酸二氢钾2.7%、硫酸亚铁0.1%、硼砂0.1%、钼酸铵0.05%、硫酸锌0.05%。

（4）全元素型复合花肥配方 动物质发酵肥（腐熟透的，含氮丰富，磷次之）500克、磷酸二氢钾100克、硫酸铜0.25克、硫酸锌0.25克、硫酸镁0.2克、硼砂0.25克、硫酸亚铁0.25克、钼酸铵0.15克、硫酸锰0.15克。

（5）基肥型复合花肥配方 工草木灰94.8%、磷酸二氢钾5%、硫酸亚铁0.05%、硼砂0.05%、硫酸铜0.05%、硫酸锰0.05%。

（6）基肥型复合花肥配方 过磷酸钙100克、硫酸亚铁0.3克、硼酸0.3克、硫酸铜0.3克、硫酸锰0.3克、硫酸锌0.3克。此配方作基肥，每年秋季旋草木灰500克，但两者应分开施用。

（7）壮枝型复合花肥配方 植物质发酵肥（以钾为主，氮、磷次之）500克、尿素50克、磷酸二氢钾50克、硫酸铜0.25克、硫酸锌0.25克、硫酸镁0.2克、硼砂0.25克、硫酸亚铁0.25克、钼酸铵0.15克、硫酸锰0.15克。

（8）促花促果型复合花肥配方（可使花期延长） 植物质发酵肥500克、过磷酸钙100克、硫酸亚铁1克、硼砂2克、硫酸锰0.25克、硫酸锌0.25克、硫酸铜0.5克。

（9）促叶促茎型复合花肥配方（用于观叶花卉或幼苗） 动物质发酵肥500克、植物质发酵肥100克、过磷酸钙10克、硼砂0.5克、硫酸亚铁0.5克、硫酸锌0.25克、钼酸铵0.25克。

上述配方中，（1）配方、（4）配方、（5）配方、（6）配方四种配方可作为基肥施用，即将某一种配方花肥称好重量，用水溶解后与培养土均匀拌和，肥和土的重量比为2—5∶1000，用以栽花。如花苗已栽在盆内，可将调配好的花肥埋于距盆边约2厘米处，深约2—3厘米，分几处埋放，勿与花根接触。

作为追肥，要有选择。如果为了达到壮叶强茎的目的，宜用（3）配方或

(9) 配方；如果为了达到观花观果的目的，可用（2）配方或（8）配方；如果为了达到既观叶又观花果的目的，可选用（1）配方、（4）配方、（7）配方。选出某一种配方，先将药物溶解于水，将化肥与水配成 0.5%—1% 的水溶液，直接浇于盆花根部土壤，或将盆花浸于化肥水溶液中，让药液自花盆底孔渗入盆内。施叶肥时，可将配好的肥水溶液（浓度为 0.2%—0.4%）过滤后，用细孔喷壶喷施叶片的正反两面，时间在早晨或傍晚。

43. 怎样配制和使用矾肥水？

花卉对土壤酸碱度（pH 值）都有一定的要求，凡要求 pH 值在 7 以下的花卉，称为喜酸性土花卉。多数原产南方的花卉，如茉莉、栀子、杜鹃、山茶、桂花、米兰、含笑等，均系喜酸性土花卉。这些花卉在北方碱性土壤中栽植，或经常浇灌呈碱性的水，都会使叶片发黄凋落，严重者会死亡。对盆栽喜酸性土花卉经常浇矾肥水，可使黄叶转绿，枝叶繁茂苗壮，生长良好。

配制矾肥水用硫酸亚铁（黑矾）、粪干、饼肥和水，按 1∶3∶5∶100 的比例混合，放在缸中发酵变成黑绿色液体，即为矾肥水。如没有粪干，可全部用饼肥代替。施用时，取原液 1 份，加水 20—30 份作追肥，每周施用 1—2 次，可使植株叶片浓绿，生长健壮。对一些叶片浓绿、不缺酸性土的盆花，以及喜欢中性土的月季、石榴等，不一定都用硫酸亚铁。

矾肥水主要适用于花木生长旺盛期，其他时期不宜多施，否则易使花卉遭受肥害。近年来研究结果表明，在有间隔地浇施矾肥水的同时，相间浇施 0.1%—0.2% 的磷酸二氢钾液，能使盆花黄化病得到治愈，防止盆土碱化。同时磷酸二氢钾还含有磷、钾元素，有利于花芽分化和提高花的质量。

44. 有机肥料为什么必须腐熟后才能施用？

有机肥料是动植物残体经腐烂发酵后制成的肥料，一般情况下未腐熟的有机肥是不能直接用于养花的。一些花卉爱好者，常把臭鸡蛋、鸡鸭鱼的内脏、肉皮、骨头、生粪、饼肥等直接埋入盆土中，本想这样可以增加养分，使花卉生长得花繁叶茂，结果事与愿违，反而伤害了盆花。这是为什么呢？因为花卉植物的生长发育是依靠植物根系吸收土中经过发酵溶解于水中的氮、磷、钾、镁、铁、铜等营养元素的，而上述有机废弃物未经充分腐熟而直接埋入盆内，遇水分后进行发酵产生高温和有害气体，会直接烧伤花卉根系，加上微生物活动，造成土壤缺氧，致使花卉死亡。同时，未腐熟的有机肥料在发酵时会产生一种臭味，招引蝇类产卵生蛆，蛆虫也能咬伤根系，危害花卉正常生长，臭味还能污染环境。所以家庭养花一定要注意施用充分腐熟的肥料，才能保证花卉生育良好。

此外，也有人把死禽兽（如鸡、鸭、猫、狗、猪等）埋在花木旁，这样做也是不妥的。由于这些动物尸体，经水腐烂，易使花木根部受害，同时发出恶臭气味，容易孳生蚊蝇或其他害虫，影响环境卫生。最好深埋在1米左右的土中，使尸体逐渐腐烂，这样也能起到施肥的作用，又不造成环境污染。

45. 如何诊断和防治花卉营养缺乏症？

花卉营养缺乏症，又称缺素症，它是花卉生理病害的主要内容之一。花卉生长发育需要的各种营养元素，都有其独特的生理功能，一旦缺乏某种营养元素，植物的某些功能就会出现生理障碍，首先在叶片上表现出症状来，这就是营养元素缺乏症。缺乏不同的营养元素表现出的症状不同，但任何一种缺素症都会影响花卉的正常生长发育和观赏价值。因而养花者需要学会诊断，以便有针对性地进行防治。现将几种常见的缺素症状及其防治方法介绍如下。

（1）缺氮　叶片淡绿或黄白，枝细弱，顶梢新叶逐渐变小，同时容易落叶，生长缓慢。

（2）缺磷　叶暗绿色，下部叶脉间黄化，而常带紫色，特别是在叶柄上。幼芽萌发迟缓。着花量少，根系不发达。

（3）缺钾　茎秆纤细柔软，易弯曲倒伏。下部叶片先出现边缘呈褐色，并从叶尖向下出现坏死斑点，下部叶和老叶易脱落。

（4）缺镁　首先在老叶的主脉间明显失绿，逐渐蔓延至上部新叶，叶脉仍为绿色，并在叶脉间出现各种色斑。

（5）缺铁　缺铁的症状与缺镁相似，所不同的是缺铁先从新叶的叶脉间出现黄化，叶脉仍为绿色，继而发展成整个叶片转黄或发白。

（6）缺锰　缺锰的症状与缺铁基本相似，叶脉之间出现失绿斑点，并逐渐形成条纹，但叶脉仍为绿色。花小而花色不佳。

（7）缺硼　嫩叶失绿，叶片肥厚皱缩，叶缘向上卷曲，根系不发达，顶芽和幼根生长点死亡，落花落果。

（8）缺钙　顶芽易伤亡，叶尖叶缘枯死，叶缘向上卷曲枯焦，叶尖常呈钩状。根系在出现上述症状以前已经坏死。

（9）缺硫　叶片变为淡绿色，甚至变成白色，扩展到新叶，叶片细长，植株矮小，开花推迟。

（10）缺锌　植株节间明显萎缩，叶变黄变小，叶脉间出现黄斑，蔓延至新叶，幼叶硬而小，且黄白化。

（11）缺铝　幼叶黄绿色，叶片失绿凋落，以致坏死。

（12）缺铜　叶子生长畸形，叶尖发白，幼叶萎缩，出现白色斑点。

造成缺素症的原因是多种多样的,诸如某种营养元素不足或失调;土壤过酸或过碱,使土中某些营养元素失效;土壤理化性质不良,不能发挥土壤潜在肥力,妨碍养分吸收等等。防治方法要对症下药,分别采取不同的措施。

(1) 对于生理障碍,应通过改善管理和变换环境,及时解除。

(2) 按时换盆,要施足基肥,并加蹄片、腐熟饼肥干、鸡粪等,换上富含腐殖质的盆土。

(3) 根据缺素症状表现,推断缺乏哪一种营养元素,然后选用该种元素加水配成一定浓度的溶液,进行根外追肥。

(4) 增施腐熟有机肥,改良土壤理化性质,发挥土壤潜在肥力。

(5) 使用全元素复合肥。但一定要购买有厂名、牌号并说明成分的成品。

46. 花卉生长和空气有什么关系?

空气是花卉生命活动的重要因素。花卉和动物一样,在其生命活动过程中需要不断地进行呼吸,昼夜都要吸进氧气,放出二氧化碳。花卉植物白天除了呼吸作用外,还要利用空气中的二氧化碳进行光合作用,把空气中的二氧化碳和由根部吸收的水分与矿物质制成它所需要的有机物质来营养自己。不论呼吸作用,还是光合作用,都必须在有氧气参加的情况下才能进行,否则花卉就不可能生存。

花卉要求经常有新鲜的空气才能茁壮生长,空气受到污染时,有些花卉具有抵抗有害气体的能力,成为保卫环境的"卫士";有些花卉则经受不住有害气体侵袭,接触到有害气体后即中毒,其叶缘、叶尖等处出现受害斑点等病症,严重时会引起全株死亡。因此,露地栽培花卉的场地,要求宽敞通风,以保持空气清新,防止烟尘及空气污染。温室花卉是在特定环境中栽培的,更要注意通风换气,排除有害气体,保持空气清新。特别是用炉火加温的温室,如果通风不良,就会使一氧化碳、二氧化硫等有害气体大量增加,毒害花卉,造成局部枝叶干枯,甚至全株死亡。与此同时,通风不良,温度较高,湿度较大,也有利于霉菌病、煤污病、腐烂病等病害蔓延和蚜虫、粉虱、介壳虫等猖獗危害。

此外,在花卉栽培中如果土壤板结,通风不良,气体不能随时交换,根系呼出的二氧化碳大量聚集在土壤中,造成土壤缺氧,使根系呼吸困难,就会导致根系发黑腐烂,引起花卉死亡。所以养花时,要注意选用适宜的土壤,尤其是盆栽花卉,更要注意选好培养土,浇水要适量,并经常进行松土,使之通气良好,才能保证花卉健壮生长。

47. 哪些花卉能抗有害气体?

工业城市市区有些单位或工厂,在生产过程中常散发出各种有害气体,对人体和花卉树木生长产生毒害。因此，在城市污染区或工厂企业绿化中就要有针对性地选择抗污染花卉种类，这样才能获得成功。但首先要弄清哪些是有害气体。有害气体种类很多，常见的有二氧化硫、氯气、氟化氢、铅汞的蒸汽等。了解了有害气体的种类后，就可以选择对有害气体有一定抗性的花木栽培。

常见的抗性花卉如下：

（1）抗二氧化硫的花卉 夹竹桃、大叶黄杨、海桐、蚊母、女贞、丝兰、金鱼草、蜀葵、美人蕉、金盏菊、百日草、晚香玉、紫玉簪、酢酱草、地肤、石竹、野牛草等。

（2）抗氟化氢的花卉 棕榈类、凤尾兰、大丽花、一晶红、天竺葵，万寿菊、倒挂金钟、山茶、秋海棠、夹竹桃、大叶黄杨等。

48. 家庭养花常用哪些土壤，其特性如何？

土壤是花卉植物生长的基础，是花卉根系的寄托之本，是营养、水分以及空气供给的来源。因此在栽培花卉时应注意做好对土壤的选择工作。土壤是由矿物质、有机质、水分和空气所组成，根据土壤中的矿物质颗粒大小分为沙土、沙壤土、壤土和粘土。现将这几种土壤的特征介绍如下：

沙土：是一种以沙粒为主的土壤。其中含沙量可达85％—100％，而细土含量仅占0—15％，可明显看到各种大小的沙粒。沙土通气透水，春季土温上升快，宜于发芽出苗，但保肥力差，易于旱，本身养分少，是发小苗、不发老苗的土壤。可掺粘土改良，平时可施用粘粪、塘泥等，不宜多施化肥。在沙土上使用磷肥和微量元素效果较好。

沙壤土：是一种含沙粒多、含细土少的土壤。含沙量可达55％—85％，一般湿时能成球状，表面不平，干土块易压碎。这种土壤土质松散，通气透水，不粘不硬，宜于耕作，保肥、保水力差，易发小苗，不发老苗，后劲差。应多施粘粪，施化肥要少施、勤施，以防肥料流失。

壤土：是一种土性良好的、沙粘含量适宜的土壤。特性是松而不散，粘而不硬，既通气透水，又保肥保水，且肥力较高，适合种植各种植物。人工配制土壤，可用20％的粘土、30％—40％的淤泥、30％的沙充分混合。

粘土：是一种粘土含量占优势、而沙含量很少的土壤。粘土占45％—100％，其中粒径为0.02—2毫米的沙粒仅占0—35％。保水、保肥能力较高，含植物所需养分较多，但通透性差，湿粘干硬，土块大不易耕作。若改良需掺沙，多施有机肥。

各地菜园和果园中的园土绝大多数是多年腐熟的壤土或沙壤土，用于盆栽是很合适的。除了上述四种土外，为了达到某种目的，满足盆栽花卉不同种类、不同生长发育阶段对盆土的要求，还可人工配制另外几种用土，这些土壤内含有不同成分的肥料，是栽培花卉常用的土壤，现介绍如下。

（1）腐殖土　也称厩肥土，是由家畜粪尿、垫料和饲料残渣的混合物经发酵沤制而成，含多种有机质和氮、磷、钾等养分。其成分主要由腐殖质组成，质地轻松，呈酸性反应，含有丰富的各种养分。保肥、保水性强，但排水性较差。可与腐叶土或其他土壤混用。

（2）腐叶土　在自然界中为森林地带的表土，系由落叶经多年堆积腐烂而形成的。腐叶土质地疏松，多孔隙，呈酸性或微酸性（针叶腐叶土呈酸性，阔叶腐叶土呈微酸性），所含养分丰富，适于栽种各种喜酸性土壤花卉，也是调制盆花培养土的主要材料之一。

腐叶土也可以就地取材，自行沤制。通常在秋季将阔叶树的落叶、厩肥和园土，层层堆积，可泼入适量的水和人粪尿，在沤制时加入适量骨粉或过磷酸钙，则肥效更好。

（3）泥炭土　又称草炭土，是从泥炭沼泽地上采集的。它是由有机物不断积累后在淹水嫌气条件下形成的，其中部分已经炭化，颜色黑褐，呈酸性反应，富含有机质，有的高达80%—90%以上，可改良土壤的物理性质。泥炭土本身可供植物吸收利用的养分不多，但含有大量的纤维和腐殖酸，吸肥和保水的能力较强，是配制花卉培养土的好材料。泥炭土与粘土混合，使其变为轻松土壤；与轻松沙质土混用，可改变其粘结性，改善其持水性。泥炭作基质加上各种肥料和其他成分，可配成重量轻、质量好、不带病虫害的各种培养土。

（4）草皮土　是杂草、秸秆等掺入土粪等堆积腐烂而成，含腐殖质较多，且含有较多的矿物质，呈弱碱性反应。主要用于栽培月季、菊花、石竹等花卉和水生花卉。

（5）针叶土　是由松科、柏科针叶树的落叶残枝和苔藓类植物堆积腐熟而成。以云杉属、冷杉属的落叶形成的针叶土最好。针叶土呈强酸性反应（pH3.5—4.0），腐殖质含量丰富，适于栽培杜鹃等喜酸性土花卉。

（6）山泥俗　称兰花土，江苏、浙江山区出产的天然腐殖土，是由多年堆积的落叶腐烂而成。其色黑褐，疏松，质轻，既透气、排水，又保肥保水，是良好的盆栽用土。偏酸性，适于栽培喜酸性土的兰花、杜鹃花、山茶等，并可作树桩盆景栽培土。

（7）素面沙土　这是一种细面沙土，质地纯净，通气和透水性都非常良好，但没有肥力，更不具团粒结构，保水性能差。常作一般花卉的播种或扦插用土，同时也是调制培养土的主要原料之一。

（8）广东塘泥　为华南地区肥沃的池塘泥坨，是多年沉积在鱼塘底部的表层土，富含有机质，养分充足，呈微酸性，质地坚硬。北方常用此土作建兰、白兰的栽培用土。

此外，尚有湖土、河泥、园土、田土、渣子土、马粪土等，不胜枚举。同一名称的土，由于采集地区不同，有的呈中性，有的呈酸性或碱性，对植物栽植效果也不一样，只能以当地情况而定。

49. 怎样配制培养土？

家庭养花多采取盆栽方式，由于盆土容积有限，花卉的根系局限于花盆中，栽培用土稍有不适就会明显地影响其生长发育，因而对土壤的要求更为严格。一方面要求在有限的盆土里含有花卉生长所需要的营养物质，同时还要求有良好的物理性状，所以盆栽花卉用土，需要选用人工调制的培养土。

一般盆栽花卉要求的培养土，一要疏松，排水和透气性好，以满足根系呼吸的需要；二要养分充足，富含腐殖质，保肥、保水性好，满足花卉生长和开花的需要；三要适合于花卉生长的酸碱度；四是不含有害微生物和其他有害物质，病虫卵块及活体等。完全满足上述要求的土壤在自然界找起来比较困难。要想养好花，就要根据花卉生态习性和生长发育阶段要求人工调制培养土。常用培养土的调制方法如下。

腐叶培养土：秋季用阔叶树落叶、草本植物茎叶5份，锯末3份，马粪2份，分层堆积，随堆随用人粪尿水泼透，上盖10厘米厚的田园土，使其发酵腐烂。第二年春季，把腐烂的树叶翻捣粉碎，再按体积比例，用腐叶堆肥土4份，素面沙土4份，炉灰土2份，掺和均匀，再堆放一段时间，注意保持湿润，并翻倒2—3次，使肥分与土壤充分混合，即可使用。

草炭培养土：草炭土4份，素面沙土4份，马粪或腐叶堆肥土2份，掺匀堆积，保持湿润，经常翻倒。无马粪时，可泼稀薄人粪尿，经充分发酵腐熟后，即可使用。

天然腐殖质培养土：根据森林腐殖土中的腐殖质含量和粘散程度，掺入园土或河泥及稀薄人粪尿，堆置一段时间，待充分发酵腐熟后，即可使用。

各种培养土的堆置时间，一般花卉当年即可使用，娇弱花卉。或作扦插用土时，需隔年使用。使用培养土前，需要用筛子趁湿筛成团粒状态，还要掺入适量杀虫灭菌农药进行消毒灭菌。

50. 培养土怎样进行消毒？

由于天然土壤中常带有病菌孢子、害虫虫卵及活体以及杂草种子等，因此配制好的培养土需要进行消毒，以达到消灭病菌、病虫的目的。家庭养花常用的简便消毒方法有下列几种。

（1）目光消毒法　将配制好的培养土放在清洁的水泥地或木板上薄薄地摊开，在烈日下暴晒2—3天。如在夏季暴晒可以杀死大量病菌孢子、菌丝和害虫虫卵以及线虫等。此法消毒虽不严格，但简便易行。

（2）加热消毒法　加热的方法较多，有蒸煮、高压加热和蒸汽加热等。只要加热至80—100℃，持续30—60分钟，就可以达到消毒的目的。但加热时间不宜持续过长，否则会杀灭能够分解肥料的有益微生物，因而妨碍花卉的正常生长发育。家庭养花没有加热设备的可将配制好的培养土放入铁锅里，在火炉上炒20分钟，或放在高压锅内蒸10分钟，同样也能收到消毒的效果。

（3）药剂消毒法　常用含甲醛40%的福尔马林进行消毒，在每立方米培养土中均匀撒上福尔马林400—500毫升加水50倍的稀释液，然后把土堆积，上盖塑料薄膜，密闭48小时后去掉覆盖物并把土摊开，待福尔马林气体完全挥发后便可使用。消毒时要戴上口罩和手套，防止药物吸入口内和接触皮肤。

51. 怎样测定盆土的酸碱度？

土壤酸碱度是衡量土壤中酸碱含量多少的一句术语，pH值是表示酸碱度程度的符号。它与酸碱度的对应值见表1-2。

表1-2　酸碱度对应值

pH值	3—4	5	6	7	8	9	10—11
表示	强酸性	酸性	弱酸性	中性	弱碱性	碱性	强碱性

土壤pH值小于7的为酸性土，大于7的为碱性土。由于花卉的生长习性不同，要求培养土的酸碱程度不同，因此测试土壤的性质，使其与所生长的花卉习性相适应是极为重要的。测定盆土酸碱度的最简易方法，是从化学试剂商店买一些pH试纸、石蕊试纸和一张标准比色卡来测定。测定时，取一小匙盆土，放在清洁的碗底内，加少量蒸馏水至刚浸没试纸为好，切勿过多。然后搅匀澄清，即为土壤浸出液。用竹签（牙签）蘸一点土壤浸出液置于小块试纸上，试纸即刻会变成不同颜色，可把试纸显示的颜色与标准比色卡对照，找出颜色与之相近似的色卡号，即是所测定盆土的酸碱度（pH值）。试纸呈红色为酸性，呈蓝色为碱性。

52. 哪些花卉喜欢酸性土？哪些花卉适宜碱性土？

花卉植物由于原产地不同，对酸性与碱性的适应能力有较大的差异。盆栽花卉绝大多数种类都适于中性到偏酸性（pH 值 5.5—7.0）土壤，这是因为在这一界限内花卉植物需要从土壤里吸取的营养元素都呈可吸收状态，高于或低于这一界限，有些营养元素即变为不可吸收的状态，从而导致某些花卉发生营养缺素症。

喜欢酸性土的花卉按其适应土壤酸碱情况分如下几类：

（1）耐酸性花卉（pH 值 4—5）　杜鹃花、八仙花、栀子花、彩叶草、紫鸭跖草、蕨类、兰科植物等。

（2）适宜弱酸性花卉（pH 值 5—6）　秋海棠、朱顶红、仙客来、山茶、茉莉、米兰、含笑、五针松、棕榈科植物、樱草、大岩桐、白兰等。

（3）适宜中性偏微酸性花卉（pH 值 6—7）　菊花、文竹、天门冬、一品红、桂花、倒挂金钟、君子兰、水仙、蒲包花、贴梗海棠等。

（4）适宜中性偏微碱性花卉（p 值 H7—8）　玫瑰、月季、石竹、天竺葵、迎春、黄杨、南天竹、榆叶梅、桧柏、木槿、石榴、葡萄、紫藤、仙人掌类、香豌豆、石碱花、补血草等。

53. 土壤酸碱度与花卉吸收营养元素有什么关系？

土壤过酸或过碱对花卉植物的危害，实际上是通过土壤肥力性质和微生物活动而影响花卉生长发育的。例如，当 pH 值增高时，土壤中铁、锰的溶解度降低，以及磷在酸性和弱碱性条件下，都易发生沉淀，因而其有效性降低，花卉不能吸收利用。另一方面，由于土壤酸碱度影响微生物的活动，从而影响某些营养元素的变化，特别是来源于有机物的营养元素，如氮素即是如此。同时，在过高的酸碱环境里，其酸碱物质也会直接抑制根系的吸收能力，从而影响花卉的正常生长。

中性和偏酸、偏碱的土壤（pH 值 6—8）适宜于有益微生物活动，致使氨化作用、硝化作用、氮素固定作用活跃，氮的有效性提高，肥力增加。中性土中磷的有效性较高。如果土壤偏碱性，磷与钙结合，使磷的有效性降低。钾、钙、镁有效性随着 pH 值增高而增高。

盐碱性土壤中，由于钠离子的作用，土粒分散，湿时泥泞不透水，干时坚硬。土壤碱性愈强，有益微生物活动愈弱，氮的有效性愈低。磷与钠结合，有效性增加，而钙、镁、铁有效性降低；土壤碱性愈强，硼、锰、铜、锌、钼有效性愈低。盐土中过多的可溶性盐类以及碱土中的碳酸钠，对花卉植物有毒害作用。碱土可用石膏改良。同时，碱性土宜用酸性肥料，如硫酸亚铁、过磷酸钙等。家庭养花可用果皮、菜叶、青草、淘米水等沤制的水加少量食用醋，或用硫酸亚铁与饼肥沤制的矾肥水浇花，来改良盆土碱性。

54. 怎样防止盆土板结和碱化？

凡是用粘性较重的土壤栽植花卉，浇水后不易渗水，干时易出现龟裂和板结，不利于花卉生长发育，这主要是土壤颗粒太细，缺乏有机质。改良的办法是在盆土中掺入一些较粗的基质和含有大量腐殖质的土壤成分，如发酵后的马粪、厩肥土、草炭土、锯末、粗沙等。改良后的盆土质地松软，透气渗水性好，就不会发生板结龟裂了。

在我国北方许多地方土壤偏碱性，地下水也偏碱性，而绝大多数花卉植物却喜酸性土，忌偏碱性土。因此，在北方地区栽植花卉，就要考虑到避免盆土碱化的问题，主要从以下几方面着手。

（1）新栽花卉上盆时最好选用偏酸性的培养土，避免在建筑物附近或施工工地处取土，避免在荒凉、不长植物的裸地取土，这些地方的土壤大都偏碱性或缺少有机质。

（2）一般盐碱随盆土水分蒸发，容易聚集在盆土表面，呈灰白色，如果定期去掉一层表土，添加新土，就会降低盆土碱性。

（3）用无钙水或微酸性水浇灌最好。由于北方的自来水含钙离子较多，但煮沸后可减少钙离子的含量，因此，还可用凉开水浇花。在生长季节，可以尽量多浇些水，可起到淋洗盐碱的作用。

（4）定期施入少量硫酸亚铁 500 倍的稀释液，能改善盆土的碱性，使盆土偏酸。

（5）盆花翻盆换土是土壤的新陈代谢，换掉碱化的老土，加入新鲜的基质，也能防止盆土盐碱化。

花卉的繁殖

55. 花卉繁殖方法分哪几种？

花卉繁殖是繁衍花卉后代、保存种质资源的手段，只有将种质资源保存下来，繁殖一定的数量，才能用于生产和园林绿化，并为花卉选种、育种提供条件。不同种或品种的花卉，各有其不同的繁殖方法和时期。对不同种花卉适时地应用正确的繁殖方法，不仅可以提高繁殖系数，而且可使幼苗生长健壮。花卉繁殖方法很多，可分为如下几类。

（1）有性繁殖　也称种子繁殖，是花卉植物在营养生长后期转为生殖期，进行花芽分化和花芽发育而开花，最后形成种子。用种子进行繁殖的过程就称为有性繁殖。

（2）无性繁殖　也称营养繁殖，是利用花卉植物营养体（根、茎、叶、芽）的一部分进行繁殖而获得新植株的繁殖方法。通常又包括分生、扦插、嫁接、压条等方法。

（3）孢子繁殖　孢子是由蕨类植物孢子体直接产生的，它不经过两性结合，因此与种子的形成有本质的区别。蕨类植物除采用分株繁殖外，可采用孢子繁殖法。

（4）组织培养　是把植物体的细胞、组织或器官的一部分，在无菌的条件下接种到一定培养基上，从而得到新植株的繁殖方法。组织培养又称为微体繁殖。

56. 怎样采收和贮藏花卉种子？

采收花卉种子，首先要掌握花卉种子的成熟时期和成熟度。对于大多数花卉种子，必须等到籽粒充分成熟后才能采收。同时，采收要及时，以免阴雨霉烂或散落。种子成熟时，花瓣干枯，种粒坚实而有光泽。在同一株上要选开花早和成熟早的种子留种，如果发现花朵或颜色等有变异的，应单收、单种。采收花籽的方法因花卉种类不同而异，有的可将整个花朵摘下，风干后取种，如一串红、万寿菊、鸡冠花等；有的可将果实采下，经揉搓洗去果肉，晒干清出种子，如金银茄、冬珊瑚、朝天椒等；有些种子成熟期不一致，且果皮容易崩裂散出种子，应在果实从绿变黄时，手摸种子离骨，就应及时收下，如凤仙花、三色堇、长春花、半支莲等。

花卉种子的贮藏方法，常用的有干藏、沙藏、水藏等。

干藏：大多数花卉种子适合干藏。将采收的种子阴干，放进纸袋或布袋中，放置在空气流通的室内冷凉处保存，要求室温变化不大。如少量种子可放在冰箱冷藏室内效果更好。

沙藏：又称层积贮藏法。将采收的种子用潮湿沙土埋上，土温保持0—5℃。休眠的种子常用这种方法处理，可以促进发芽，如牡丹、芍药、石榴等。

水藏：某些水生花卉的种子，如荷花、睡莲、王莲等必须贮藏于水中才能保持其发芽力。

各种种子均不宜暴晒，应放在低温黑暗处保存，并注意防潮和鼠害。

57. 花卉播种常用哪几种方法？

播种一般分为露地播种和温室播种两种。其方法有撒播、条播和点播。

（1）撒播法　常用于较细小的种子，如翠菊、金鱼草、瓜叶菊、蒲包花等。播种前，先将土壤整细压平，浇透水后1—2小时，再将种子均匀撒在畦地或花盆中，播后覆盖细土以不见种子为度。播种极细小的种子，如蒲包花、四季樱草、大岩桐、杜鹃花等时，为了防止撒播不匀，可将种子拌少量细土后撒播，播后用木板轻轻镇压，不用覆土。畦播的，春季最好盖上塑料薄膜或苇帘，以保持种床土湿润。盆播的，盖上玻璃和报纸保湿、保温，必要时浸盆润水，尽量不直接从上面浇水。待幼苗出土后，逐渐撤去覆盖物。

（2）条播法 将畦地或盆土间隔一定距离开出浅沟，将种子播入沟中压平，其他管理与撒播相同。条播多用于不宜移植的直根性花卉或露地秋播花卉，如虞美人、牵牛花、花菱草、凤仙花、茑萝、麦秆菊等。

（3）点播法 大粒种子可一粒粒点播，以节约种子，如紫茉莉、旱金莲、香豌豆等，覆土厚度相当于种子直径的3倍左右。

不论采用哪种播种方法，播后均应保持适当湿度、温度和新鲜空气。种子发芽后，应适当减少浇水量，逐渐增加光照，过密的应及时间苗，保持通气透光。当幼苗长到2—3片真叶时分植，耐移植的花可再移1—2次，如翠菊、凤仙花、一串红等，然后定植在花盆或花坛等地。有些花卉不耐移植，如虞美人、香豌豆等，最好采用直播法或营养钵育苗。

58. 怎样确定花卉播种时期？

不同花卉的播种时期主要依耐寒力和越冬温度而定。我国南北各地气候有较大差异，冬季寒冷季节长短不一，因此露地播种适宜期依各地气候而定。

一年生花卉耐寒力弱，遇霜即枯死，因此通常在春季晚霜过后播种。南方约在2月下旬至3月上旬；中部地区约在3月下旬至4月上旬；北方地区约在4月下旬至5月上旬。为了促使提早开花或多结种子，往往在温室、温床或冷床（阳畦）中提早播种育苗。

露地二年生花卉多为耐寒性花卉，种子宜在较低温度下发芽，温度过高，反而不易发芽。华东地区不加防寒保护即可顺利地在露地越冬；北方冬季气候寒冷，多数种类只能在冷床中越冬。二年生花卉秋播适期也依南北地区的不同而异，南方约在9月下旬至10月上旬，北方约在8月底至9月上旬。

宿根花卉的播种期依耐寒力强弱而异。耐寒性较强的春播、夏播或秋播均可，尤以种子成熟后即播为佳。一些要求低温与湿润条件且完成休眠的种子，如芍药、飞燕草、鸢尾等必须秋播。不耐寒的常绿宿根花卉宜春播，或在种子成熟后立即播种。

温室花卉播种通常在温室中进行，这样，受季节性气候条件的影响较小，因此播种期没有严格的季节性限制，常随着所需要的花期而定。大多数种类在春季，即1—4月播种；少数种类如瓜叶菊、蒲包花、仙客来、四季樱草等通常在7—9月间播种。

59. 家庭养花怎样用播种法繁殖？

露地一二年生花卉和室内盆栽花卉，如君子兰、文竹、仙客来等，常采用播种繁殖。要选用优良母株上健壮新鲜的种子。有些种子由于种皮较硬，吸水困难，为了便于发芽常需要经过一定的处理。如美人蕉、荷花等花卉的种子需要将种壳剥去或刻伤；仙客来、香豌豆、紫藤等种子，播种前用温水（40—60℃）或冷水浸泡1—2天，可促进发芽。为了防止病虫害传播，种子要用0.1%升汞、0.3%硫酸铜或1%的福尔马林溶液浸泡3—5分钟进行消毒，再用清水冲洗干净后播种。播种时间，露地春播需在晚霜过后，秋播可在9月初。家庭养花播种量少，可在室内用播种盆提前播种育苗，待花苗长到一定大小后，再栽到室外或花盆里。

播种常用浅盆或口径较大的泥盆，盆太小土壤易干。播种用土最好疏松，排水透气性好。盆底垫上碎石、沙砾后，再放培养土，最上层用洗净的河沙铺一层作播种层。播种后覆盖细沙，沙土厚度为种子直径的2—3倍。瓜叶菊、大岩桐、蒲包花、四季樱草和秋海棠等极细小种子可掺土撒播，播后不需覆土。播种后不可直接浇水，最好采用浸盆法浇水，以免冲走种子。土壤浸湿后，盆上盖一块玻璃，玻璃上盖报纸遮光，以保持盆内温度和湿度，每天翻转玻璃一次，使盆内通气和除去玻璃上的水珠。播种盆应置于阳光直射处，保持15—25℃室温，以利于发芽。温度过低，出苗慢，易烂种子。温度过高，苗易徒长。出苗后应及时除去玻璃和报纸，并逐渐移至阳光充足处。视盆土干湿情况，及时喷水，待幼苗长出2—4片真叶时，进行移栽。以后，随着幼苗的生长再移栽露地或上盆。

60. 有些花卉为什么需要无性繁殖？

无性繁殖是用母本植株上的枝条、芽、叶片、根蘖、块茎、鳞茎、珠芽等，通过扦插、嫁接、压条、分植等方法进行繁殖，培育出新植株。无性繁殖的最大特点是可以保持母本的优良特性，提早开花。

有很多花卉由于雄蕊或雌蕊瓣化成重瓣花，如菊花、牡丹、芍药等；有的因为子房退化不能结实，如一品红、扶桑等；原产热带和亚热带地区的花卉，在北方也很难开花结果，即使开花结果，种子也不成熟，如龟背竹、米兰、茉莉、美人蕉等。这些花卉都需要进行无性繁殖。

有许多花卉是通过杂交育种或变异筛选而选出的优良品种，这些品种的优良性状，通常只有采用无性繁殖的方法才能保持。

用无性繁殖方法，可以增强抗逆性，提高观赏价值。如许多仙人球品种，自身根系不发达，嫁接在生长势较强的三棱箭上，其生长繁殖都比较快，同时又提高了其观赏价值。

有些多年生花卉，采用无性繁殖可提早开花，如芍药、君子兰等花卉播种需3年开花，采用分株法，芍药当年即可开花，君子兰分生苗，花期也比播种苗要早得多。

61. 扦插繁殖分哪些种类？

扦插繁殖就是利用植物营养器官具有的再生能力，使其在适当的条件下生根或发芽成为新的植株。用这种方法繁殖的植株比播种苗生长快、开花早，并能保持原有品种的特性。对不易产生种子的花卉，多采用此法繁殖。缺点是扦插苗无主根，生长年限较短。

扦插繁殖通常依选取植物器官的不同、插穗成熟度的不同而分为如下种类：

```
        ┌ 扦插叶 ┌ 全叶插
        │       └ 片叶插
        │       ┌ 叶芽插软枝扦
        ┤ 插茎  ┤
        │       └ 插硬枝扦
        │
        └ 插根插
```

此外，依扦插时期、方法的不同，还有多种名称，如割裂插、踵状插等。

62. 花卉怎样进行扦插繁殖？

（1）叶插　凡是能从叶上发生不定芽及不定根的花卉，均可采用叶插繁殖（图3）。如蟆叶秋海棠、落地生根、石莲花、虎尾兰、大岩桐、千岁兰、椒草（豆瓣绿）、苦苣苔等均可用此法繁殖。叶插必须选取发育充实的叶片，在设备良好的繁殖床内进行，以维持适宜的温度及湿度，才能得到良好的结果。剪取叶片时，有叶柄的，保留叶柄3厘米，将叶柄插入基质中；没有叶柄的，可在叶脉交叉处用刀切割，将叶片平铺在基质上，使其与基质紧密接触，或用竹签将叶脉固定在基质中。经常喷雾保持湿润，过一段时间即可在叶柄基部或叶脉处生根发芽，长成新植株。虎尾兰为肉质剑形叶，可横切成5厘米左右的叶段为插穗，直插于沙中，插时注意不要上下颠倒，在基部即可发生新根，生出幼株。

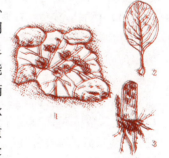

图3　叶插
1. 蟆叶秋海棠全叶插
2. 大岩桐叶插
3. 千岁兰叶插

(2) 叶芽插　橡皮树、八仙花、菊花 (图4)、茉莉、山茶花、扶桑、天竺葵等在叶插时，其叶柄处虽能生根，但不能发芽，所以，不能生长成新植株。因此，要选用基部带有一个腋芽的叶片作插穗，才能发育成新植株。

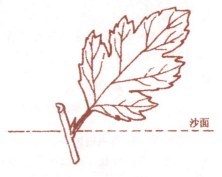

图4　叶牙插（菊花）

(3) 茎插　也称枝插，包括硬枝扦插、软枝扦插和半软枝扦插。硬枝扦插：多用于落叶花木，如石榴、木槿、芙蓉、紫薇、一品红、迎春、葡萄等。选1—2年生健壮充实枝条作插穗，入冬前沙藏在窖里，春季扦插，或在温室内提前扦插。插穗选取枝条中段，芽饱满处，长10—15厘米，上端在芽上0.5—1厘米处剪成平口，下端在芽下0.5—1厘米处剪成斜口，芽在斜口尖端的一面，插入扦插基质中，深度为插穗的1/3—1/2。

软枝扦插：温室花卉如天竺葵、秋海棠类、倒挂金钟、彩叶草等；露地花卉如一串红、大丽花、长春花、美女樱等；常绿阔叶花木如茉莉、杜鹃、含笑、山茶、夹竹桃、桂花等多用此法。一般在5—9月进行。选取当年生半木质化带叶的枝条作为插穗，过于柔嫩的枝条易腐烂，过老的枝条则生根缓慢。插穗长约6—10厘米，要带2—3个芽，剪法同硬枝插，所不同的是要剪去下部叶片，保留上部叶片或酌情剪掉一部分，以减少蒸发。随剪随插成活率最高。在剪取一品红、天竺葵、夹竹桃等插穗时，切口常流出大量汁液，可以放置阴干1—2天后再插，否则插后切口易腐烂，成活率降低。

(4) 根插　有些花卉根上能长出不定芽，可用根插法繁殖。如芍药、荷包牡丹、荷兰菊、宿根福禄考、肥皂草、凌霄、金丝桃、腊梅等，可在分株或换盆时，剪取5—10厘米的根段，直插或斜插于土中，上下不可颠倒，上端与土面平齐，待长出新芽后，再适当培土。

不论采取哪种扦插方法，插后都要浇足水，最好采取喷雾法浇水，再在扦插盆（床）上盖塑料薄膜，以保持一定的温度和较高的空气湿度，置于半阴处，加强管理，待生根后，再移植培养。若使扦插繁殖成活率高，除选好插穗外，基质十分重要，要求基质既要排水良好，又要有一定的保水力。蛭石、珍珠岩、炉渣、河沙是常用的扦插基质。基质要维持在20℃以上温度，才能使插穗切口易于愈合与生根。

63. 如何促进难生根的花卉生根？

在花卉扦插繁殖中，对一些难生根的花卉常采用相应的处理，促进插穗生根。

（1）药剂处理法　用植物生长素（激素）进行处理，在生产上已广泛应用。常用的药剂有吲哚乙酸、吲哚丁酸、奈乙酸、ABT 生根粉等，对于茎插均有显著作用。生长素的应用方法较多，有粉剂处理、液剂处理、脂剂处理、对采条母株的喷施或注射以及扦插基质的处理等。花卉繁殖中以粉剂及液剂处理为多。粉剂处理时，常以滑石粉为基质。配粉剂时，由于这些激素均不易溶于水，应先溶于 95% 的酒精，然后再调在滑石粉内，浓度为 500—2000 毫克/千克，充分搅拌，摊在瓷盘里，在黑暗中阴干，最后磨成极细的粉末，即可使用。液剂处理时，药剂浓度草本植物 5—10 毫克/千克；木本半硬枝 40—200 毫克/千克，浸泡 24 小时。药剂随配随用。也可配制成酒精浓缩液，其浓度可达 4000—10000 毫克/千克，将插穗浸入药液内 1—2 秒钟，取出即行扦插。

过锰酸钾、蔗糖及醋酸等也有应用。过锰酸钾对多数木本植物效果较好，一般浓度在 0.1%—1%，浸泡 24 小时。蔗糖对木本及草本植物均有效，处理浓度为 2%—10%，因糖液有利于微生物活动，处理完毕后，应用清水冲洗后扦插。

（2）物理处理方法　物理处理方法很多，包括电流处理、超声波处理、环剥处理、软化处理、低温处理、热水处理等。

环剥处理可应用于较难生根的木本植物。在生长期中，在切取插穗枝条的下端，进行环状剥皮，使养分积聚于环剥部分的上端，然后在此处剪取插穗进行扦插，则容易生根。

软化处理即在插穗剪取前，先在剪取部分进行遮光处理，使之变白软化，预先给予生根环境和刺激，促进根原组织的形成。

低温处理、喷雾处理是极广泛的应用方法，也可促进扦插生根。

64. 影响扦插生根的环境因子有哪些？

扦插成活与否除与插穗本身、扦插基质优劣有关外，还与其所处的环境条件有密切的关系，现概述如下。

（1）温度　花卉的种类不同，要求的扦插温度也不同，其适宜温度大致与其发芽温度相同。多数花卉的软枝扦插宜在 20—25℃ 之间进行；热带、亚热带植物可稍高些，但也不宜超过 35℃；耐寒性花卉和硬枝扦插可稍低些。基质温度稍高于气温 35%，因底温高于气温时，可促使根的发生；气温低则有抑制枝叶生长的作用。因此，在特制的扦插床或扦插箱底部均设有加温设施，以促进提早生根。

（2）湿度　插穗只有在湿润的基质中才能生根，基质中适宜水分的含量，依花卉种类的不同而异，通常以 50%—60% 的基质含水量为适度。扦插初期，水分较多则利于愈伤组织形成；愈伤组织形成后，应减少水分，水分过多常导致插穗腐烂。为避免插穗枝叶中水分过分蒸腾，要求保持较高的空气湿度，通常以

80%—90%的空气相对湿度为宜。

（3）光照　叶芽插和软枝扦插常带有芽和叶片，并在日光下进行光合作用，从而产生生长素并促进生根。但过强的日光对插穗成活不利，因此在扦插初期应给予适度遮阴。

（4）氧气　当愈伤组织及新根发生时，呼吸作用增强，因此要求扦插基质具备良好的供氧条件。理想的扦插基质既能保持湿润，同时通气良好。目前常用的基质有河沙、泥炭、蛭石、珍珠岩、炉渣等。实践证明，利用这些材料扦插花卉发根快，成活率高。但由于它们几乎不含养分，所以扦插苗成活后应及时上盆，否则新根很快发"锈"（即由白变黄），逐渐死亡。

65. 哪些花卉可以采用压条法繁殖？

压条法就是将母株下部的枝条压埋入土中，促使其节部或节间的不定芽萌发而长出新根，再把它们剪离母体另行栽植，从而形成一棵新的植株。较高的枝条则采用高压法（图5），即以湿润土壤或苔藓包围枝条被切伤部分，给予生根的环境条件，待生根后剪离母体，重新栽植。

压条繁殖多用于丛生性强的花灌木或枝条柔软的藤本植物。对一些发根困难的乔木、灌木树种，可以通过高枝压条的方法繁殖。压条繁殖的优点是易成活，成苗快，不浪费繁殖材料。缺点是产苗量少，苗木长势不旺。

桃、樱花、梅花、海棠花、玉兰、紫荆等小乔木，扦插繁殖不易生根，大量生产苗木时，常采用嫁接繁殖，操作比较麻烦。在少量繁殖时，可以利用主干上萌发出来的长枝进行压条繁殖（图6），压条前要在压埋部分进行刻伤，有条件时最好在刻伤处涂抹促进生根的激素或生根粉，然后把这个部位埋入土内。为了防止枝条反弹出来，可用块石压住或用铁丝钩固定于土中，同时插设一根竹竿来扶持，使枝梢直立向上生长。

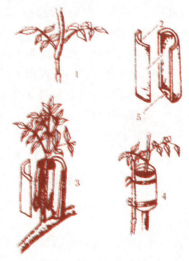

图5　高枝压条法
1. 环剥部位 2. 竹筒 3. 装入培养土 4. 立支架 5. 小孔

春季的压条苗经过夏、秋两季的生长，都能形成自己的根系，应在落叶前1个月将它们剪离母体，让压条苗依靠自己的根系生长一段时间。入冬前应挖沟假植或埋土防寒，确保安全越冬。

金银花、紫藤、凌霄、葡萄、地锦、络石、猕猴桃、山麦麦等藤本花木，都具有很长的柔软枝蔓，更适合采用压条法繁殖。繁殖时可把这些枝条拉直后浅浅地埋入土中，深度不要超过3厘米，过一段时间就能生根，腋芽随后萌芽出土，然后抽生新的枝。这时可用锋利的铁锹把土内的枝蔓从节间断开，让它们独立生长一段时间以后，再挖苗移栽。

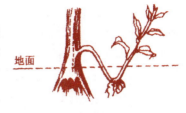

图6 曲枝压条法

白兰、米兰、山茶、桂花、含笑等花木发根都比较困难，应采用高压法来繁殖它们。首先在树冠上选1—2年生充实饱满的枝条作繁殖材料，在枝条中下部一个节位下进行刻伤，最好剥去0.3厘米宽的一圈皮层，然后用泥土或苔藓包好，外缚塑料薄膜或竹筒。应始终保持基质湿润，经过夏、秋两季的培养，即可生根。一般多在来年春季剪离母体，上盆栽种或移入苗圃养大苗。

66. 花卉采用嫁接繁殖有什么好处？

把植物体的一部分（接穗）嫁接到另外一植物体（砧木）上，使其组织相互愈合后，培养成独立个体的繁殖方法，叫做嫁接繁殖。

很多种木本观花、观果花卉，如月季、碧桃、梅花、桂花、四季橘、山茶、杜鹃、苹果、葡萄等都是用嫁接方法培育的。在菊花艺栽中，常用嫁接法养成大立菊、塔菊。仙人掌科植物也常采用嫁接法进行繁殖。嫁接繁殖的好处有以下几个方面。

（1）可提早开花，并能保持花卉或果树优良品种的优良性状。

（2）利用砧木适应性强的特性，嫁接后可提高花木抗逆性（抗寒、抗涝、抗旱、抗病虫等）。

（3）选择矮化砧木，可使盆栽苹果、梨、樱桃等果树矮化，结果早，果实大，品质好。

（4）可以通过嫁接法修补受病虫害或机械损伤的珍贵苗木。

（5）可使一株上开出不同颜色、不同形状的花朵，延长花期，提高观赏价值。

67. 花卉常用的嫁接方法有哪些？

嫁接的方法很多，大体上可分为枝接、芽接和根接三种。

（1）枝接　枝接的种类比较多，有切接、劈接、腹接、靠接、平接、舌接等。现介绍几种常用的方法。

①切接法：多用于露地木本花卉。常在春季芽刚要萌动而新梢尚未抽生时进

行。因为此时枝条内的树液已开始流动，接口容易愈合，嫁接成活率高。切接时，将砧木距地面5—10厘米处截断，选择较平滑的一面，在木质部与韧皮部之间用刀纵向切下，长约3厘米。再选一年生充实枝条作接穗，取其中段长6—10厘米，需带有1—2芽。接穗下端一侧削成3厘米左右的斜面，在另一侧下端0.5—1厘米处也斜削一刀，然后将长削面向着砧木插入接口中，并将砧木与接穗的形成层相互对准，用塑料条绑紧。为了防止接穗抽干，最好用塑料袋把接穗和接口一起套上，待接穗萌芽以后再去掉（见图7）。

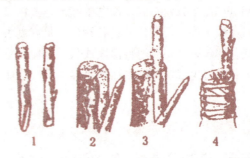

图7　切接法
1. 接穗 2. 砧木切口 3. 嫁接 4. 扎缚

②劈接法：适用于较粗砧木。嫁接时在靠近地面10厘米处将砧木剪去，然后用利刀劈开，为防止劈裂，劈前在切面下6厘米处，用绳缠住。接穗用7—10厘米长的健壮枝条，下部削成楔形，斜面长3厘米左右，削好后用刀轻轻撬开劈好的砧木切口，插入接穗，使接穗的形成层与砧木的形成层相互对准（只对一侧），也可在切口两侧各插一接穗，绑紧塑料条，套上塑料袋或封土保湿。

③靠接法：在切接、劈接成活比较难的情况下，常采用靠接法育苗，如白兰、桂花、山茶、五针松等。靠接宜在生长旺季进行，但不宜在雨天和伏天靠接。靠接时接穗和砧木均不剪头，将砧木和接穗两者靠近，然后选枝条粗细相差不多的两个枝条，将砧木和接穗适当部位分别削成形状相同、大小相等的切口，露出形成层和木质部，然后将二者形成层对准，使之密切结合，用塑料条扎紧。靠接后约经3—4个月即可愈合，这时再剪断接口下面的接穗和接口上面的砧木（见图8）。

④平接法：此法多用于仙人掌类中的柱状或球形种类。嫁接时将砧木顶端用利刀削平，削面的直径一般要大于接穗的直径。然后将接穗基部横切一刀后立即放在砧木上，并将髓部对准，肉质贴紧，用线或塑料带绑扎，愈合后就会成为一体。平接操作方法见图9。

（2）芽接　芽接是在接穗枝上削取一个未萌发的芽，嫁接在砧木上。芽接节省接穗，成活率较高，并适合砧木和接穗都比较细小的情况下采用，但用于芽接的花木必须容易剥皮取芽，大部分蔷薇科花卉都可用芽接繁殖，如月季、梅花、海棠花、苹果、樱花、碧桃等。

芽接的时间因地区和花卉种类不同而异，一般在8月中旬至9月上中旬进行。芽接的方法主要有两种：枝条较粗的，多采用丁字形芽接；枝条较细的，多采用嵌芽接。丁字形芽接时，将砧木苗距地面10—15厘米之间，选一处比较平滑的皮面，将韧皮部切出一个丁字形切口；削取一年生健壮枝条上中部饱满的腋芽作接穗，使接芽成为上宽下窄的盾形，削面要平滑，长短大小与丁字形切口相等，随即把芽片插入丁字形切口内，使盾形芽片的上方切口与砧木上丁字形上切口紧密吻合，最后用塑料条绑扎固定，绑扎时应注意将叶柄和芽露在外面。过10天左右，用手轻碰叶柄，如果一触即落，证明嫁接芽已经成活；如果碰不落，则芽已干枯，应抓紧时间补接。

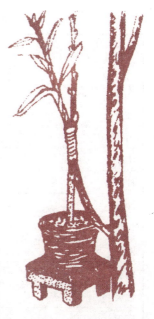
图8 靠接法

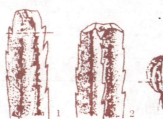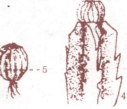
图9 平接法
1. 横切砧木材 2. 斜切 3. 切线 4. 接合

（3）根接　芍药根作砧木嫁接牡丹时，常采用劈接法。

68. 花卉嫁接繁殖应注意哪些事项？

为了提高花卉嫁接繁殖的成活率，应注意以下几点。

（1）正确地选择砧木，即要选用与接穗具有亲和力（即亲缘关系接近）的植物作砧木。使用这种砧木不仅容易成活，而且可以提高嫁接苗的适应能力，延长寿命或提早开花。常见花卉嫁接中的砧穗选择见表1—3。

表1-3 常见花卉嫁接中的砧穗选择

培育花卉（接穗）	常用砧木	
	名称	繁殖方法
玫瑰（月季）	野蔷薇、十姐妹	播种、扦插
牡丹	单瓣薇、芍药	分蘖、扦插
梅花	果梅、山杏	播种
山茶	油茶、会心茶	播种、扦插
杜鹃花	毛鹃	播种、扦插
桂花	女贞、小蜡	播种
碧桃	毛桃	播种
樱花	青肤樱	播种、扦插
白兰	木笔、玉兰	播种、扦插
含笑	木笔、玉兰	播种
广玉兰	木笔、玉兰、厚朴	播种
垂丝海棠	山荆子、圆叶海棠	播种
丁香	女贞、小蜡	播种
红枫、羽毛枫	小果槭、鸡爪槭	播种
金橘、代代	枸橘	播种
菊花	白蒿、黄蒿	分蘖

（2）砧木宜选用二年生、生长健壮的实生苗，如果砧木树龄较老，就会影响成活。接穗宜选择品质优良、健壮成熟的一年生枝条，芽要充实饱满。

（3）要选择适宜的嫁接时间。不同嫁接法和不同地区嫁接的时间均不相同，各地都要掌握本地嫁接繁殖的最佳时间，这是提高成活率的保证。

（4）嫁接时最好先削砧木，后削接穗；切口要平滑；形成层要对准，接口处要紧密，绑扎要紧，防止中间出现空隙。

（5）嫁接后要及时检查，发现已接活时应立即解除绑缚物，否则幼苗易受勒，影响正常生长。

69. 分生繁殖包括哪些种类？

分生繁殖是人为地将植物体分生出来的幼植物体（如吸芽、珠芽等），或植物营养器官的一部分（如走茎及变态茎等）与母株分离或分割，另行栽植而形成独立生活的新植株的繁殖方法。分生繁殖的新植株能保持母株的优良性状，繁殖方法简单，容易成活，成苗较快。利用植物体不同部位的营养器官进行的分生繁殖常分为以下几种。

（1）分株　将根际或地下茎发生的萌蘖切下栽植，使其形成独立的植株。如春兰、君子兰、萱草、玉簪等。此外，蜀葵、菊芋、宿根福禄考等可自根上发生根蘖。禾本科中一些草坪植物也可用此法繁殖。

（2）吸芽　某些植物根际或地上茎叶腋间自然发生的短缩、肥厚呈莲座状的短枝，叫吸芽。吸芽的下部可自然生根，故可自母株上分离而另行栽植。如多浆植物中的芦荟、景天、石莲花等在根际处常着生吸芽；凤梨的地上茎叶腋间也产生吸芽，均可用此法繁殖。

（3）珠芽　是某些植物所具有的特殊形式的芽，如卷丹百合的珠芽生于叶腋间。珠芽脱离母株后自然落地即可生根，园艺上常利用这一习性进行繁殖。

（4）走茎　为自叶丛抽生出来的节间较长的茎。节上着生叶、花和不定根，也能产生幼小植株。分离小植株另行栽植即可形成新株。用走茎繁殖的花卉有吊兰、虎耳草等。

（5）分球　大部分球根花卉的地下部分再生能力都很强，每年都能生出一些新的小球，可用于繁殖。将新产生的鳞茎（郁金香、百合等）、球茎（唐菖蒲、小苍兰等）、块茎（仙客来、马蹄莲、彩叶芋等）、根茎（美人蕉、荷花等）、块根（大丽花、花毛茛等），自然分离后另行栽植，就会长成独立的新植株。

分生繁殖依花卉的种类不同，分生方法及时期也不同，有的在生长季节进行，多数在休眠期或球根采收及栽植前进行。

花卉的栽培管理

70. 家庭养花需要哪些器具和工具？

家庭养花需要准备一些器具和工具，常用的种类如下。

（1）花盆　是家庭养花必须具备的器皿，从质地、式样、色泽、大小来说各不相同，种类繁多。主要用于栽植花卉或播种育苗。

（2）木箱　用以安放培养土，作培养、扦插花苗用。如用塑料箱或塑料盘也可。

（3）筛子　主要用来筛去培养土中的石块或微尘。筛孔大小根据需要而定，也可用塑料淘罗代替。

（4）扒子　扒松盆土板结之用，也可用西餐用叉代替。

（5）剪刀　剪粗干宜用果树修剪用的弹簧剪，剪除细枝、花叶、根须可以用家用剪刀代替。也可松土除草。

（6）嫁接　刀用于花木嫁接的专用刀，家庭也可用小刀代替。

（7）毛笔和刷子　用以刷除叶上盆边的尘土和蛛丝，也可涂药去除害虫，以及清洗枝叶之用。毛笔还可用于花卉的人工授粉。

（8）喷雾器　喷水雾或喷药液用，市场有小型养花专用的。也可用塑料空瓶，将瓶盖钻几个小孔代用。

（9）小勺　根部浇水和施肥用。可以用旧饭勺或自制。自制勺利用塑料瓶或易拉罐敞口，装上手柄即可。

（10）铲子　用于换盆铲土，也可挖掘树桩用。有小型的专用花铲，也可用其他铲子代替，以铲口尖头为好。

（11）竹签　换盆时用竹签剔除根土，上盆时用竹签填实根际的土粒，用竹筷子即可。

（12）塑料网纱　用以垫盖盆底水孔，上放瓦片，使排水更畅通，防止虫蚁侵入。如用浅盆可不放瓦片，可以多填泥土。

71. 家庭养花怎样选用花盆？

花盆是家庭养花重要的栽培器具，其种类甚多。花盆质料性质和容积大小，对花卉生长影响很大，因此合理选用花盆甚为重要。理想的花盆应具有如下特性：质料轻，搬运方便；经久耐用，不易破碎；色彩、式样、厚薄、大小能适用花卉生长和观赏的需要，且要有多种规格型号；价格低廉等。目前使用的花盆按制作材料的不同，可分为以下几种。

（1）素烧盆　又称瓦盆，以粘土烧制而成，有红盆及灰盆两种。一般盆栽用瓦盆最适宜。瓦盆不仅价格便宜实用，而且因盆壁上有许多微细孔隙，透气渗水性能都很好，这对盆土中肥料的分解，根系的呼吸和生长都有好处。缺点是质地粗糙，色彩单调，搬运不便，容易破碎。素烧盆通常为圆形，大小规格不一。一般最常用的盆其口径与盆高约相等，唯栽培种类不同，其要求最适宜的深度不一，如球根盆、杜鹃盆较浅，牡丹盆、月季盆、君子兰盆较深，播种与移苗用浅盆。

（2）紫砂盆　宜兴紫砂陶盆或彩画瓷盆，色彩、造型精致美观，又有微弱的透气性能，用来栽花也较理想，尤其栽培兰花或树桩盆景，能大大提高它们的观赏效果。紫砂盆的种类规格多。有方形、圆形、矩形、椭圆形、多边形、盘形、舟形和签筒形等。最大口径达 30 厘米，最小只有 3 厘米，浅的不满 3.3 厘米，深的超过 33 厘米。盆底下有脚，便于排水，还增添了盆体的空间感。盆壁上有各种图案、绘画和书法，增添了美感。盆色丰富，有米黄、赭红、灰紫和深浅不同等颜色。由于价格昂贵，且质量重，易破碎等原因，除栽名贵的花卉和树桩盆景外，一般情况下多不用紫砂盆。

（3）塑料盆　质料轻巧，使用方便，经久耐用，不破碎，色彩丰富。但不透气渗水，应注意培养土的物理性状，使之疏松透气，以克服其缺点。塑料盆最适宜栽种甚耐水湿的花卉，如旱伞草、龟背竹、马蹄莲、广东万年青等，或较喜湿的花卉，如蕨类、吊兰、紫鸭跖草、吉祥草、秋海棠等。在育苗阶段，常用一种小型的软质塑料盆，使用方便。

（4）陶瓷盆　花盆外壁涂有色釉，有的色彩华丽（彩绘彩塑），有的素雅（如白底蓝花瓷盆）。不透气渗水，不易掌握盆土干湿情况，尤其在冬季休眠期，常因浇水过多而使花木烂根死亡。因此，不适于栽植花卉，一般多作厅堂、会客室花卉陈设的套盆用。也可以用作盆景用盆，但不如紫砂盆好。

（5）木桶盆　用来栽种大型花木，它比大缸轻便，又不易破碎。家庭用的较少。

（6）兰盆　专用于气生兰及附生蕨类植物栽培，其盆壁有各种形状的孔洞，以便流通空气。此外，也常用木条制成各种式样的兰筐以代替兰盆。

（7）水养盆　专用于水生花卉盆栽之用，盆底无排水孔，盆面阔大而较浅，如北京的"莲花盆"，其形状多为圆形。球根水养用盆多为陶制或瓷制的浅盆，如我国常用的"水仙盆"。风信子也可采用特制的"风信子瓶"，专供水养之用。

（8）纸盆　人工糊制的，仅供培养幼苗用，特别用于不耐移植的花卉种类，如香豌豆、茑萝、虞美人等在露地定植前，先在室内纸盆中进行育苗，然后带土坯栽植。

72. 怎样培育健壮的花苗？

要培育出优良健壮的花苗，种子品质的好坏是关键。要选择品种正确、品质优良、种粒充实饱满的种子进行育苗。

播种用土要求疏松肥沃、排水良好。播种时期根据各种种子的不同习性、当地气候环境以及栽培目的而定。温室花卉播种期无一定限制，一年四季均可进行。一般冬季和早春开花的种类在 7—9 月间播种，如瓜叶菊、蒲包花等。其余多数种类可在春季播种。播种方法和播后管理见前所述。

幼苗出土后要及时去掉覆盖物，并逐渐使之接受阳光，以免幼苗黄化。条播、撒播小苗过密时，应及时进行适当间苗，以防幼苗纤细倒伏。间苗时应选留苗壮的幼苗，去掉弱苗和徒长苗，并拔除混杂其中的其他苗和杂草。当花苗长出2—3片真叶后即可分苗。通过分苗可以加大株间距离，扩大幼苗的营养面积，增加日照，流通空气，使幼苗生长更健壮。移苗时切断主根，可促使侧根生长，再移植时比较容易恢复生长；通过移植可抑制徒长，使株丛密集。

苗期除施氮肥外常施钾肥，促进根系发育，提高植株抗倒伏和抗病能力。同时加强日常管理。

营养繁殖要选用生长健壮、无病虫害的材料进行繁殖。

73. 花苗怎样上盆？

上盆是指将苗床中繁殖的幼苗或露地中栽植的植株栽种到花盆中的操作。播种繁殖的新苗，宜在成株时上盆。大多数宿根花卉，应在幼芽刚刚萌动时上盆。集中扦插繁殖的苗木，待生根放叶后，应及时分苗上盆。木本花卉的大苗一般在冬季或早春花木休眠或刚萌动时上盆，否则会影响正常生长发育。

上盆前，应根据苗木大小和生长快慢，选择适当的花盆，注意不要小苗上大盆或者大苗上小盆。使用新的花盆要先用水浸透，旧盆要刷洗干净。盆底的排水孔垫上碎盆片或纱网片。对怕涝的花卉，应根据花盆的大小，在盆底垫上一层从培养土中筛出的粗粒或较粗的沙石作排水层。排水层上铺垫一层培养土，以待植苗。

裸根苗上盆时，应把底土在盆心堆成小丘，用左手扶正苗木放深浅适宜位置，使根向四周均匀分布，用右手填土，随填随把苗木轻轻上提，使根舒展。根须较长的花卉上盆时，可旋转苗木，使长根在盆中均匀盘曲。一般上盆时填土到植株原栽植深度，茎秆和根须健壮的可以深栽，茎和根是肉质的不可过深。盆土要填实，不要下空上实或有空洞。盆的上部不要填满，要留有水口，水口的深浅以平常一次浇满水能渗透到盆底为准。

上盆后，宜放在避风阴湿的地方暂不浇水，天气干燥可随时喷水保苗，一般应在2—4小时后，再浇透水，这样不仅能防止根须腐烂萎缩，而且能够促发新根，迅速生长复壮。置阴处1周左右缓苗后，再依花卉习性，移至阳光充足处或阴棚下，转入正常养护。

结合上盆，应对木本花卉植株进行适当的修剪，剪掉过长的须根、病枯枝、过密枝、伤裂枝。通过修剪，减少了植株水分的蒸发，有利于提高成活率。对于过分衰弱的植株和在当年生枝条上开花的花木，可从距茎基10厘米处剪去，可促使萌发健壮的枝条及早开花。

74. 盆花为什么要换盆？怎样换盆？

把盆栽的花卉植物移栽到另一盆中栽植的操作，叫做换盆（翻盆）。换盆有两种不同情况：其一是随着幼苗的生长，根群已布满花盆，在原有盆土内已无再伸展的余地，因此生长受到限制，应及时由小盆换到大盆中，扩大根群的营养面积，利于苗株继续健壮地生长；其二是已经充分成长栽培成形的盆花，不需要更换更大的花盆，只是由于经过多年的养植，长期浇水，使盆土物理性质变劣，土壤板结碱化，透气不良，养分缺乏，即使常施追肥，花木也不会生长良好，换盆的目的仅是为了修整根系和更换新的培养土，用盆大小可以不变。

由小盆换到大盆时，应按植株发育的大小逐渐换到较大的盆中，不可图省事一下换到过大的盆内，因为这样做不仅费工费料成本高，而且水分不易调节，苗株根系通气不良，生长不充实，开花较迟。不是温室一二年生花卉生长迅速，一般从播种苗上盆到开花前要换2—4次盆，换盆次数较多，能使植株强健，生长充实，植株高度较低，株形紧凑，但会使开花期推迟。宿根花卉通常1—2年换一次，木本花卉多为2—3年换一次，依种类不同而定。宿根花卉和木本花卉应在秋季生长行将停止时换盆，或在春季生长开始前进行。要考虑到花卉的开花习性，如在早春开花的迎春梅花、碧桃、腊梅、山茶等，可于花后换盆。茉莉、月季、扶桑、石榴等当年生枝上开花的盆花，应当在早春换盆。一般常绿种类也可在雨季中进行换盆，因此时空气湿度较大，叶面水分蒸腾较少。如室内条件适合，管理周到，一年当中随时均可换盆，但在花芽形成及花朵盛开时不宜换盆。

换盆时，原盆土不可过湿或过干。植株脱盆时，用一手食指和中指夹住植株的基部，手掌贴紧土面，另一手托起盆底，使之倒置，用手掌轻磕盆边，即可将盆土整坨脱出。随即将土坨部排水层扒去，外围须根稍加疏理后栽在大盆内。换相同大小花盆时，可将原土坨削去一部分，并剪去一些盘绕根和老根，填上新的培养土。有些花卉结合换盆还可分株。

换盆操作以及养护管理与上盆基本相同。换盆后，须保持土壤湿润，第一次应充分灌水，以使根与土壤密接，此后浇水不宜过多，保持湿润即可。因换盆后根系受伤，吸水减少，特别是修剪过的植株，浇水过多时，易使根部伤处腐烂。待新根生出后，再逐渐增加浇水量。初换盆时盆土也不可过干，否则易在换盆后枯死，因此换盆后最初数日宜置阴湿处缓苗。

75. 盆花为什么要定期转盆、松盆土？

家庭养花或在单屋面温室中，光线多自南面一方射入，因此，在室中放置的盆花如时间过久，由于趋光生长，花卉植株则偏向光线投入的方向，向南倾斜。这种偏斜的程度和速度，又与花卉生长的速度有很大关系。生长快的盆花，偏斜的速度和程度就大一些。因此，为了防止盆栽花卉偏向一方生长，破坏匀称圆整的株形，应在相隔一定日数后，转变花盆的方向，使植株均匀生长，株形、姿态就能丰满美观。

对于露地放置的盆花，转盆也可以防止根系自排水孔穿入土中，否则如时间过久，移动花盆易将根拉断而影响生长。

松盆土，又叫扦盆，即用竹片或小铁耙将因不断浇水而板结的土面疏松，改善盆土的通气性，同时可以除去土面的青苔和杂草。青苔的形成影响盆土空气流通，不利于盆中植物生长，而土面为青苔覆盖，难于确定盆土的湿润程度，不便浇水。松盆土后对浇水和施肥有利。松盆土时要注意不要伤及花卉根系，深浅适宜。

76. 花卉栽培有几种方式？

花卉栽培的方式有多种，通常因栽培目的和性质不同，分为生产栽培与观赏栽培两类，其中又分多种专业栽培。

（1）生产栽培 以生产切花、盆花、提炼香精熏茶用的香花、种苗以及球根等为主的专业性栽培。生产栽培对土地利用最为集约，经营管理最为精细，通常应用高新的栽培技术和最完善的设备，如采用无土栽培、组织培养、环境调控等技术。由于花卉栽培要求高度的农业技术和大规模的生产，从而形成了各种专业经营，专门栽培一种或几种花卉，如专门生产鲜切花、盆花、种苗及球根等。

（2）观赏栽培 栽培花卉以观赏为目的，而非生产性的企业，如城市公园、街道、广场、街头绿地、校园、医院及企事业单位庭园中栽植的花卉。家庭养花也以观赏栽培为主。

（3）标本栽培 以普及国内外花卉的种类、生态、分类和利用等科学知识为目的的花卉栽培，如植物园的标本区、标本植物温室，公园的各种专类园，如牡丹园、月季园、兰花园等。

77. 南花北养应注意哪几方面？

原产我国南方的大多数花卉，如山茶、杜鹃、茉莉、米兰、栀子、含笑等，引到北方栽培，1—2年后就会出现生长缓慢，叶片黄化脱落或出现局部褐色坏死斑点，最后慢慢枯萎死亡。是什么原因呢？其主要是由于原产南方的花卉，原产地雨量充沛，气候温暖湿润，土壤多为酸性，它们长期生长在这种环境下，适应了这些条件,因而生长发育良好。而我国北方多数地区的气候、土壤等条件几乎和南方相反,年降雨量较少,气候较干燥,土壤多偏碱性。这种环境条件很不适宜南方花卉的生长。因此,南花北养时极易发生黄化病等生理病害。

怎样才能在北方气候条件下养好南方花卉呢?其实要想养好南方花卉并不难,只要了解南方花卉原产地的生态条件和掌握每种花卉的生活习性,从而采取一些有效措施,尽量使北方栽培条件接近原产地的环境条件。具体地讲,就是要注意栽培用土、用水、遮阴增湿和保温防寒等四个主要方面。

(1) 栽培用土　选用酸性培养土,可用腐叶土、针叶土、炭土或用硫酸亚铁、硫磺粉等调制,使盆土呈酸性反应。南方花卉大都喜酸性土壤(pH 值 5.0—6.5),而北方土壤多为中性或偏碱性,偏碱性土壤使原来能被花卉吸收利用的可溶性铁,变为不溶性铁,不能被花卉吸收,造成生理缺铁,影响植株正常的生理活动,从而导致黄化病。解决土壤缺铁的有效办法是在花卉生育期间,每隔 10 天左右施一次矾肥水。

(2) 改善用水质量　北方许多地区地下水含盐碱量较高,自来水呈中性或弱碱性,长期使用这种水浇花,容易造成土壤板结盐碱化,影响南方花卉正常生长发育。因此浇花用水最好用不含矿物质的软水,如雨水或雪水,也可用蒸馏水。如用自来水、河水、井水,最好在太阳下晒 2 天,在水中加入 0.2% 硫酸亚铁,使水的质量有所改善。

(3) 遮阴增湿　北方,尤其是华北、东北地区,夏季炎热,日照强度大,这时如果将南方花卉放在强光下直晒,很容易造成枝叶枯黄乃至灼伤,因此夏季需要适当遮阴。杜鹃、山茶、栀子等花卉的原产地不仅雨量较多,而且天空经常有大量云雾,大大降低了空气透明度,造成了光照较弱的自然状况;而北方则不同,虽然夏季雨量也较多,但雨后多晴天,因而天空云雾较南方少得多,空气透明度较大。光照强度也大,所以由南方引进的花卉大都不能适应这种强光的环境,造成枝叶枯黄脱落,生长不良。因此南花北养时,需要按照每种花卉的生态习性,入夏后分别给予不同的遮阴,这样才能养好。

此外,南方花卉大都喜湿润的环境,但北方地区气候较干燥,容易引起叶片干尖或落蕾、落花,因此在全年的养护中要经常注意用清水喷洗枝叶,夏季还要向花盆周围地面洒水,以增加空气湿度。

(4) 保温防寒　南方花卉大多喜温暖,怕寒冷。生长期间遇到 0℃ 左右的低温很容易受害,因此深秋以后应根据各种花卉对温度的要求适时移入室内养护。冬季室温的高低应按照不同花卉的喜温情况区别对待。对于喜高温的米兰、一品红、大岩桐、变叶木、凤梨类花卉,不能低于 10℃;喜中温的花卉,如君子兰、瓜叶菊、杜鹃、山茶等不能低于5℃；较耐低温的桂花、梅花、腊梅、迎春等不低于0℃即可安全越冬。南方花卉大多抗寒力较差，因此春季不宜过早出室，以免遭受晚霜和冷风危害。

78. 怎样进行盆花的整形修剪？

整形修剪是养好花木的重要手段之一，所有花木如果任其自然生长都会失去应有的观赏价值。整形是通过修剪来制作合理完美的树形。整形时一方面要顺应花木的自然生长趋势，还应充分发挥它们各自的特点，通过造型手法来进行艺术加工，使自然美和人工美相结合，从而提高它们的观赏价值。修剪是通过对枝、叶、芽、花蕾和根等采取不同的处理，不但可以创造良好的株形，还可以调节植物体内营养物质的合理分配和供应，防止枝叶徒长，有利于花芽分化和孕蕾，并能创造良好的通风透光条件，减少病虫害的发生。花木修剪主要包括短截、疏剪、摘心、摘芽、剥蕾、疏花等措施。

花木整形大体上可分为自然式和造型式两大类。自然式整形是在维持原有株形的基础上，通过修剪和疏剔，使枝条分布更加合理美观。造型式整形则是按照人们的不同爱好对花木强作树形，完全不考虑树木的习性，强迫它们改变自然生长趋势，创作出各种造型来。例如盆景造型常迫使主干向水平方向或向下垂挂生长。

一棵株形完美的多年生花木，往往不是进行1—2次整形就能达到目的的，有时需要通过好几年甚至十几年的精心培养才能实现。因此在整形的初期就应作长远打算，在每年进行整形修煎时，对留枝的长短、疏枝的部位等都要做到心中有数，不要肩日下剪，否则一剪之误将会造成不可弥补的损失。

盆栽花木在修剪之前，首先应对该花木的开花习性有充分的了解。凡是在当年生枝条上开花的花木，如月季、石榴、扶桑、茉莉、栀子、金丝桃等，可行重剪，让其多抽枝、开花、挂果。在早春开花的迎春、杜鹃、梅花、碧桃、木兰等，它们的花芽是在前一年的枝条上形成的，早春发芽前不能修剪，以免剪掉花芽，影响开花挂果。应在开花后1—2周内进行修剪，促使萌发新梢，又可形成来年的花枝。而五色梅、夜丁香等在春季进行花芽分化，入夏以后即能开花，应在秋末进行短截，来年春季的新生枝条到夏季都能开花。

修剪要本着留外不留内，留直不留横的原则。剪去病枯枝、细弱枝、徒长枝、交叉枝、过密枝及影响株型的枝。剪口处的芽，要留向外侧生长的，剪口不能离芽太近，否则易失水干枯，影响发芽。冬珊瑚、石榴、一品红等易发枝的花木，若植株基部枝条过少，形成头重脚轻，可从主干基部距盆土5—10厘米处短截，让它重发新枝，可养成丰满树冠。五针松、茶花、白兰等容易发枝的花木，不可随便剪枝。迎春、金银花等枝条柔爬的花木，一般不修剪，只剪除衰老过密的枝条。

79. 露地草花常用哪几种整形方式？

露地草花常用的整形方式如下。

（1）单干式　只留主干，不留侧枝，使顶端开花一朵。此种形式仅用于菊花和大丽花标本栽培。这种整枝方法为充分表现品种特性，将所有侧蕾全部摘除，使养分集中供给顶蕾。

（2）多干式　留主枝数个，每枝顶端开一朵花。如大丽花留2—4个主枝，菊花留3、5、7、9枝，其余的侧枝全部除去。

（3）丛生式　生长期间进行多次摘心，促使发生多数枝条，全株呈低矮丛生状，开出多数花朵。适于此种整形的花卉较多，如矮牵牛、一串红、金鱼草、美女樱、百日草、藿香蓟等。菊花中的大立菊，亦为此种形式。

（4）悬崖式　全株枝条向一个方向伸展下垂，多用于小菊类品种的整形。如悬崖菊整形。

（5）攀缘式　多用于蔓性花卉。如牵牛、茑萝、凤船葛、红花菜豆、旱金莲、观赏葫芦等，使枝条蔓于一定形式的支架上，如圆柱形、棚架及篱垣等形式。

（6）匍匐式　利用枝条自然匍匐地面的特性，使其覆盖地面。如美女樱、蔓锦葵、旋花及多种地被植物。

80. 开花灌木如何修剪？

开花灌木的修剪时间依开花的早晚及花芽着生的部位而定。

（1）早春开花的灌木，如连翘、迎春、榆叶梅、海棠、丁香、碧桃、紫荆等，花芽都是在上一年形成的，生长在上一年的枝条上，应该在开花后轻剪，仅剪去枝条的1/5即可。

（2）夏秋开花的灌木，如木槿、紫薇、玫瑰、珍珠梅、月季、四季锦带等，应在冬季休眠期重剪，可剪去枝条的2/3。

（3）既观花又观果的灌木，如金银木、水枸子、花楸等，可以在冬季休眠期轻剪，仅剪去枝条的1/5—1/4。

（4）多年生枝开花的灌木，如贴梗海棠、紫荆等，则应保护培养老枝，疏剪去分生的枯枝、病虫枝、过密的衰弱枝。

（5）既观花又观枝、叶的种类，如红瑞木、棣棠等，应冬季或早春重剪，以后轻剪，使其萌发多数枝及叶。

81. 花卉在休眠期如何养护？

花卉同其他植物一样，在年周期中表现最明显的有两个阶段，即生长期和休眠期的规律性变化。休眠现象是植物为抵御不良环境把新陈代谢减低到最低水平时的状态，是植物固有的一种生理适应性。由于花卉种和品种极其繁多，原产地立地条件复杂多样，其休眠期的类型和特点也多种多样。一年生花卉春天萌芽后，当年开花结实后而死亡，以种子休眠越冬。二年生花卉秋播后，以幼苗状态越冬休眠或半休眠。多数宿根花卉和球根花卉则在开花结实后，地上部分枯死，地下部分贮藏器官形成后进入休眠越冬（如萱草、芍药、鸢尾以及春植球根类的唐菖蒲、大丽花、荷花等）或越夏（如秋植球根类的水仙、郁金香、百合、风信子等），还有许多常绿性多年生花卉，如万年青、麦门冬等，在适宜环境条件下，几乎全年生长保持常绿而无休眠期。原产在温带的落叶花木，为了适应不利的低温条件，在冬季来临前发生一系列形态和生理的变化，如停止生长，叶片脱落，形成休眠芽保护地上部分的顶端分生组织度过严酷的低温时期。有些花卉植物在夏季高温干旱时期停止生长，甚至落叶，表现为休眠状态，如倒挂金钟、仙客来、令箭荷花等。

我国北方地区冬季严寒季节，对于露地栽培的二年生花卉、不耐寒多年生花卉（宿根及球根）和花木类，必须进行防寒，或移入室内或地窖内，以免冬季过度低温危害。由于各地区的气候不同，采用的防寒方法也不同，常见应用的方法如下。

（1）覆盖法 在霜冻到来之前，在畦面上覆盖干草、落叶、马粪或草席等，也可用纸罩、玻璃窗及塑料薄膜等，直到晚霜过后再将畦面清理好。此法对二年生花卉、宿根花卉和扦插留床苗防寒效果较好，应用极为普遍。

（2）培土法 冬季地上部分枯萎的宿根花卉和进入休眠的花灌木，常在植株茎基部培土防寒，待春季到来后，萌芽前再将培土扒平。

（3）灌水法 冬灌能减少或防止冻害，春灌有保温、增湿效果。此法对二年生花卉、宿根花卉和花灌木均效果良好。

（4）冷床与温床 冷床和温床是花卉栽培常用的设施。冷床只利用太阳辐射热以维持一定的温度；而温床除了利用太阳辐射热外，还需增加人工热以补太阳辐射热的不足，但两者在形式和结构上基本相同，功能上也基本相同，都可用于二年生花卉的保护越冬。

（5）风障 风障是利用各种高秆植物的茎秆栽成篱笆形式，以阻挡寒风，提高局部环境温度与湿度，保证植物安全越冬，提早生长，提前开花。此法常用于宿根花卉和新栽植的花木。

球根花卉在停止生长进入休眠后，大部分种类的球根需要采收，并进行贮藏，待度过休眠期后再进行栽植。详见球根贮藏方法。

家庭盆栽落叶性花木，如梅花、牡丹、碧桃、木槿、紫玉兰、迎春等，在冬季常落叶，呈休眠状态。此时植株对光照、温度要求不严格，可放在室内光照、温度条件较差处，密度可以加大，如可放在楼梯下、走廊过道旁、封闭的阳台内或卫生间角落，但要注意少浇水，温度控制在0℃以上、10℃以下，使花木安全度过休眠期。春季气候转暖后，植株上芽开始萌动时，即可移到有适宜光照的地方，增加浇水量，进入正常管理。

有些花卉由于长期受原产地气候条件的影响，形成了在夏季高温时期休眠的特性，如倒挂金钟、仙客来、石蒜、天竺葵等，在休眠期应该放在阴棚下或阴面房间，控制浇水量，停止施肥，待它们度过休眠期之后，再换盆，随后逐渐浇大水并施肥。

82. 盆花在炎热夏季如何养护？

6—8月气温逐渐升高，雨水又多，空气相对湿度较大，有利于大多数盆花的生长。但有些花卉不耐高温，生长停滞，尤其是家庭阳台面积小，通风差，雨季湿度大，再加上天气闷热，容易使盆花生长不良，甚至患病死亡。所以，家庭养花在炎热夏季应在遮阴、通风、降温、水肥等方面加强管理。

从5月中下旬开始，在向阳窗台上置纱网或竹帘遮阴。喜阴的山茶、杜鹃、兰花、八仙花、瑞香、蕨类植物放置在遮件下养护，并经常向叶面或窗台洒水，增加空气湿度。喜阳的茉莉、石榴、扶桑、米兰及多浆植物等仍置阳台花架上培养。月季、栀子、四季秋海棠、天竺葵、倒挂金钟等在中午也需遮阴。而君子兰、文竹、吊兰等应置于室内通风处，并防止阳光直射。

连雨天到来时，不要使盆花淋雨而流失肥分。如盆内区面积水，应将花盆卧倒以利于排水，否则，盆花会因根系窒息而受害，甚至死亡。湿度大、气温高时，要注意通风降温，并及时防除病虫害。

除了在炎热夏季也能连续开花的茉莉、米兰、四季秋、石榴等可继续施肥外，其他盆花均应停止施肥。在夏季休眠或半休眠的花卉，如仙客来、天竺葵、倒挂金钟、令箭荷花等更不能施肥。

浇水要掌握雨季蒸发量少，盆土宜偏干的原则。随着气温的升高，浇水量也要加大，高温时早晚均要浇透水，并经常往花盆附近地面喷水，以利于降温。要经常松盆土，这样水分才易于浇透，盆土的透气性好，有利于花卉生长。

炎热夏季除了加强环境通风外，对枝叶繁茂的盆花，应疏去一些过密的小枝和叶片，以利于通风透光和病虫害的防治。

83. 盆花秋季怎样管理？

经过炎热的夏季，当9月份气温开始转凉时，又将进入一个新的生长旺季。加强这一阶段的盆花养护管理，对今后生长开花、安全越冬都有很大关系。

入秋后，水肥管理应根据不同花卉的习性区别对待。对一年开花一次的秋菊、桂花、山茶、杜鹃、腊梅等，应及时追施2—3次以磷肥为主的液肥，否则不仅花少而小，而且还会出落蕾现象。对于一年开花多次的月季、米兰、茉莉、四季秋海棠等，应继续供给充足的水肥，促使其不断开花。对观叶的松柏类、罗汉松、苏铁、龟背竹等可追施含氮液肥，以使叶片翠绿。对于大多数花卉来说，北方地区过了寒露后，气温较低，一般就不要再施肥了。除对秋冬或早春开花的以及秋播草花，可根据每种花卉的实际需要继续正常浇水外，对其他花卉应逐渐减少浇水量，避免水肥过量，引起徒长，影响花芽分化和遭受冻害。

喜阴湿的花卉，仍要继续遮阴喷水，可早晚见光，中午盖帘，直到11月初才能去帘。

秋季气温在20℃左右时，多数花卉常易萌发较多嫩枝，除根据需要保留部分外，其余的均应及时剪除，以减少养分消耗。菊花、月季等秋季现蕾的花卉，除保留顶端一个长势良好的主蕾外，其余的侧蕾均应及时摘除。

84. 家庭养花冬季怎样管理？

我国广大地区，特别是北方，冬季漫长而寒冷，气候干燥。因此，家庭养花冬季管理的中心问题是根据各类花卉的生长发育特性，努力创造适宜的生活条件，使其能安全越冬，并为其来年更好地生长发育打好基础。对于少数冬季和早春开花的花卉，则应使其继续正常生长，以便届时开花。

花卉栽培新技术

85. 什么叫无土栽培？花卉采用无土栽培有什么优点？

无土栽培即不用土壤，而采用其他基质代替土壤来栽培植物的方法。采用无土栽培法培植花卉，虽不用土壤，但同样可以培养出万紫千红的花木来。无土栽培打破了传统的土壤栽培方式，具有如下优点。

（1）无土栽培不用土壤，而采用营养液供应植物生长所需要的养分，比土壤栽培节省肥水。有土栽培情况下，有些养分易被土壤固定，使植物无法吸收，而且养分流失也多。

（2）无土栽培花卉生长快，花大，产量高。国内外较先进的切花生产均采用无土栽培法。

（3）无土栽培清洁卫生，没有有机肥发酵后放出的难闻气味，从而可以减少环境污染，可免去病虫害的传播。

（4）无土栽培利用清洁基质，便于消毒，很少带有杂草种子，不需人工除草，可以节省大量劳动力，便于机械化管理。

（5）无土栽培不受当地水土条件限制，在任何地方均可栽培花卉，甚至在沙漠、荒原等不毛之地以及少地和无地的地方也可进行。

（6）无土栽培器皿比泥瓦盆美观漂亮。目前大多采用各种颜色鲜艳的塑料制品或白色的玻璃钢套盆，与家庭现代化的家具、电器等陈设相配比较协调。

86. 无土栽培的方法有哪几种？

因环境和条件的不同，无土栽培采用方式可以多种多样，但关键问题是：供给植物适宜的营养和充分的通气条件。温度、光照等均与土壤栽培相同。目前常用的有水培和基质培两种方法。

（1）水培法　使植物的根完全悬浮在营养液的基质中，根颈以上的枝叶，必须用一层惰性基质或其他方法固定。注意营养液内要有足够的通气条件，并要处于黑暗中。因此在应用时需要一定的装置设备，以满足植物的要求。家庭养花很少采用此法。

（2）基质培　植物栽培在清洁的各种基质中，如沙、砾、珍珠岩、蛭石、泥炭、锯末、炉渣、岩棉等，各地可因地制宜，就地取材。以上各种基质可依植物习性和不同基质的物理性能，采用合适的基质，以利于植物的生长。家庭养花可以采用基质培，下面介绍两种简单易行的无土栽培基质。

锯末培养基：用70%的锯末和30%的家禽粪，或破碎的饼肥，混合均匀堆积，加些人粪尿，经充分发酵后，即可用来培养花卉。若在其中再加些炉渣，则透气渗水性能更好。

蛭石培养基：用蛭石和发酵后的马粪按4∶1的比例混和拌匀，即可用做培养基栽植花卉。若在其中加入10%草炭，则更适合培育南方喜酸性土花卉。

以上这两种培养基都很疏松，既透气，又渗水，不会板结，保肥、保水力也强，有利于花卉根系发育。移栽倒盆时，易于操作，不会伤根。取材方便，很适合家庭盆栽。

基质栽培需要定期施用营养液,用以补充基质中养分缺乏。

87. 家庭养花怎样进行无土栽培?

土壤栽培花卉存在不少问题,在家庭或宾馆里,主要问题是尘土污染与不卫生、搬运不便。采用无土栽培技术可克服此弊病,其方法如下。

(1) 栽培容器　无土栽培用的花盆与一般花盆不同,要求营养液在底层不渗漏。因此,有托盘的塑料花盆或虹吸上水花盆是较理想的。如果买不到这种花盆,只要自己觉得满意,任何底不漏的瓶、碗、杯、桶等都可以用来作为花卉无土栽培的容器。

(2) 基质　根据所要栽培的花卉种类、习性,选用适宜的基质,要考虑到植株的大小、植株的体重、持水力、根系的粗细等。最常用的为陶粒,它有一定的比重,固定植株的作用好。蛭石和珍珠岩具有较好的保水性和通透性,也是家庭养花较好的基质。基质可单独使用,也可混合或分层使用,陶粒、岩棉和沙粒可单独使用,而珍珠岩或蛭石、泥炭可按1:1混合,泥炭与沙粒则为3:1的混合比例。总之,要求基质为植物根系生长提供最佳的环境条件,即水气的最佳比例。

(3) 营养液　营养液和基质一样,是无土栽培的核心部分,常采用矿物质营养元素配制而成。要求营养液具备植物正常生长所需的元素,又易于被植物利用。市面上有正式厂家生产的花卉营养液,如901无土营养液、致富全营养液等,均可用于无土栽培,效果颇佳。

花卉爱好者也可根据基本配方,自行配制营养液。营养液主要成分分为大量元素和微量元素,这里列举一种元素比较全面的配方。

大量元素:硝酸钾0.7、硝酸钙0.7、过磷酸钙0.8、硫酸镁0.3、硫酸铁0.12。微量元素:硼酸0.0006、钼酸铵0.0006、硫酸锌0.0006、硫酸锰0.0006、硫酸铜0.0006。

以上数量单位为克/升。对于各种不同花卉,应灵活掌握元素的种类。按比例把以上物质称好后,加入1升水即配成营养液。

(4) 栽植　栽植前要注意消毒与清洗。要把根系上附着的泥土冲洗干净,叶子最好也刷洗一遍。然后用福尔马林或高锰酸钾稀释液对根系和栽培基质进行消毒,这样才能确保植株生长良好。

栽植时,植株定位是关键,注意根茎交界点在盆中的位置,正好与基质表面在同一平面上。用一手扶住植株,另一手逐渐往盆中加入基质,直至填满为止。注意让基质尽可能密实,形成良好的吸水系统。最好分层加入不同粒径的基质,如底部用沙粒，上部用陶粒。

（5）管理　刚移植的无土花卉应放置在光照不很强的地方，给予精心照料，以便缓苗。在无土基质中浇入营养液之后，花卉根系不会缺水，但应该注意通气，空气湿度应比土壤栽培稍大些，可以在地上洒水或喷雾。温度低一些，以减少蒸腾。一般经1周左右缓苗后，即可进行正常管理。

无土栽培的花卉每7天左右浇一次营养液，每半年或1年将根系连同植株取出，冲洗一次，以清除聚积在根部和基质里的盐分。夏季天气炎热，蒸发量大，可以适当浇些清水，降低植株温度，稀释营养液浓度，并可防止萎蔫。

88. 怎样配制和使用营养液？

（1）配制　为了减少贮存营养液容器的体积和减少工作量，一般都先配制成母液，放在阴凉处保存。其中，大量元素配制成50倍的母液存放在一个容器中，微量元素配制成1000倍的母液存放在另一个容器中，两种母液切忌混合，以免引起沉淀。在使用时，根据用量，取一定的母液稀释到水中，即可浇施。

配制营养液时，首先要阅读配方，了解其中各种化合物的用量、元素的浓度、化合物的纯度等。各种化合物称量时要准确。溶解盐类时，要先加水，并且充分混合均匀。营养液配好后要调整pH值。无土栽培中绝大多数花卉以pH值在5.5—6.5的弱酸性营养液中生长为最好，其中不同植物又有所区别。如果pH值偏高，营养液偏碱时，可加入适量硫酸或醋酸校正；如果pH值偏低，营养液偏酸时，就应加入适量氢氧化钠校正。使用中，通常培养1—2周pH值要降低1左右，应适时调整。

（2）使用　无土栽培中使用的营养液浓度，一般为每升水中有2克左右的干混合物，但对不同花卉种类也有所不同，为此应根据花卉的种类而加以掌握，见表1-4。

表1-4　不同花卉适宜的营养液浓度（每升中的克数）

营养液数量	1	1.5—2	2	2—3	3
适合的花卉种类	杜鹃 秋海棠 仙人掌 蕨类	蔷薇 郁金香 百合 非洲菊 仙客来 水仙 小苍兰	唐菖蒲 大丽花 花叶芋 昙花 香豌豆	香石竹 文竹 天竺葵 一品红	菊花 天门冬 水芋

由于无土栽培的基质本身几乎不含养分，因此只能依靠浇灌营养液来供给植物生长之需要。应根据植株大小和花钵的体积来决定给液的多少。如果量多了，花卉吸收不了，有时甚至引起中毒症；反之，如果量不足，就起不到促进生长的作用。春、夏季是花卉生长的旺季，需肥量较大，一般每7—10天浇施一次。到了秋季，施肥量应逐渐减少，1个月左右浇一次即可。而冬季1—2个月浇一次即可。平时只浇清水。

89. 花卉无土栽培常用基质种类有哪些？

花卉无土栽培基质是指用以代替土壤栽培花卉的物质。这种用以代替土壤的基质应该具有以下三个作用：第一，固定植株；第二，有一定保水、保肥能力，透气性好；第三，有一定的化学缓冲能力，保持良好的水、气、养分的比例等。第三个作用通常用营养液来解决。

基质的种类很多，选用时应考虑三个方面：根系的适应性，即能满足根系生长需要；实用性，即质地轻、性质优良、使用安全；经济性，即能就地取材。花卉无土栽培常用基质种类有如下几种。

（1）水 水是生命之源。水是无形无味的液体，是许多物质的很好溶剂。在水培基质里的根系，一方面吸收水里的养分，另一方面向水里放一些有机物，并在水中积累。水作为无土栽培基质的特点：水肥充足但氧气有限，不能固定植株。因此，需要人工打气或者使水流动与空气接触，增加其溶氧量，采用格架支撑植株。水质直接影响到无土栽培的成败。

（2）沙 沙是无土栽培中常用的基质，尤以河沙为好。沙作无土栽培基质的特点：含水量衡定，透气性好，很少传染病虫害，能提供一定量钾肥。缺点是不保水、不保肥。

（3）陶粒 陶粒是在约800℃下烧制而成的、团粒大小比较均匀的页岩物质，赤色或粉红色。陶粒内部结构松，孔隙多，类似蜂窝状，质地轻，具有保水排水透气性能好、保肥能力适中、化学性质稳定、安全卫生等特点，是一种良好的无土栽培基质，特别适合家庭、饭店等装饰花卉的无土栽培。

（4）蛭石 蛭石为水合镁铝硅酸盐，是由云母类无机物加热至800—1000℃形成的。蛭石作为无土栽培基质，具有吸水性强、保水保肥能力强、透气性良好等特点，对绝大多数花卉植物而言，蛭石是很好的无土基质。但不宜长期使用，否则，孔隙度减少，排水、透气能力降低。

（5）珍珠岩 由硅质火山岩形成的矿物质，因具有珍珠状球形裂纹而得名。珍珠岩具有透气性好、含水量适中、化学性质稳定、质轻等特点，可以单独用作无土栽培基质，也可以和泥炭、蛭石等混合使用。其氢离子浓度比蛭石高，更适合种植南方喜酸性花卉。

（6）岩棉　是一种纤维状的矿物，由60%的辉绿岩、20%的石灰石和20%的焦炭混合，经高温制成。岩棉作为无土栽培的基质，具有价格低廉、使用方便、安全卫生、水气比例对许多植物都合适、用途广泛等特点。

（7）硅胶　硅胶是一种晶状的颗粒，吸水后膨胀，吸收水分和贮存养分的能力比沙强，植物根系在硅胶中的空间分布清晰可见，更增加了无土栽培的情趣。

（8）离子交换树脂　又叫离子土，它是用环氧树脂等阳离子或阴离子吸附剂把植物所需的养分吸附后，按不同的比例混合所得的一种无土栽培基质。这种基质与其他基质一样，安全卫生，无毒无味，吸附在树脂上的离子缓慢释放供给植物吸收。其缺点是成本高，再利用时需要经过再生处理。

（9）泥炭　泥炭是泥炭藓、炭藓、苔和其他水生植物的分解残留体，具有吸水量大、吸收养分能力大、透气、强酸性等特点，是无土栽培常用的基质。泥炭常用来作为混合基质的主要成分，常与珍珠岩、蛭石、沙等配合使用。

（10）锯末　锯末是一种便宜的无土栽培基质，具有轻便、吸水透气等特点。但在北方干燥地区，由于锯末的通透性过强，根系容易风干，造成植株死亡，因此最好掺入一些泥炭配成混合基质。以阔叶树锯末为好，有些树种的化学成分有害。

（11）炉渣　炉渣（煤渣）几乎有锅炉的地方均可见到，取材方便，用作无土栽培基质是合适的。炉渣含有一定的营养物质，含有多种微量元素，呈偏酸性。

（12）尿醛、酚醛泡沫　尿醛是通常所说的海绵，吸水保肥的能力强，容重很小，搬运方便。酚醛泡沫也是容重很小的无土栽培基质，但由于它不吸水，必须和容重大的沙、砾混合使用。

（13）复合基质　复合基质是将上述介绍的几种单一基质根据植物的需要配成的，基质中水气的比例都很适合根系生长。用无机基质配制的叫做无机复合基质，用有机基质配制的叫做有机复合基质，用无机和有机基质共同配制的叫做无机—有机复合基质。

常用的无机复合基质种类很多，例如：

陶粒和珍珠岩为2：1的基质，适合种植各种粗壮或肉质根系的花卉。

蛭石和珍珠岩为1：1的基质，改善通气状况，适合作扦插基质。

炉渣和沙为1：1的基质，可作为扦插或栽培基质。

有机—无机复合基质，例如：

泥炭、蛭石、珍珠岩为2：1：1的基质，含水量高，常用于观叶植物栽培。

泥炭、珍珠岩为1∶1的基质,用作扦插基质。
泥炭、珍珠岩、沙为1∶1∶1的基质,用于盆栽植物。
泥炭、炉渣为1∶1的基质,用于盆栽喜酸植物。
泥炭、蛭石为1∶1的基质,用于扦插繁殖。

90. 怎样把土壤栽培花卉改为无土栽培?

采用无土栽培技术,要求把土壤栽培的盆花改为无土栽培,其具体方法如下。

(1) 磕盆　如果是小盆土壤栽培的花卉,一手托植株,一手将盆倒置,轻轻在盆底上拍几下,即可脱出盆内的土和花卉植株。如果是中等盆土壤栽培的花卉,不容易将花盆倒置,应先使土壤湿润,用竹签或铁条沿盆壁插松土壤,使土壤与盆内壁略分离。然后,一手紧握植株基部,用另一只手拍敲花盆四周,再将植株连土脱出,尽量少伤根系,以免影响以后生长。

(2) 冲泥　当植株从花盆磕出后,浸入盆中或水池中用手指梳洗泥土。中、大植株可用自来水管冲洗,不论是易受伤的肉质根还是纤细的须根和根毛,都不应该冲洗过猛,以免伤根过多。

(3) 摊根　根系在无土栽培的花盆中应该舒展,如果根系过多,应该适当修剪,除去过老的枯根和烂根。根系宜呈伞状分布在基质中,如果是2—3株栽一盆,根系应呈弧状或扇状摊开栽入,使群体根系像雨伞状,力求营养吸收面积均匀合理。

在这个程序中常犯的毛病是将根系摄合成"胡须状"栽入盆中,致使根系缺氧腐烂,或根不烂但长新根少、细而慢,影响吸收机能。有些商业行为,因无土花卉抢手而临时改种时,常急中出乱,犯些毛病,造成无土花卉生长不良,影响观赏和无土花卉的信誉。

(4) 管理　刚移栽的无土花卉应该放置在光线不很强的地方,以便缓苗。在无土基质中浇入营养液之后,花卉根系不会缺水,但要注意通气,空气湿度应比移栽之前略大些,可在地上洒水或喷雾。温度低一些,以减少蒸腾。一般缓苗7—10天如不出问题,即可进行正常管理。

91. 什么是水培?花卉水培有哪些优点?

水培属于无土栽培非固体基质型栽培方法,是以水为介质,将花卉直接栽养在盛水的透明器皿中,并施以生长发育所需要的营养元素,以供居室绿化装饰的一种栽培方法。

水培花卉与土壤栽培的花卉相比,有如下一些优点。

（1）能直接观赏花卉的根系，更丰富和提高了花卉的观赏价值。

（2）清洁：卫生，病虫害少。

（3）简化了花卉养护的程序，避免了繁忙的劳作。水培花卉只需根据要求定期换水便可，即使由于开会、探亲或旅游等原因外出数天，也不会对花卉的生长产生影响。

（4）营养液是根据不同花卉所需的营养元素及所需的pH值配制而成，盆花水培技术易被初学者所掌握，只要保持营养液的一定浓度，就可收到花繁叶茂的良好观赏效果。

（5）增加了花卉的装饰性：如果在办公桌、茶几等处放置几瓶水培花卉，可使环境变得典雅和具有不凡的意境。

92. 哪些花卉适合水培？

尽管花卉水培有许多优点，但并非所有的花卉都能适应水培的条件。不同的植物，由于习性的不同，对水中溶氧量的需要也不同，若水中的溶氧量不能满足其需要的，这种花卉就不宜进行水培。有些植物的体内具有通气组织，这些植物在光合作用时产生的氧气能够经过通气组织输送到植物的根系部分供呼吸之用；有些植物在茎节部位生有气生根，这些气生根能够从空气中吸收植物所需要的氧气。所以，花卉水培时，必须有目的地选择能够适应水培的花卉种类。经试验，适合水培的花卉种类有：

（1）天南星科 天南星科花卉对水培条件有着极大的适应性，适宜水培的有广东万年青、斑马万年青、星点万年青、绿萝、黛粉叶、金皇后、银皇后、春羽、龟背竹、银苞芋、绿巨人、合果芋、海芋、火鹤花、红宝石喜林芋、马蹄莲、翡翠宝石等。其中，马蹄莲、火鹤花、银苞芋等，还能在水培条件下开出鲜艳的花朵来。

（2）鸭跖草科 几乎所有的鸭跖草科花卉都能适应水培的条件，如紫叶鸭跖草、紫背万年青、吊竹梅、淡竹叶等，都能在水插条件下迅速生根。

（3）百合科 绝大多数百合科植物能适应水培条件，如海葱、金边富贵竹、虎尾兰、朱蕉、一叶兰、芦荟、吊兰、龙血树、银边万年青、银边吉祥草等。百合科中的酒瓶兰不宜水培，朱蕉、龙血树、芦荟等花卉在夏季高温时会产生烂根，但入秋天气转凉后又能重新发根生长。

（4）景天科 景天科花卉有许多种类也是比较适宜水培的，如石莲花、莲花掌、宝石花、芙蓉掌、银波锦、落地生根等。青锁龙、绒毛掌水插后能迅速生根，但在高温时会烂根枯死；景天树等花卉在夏天高温时会产生烂根，但秋天转凉后可重新发根。

（5）其他　旱伞草、彩叶草、紫鹅绒、竹节海棠、四季秋海棠、新几内亚凤仙、南非凤仙、银叶菊、仙人掌、叶仙人掌、蟹爪兰、三角柱（接球）、绿宝、君子兰、兜兰、吊凤梨、姬凤梨、桃叶珊瑚、红背桂、六月雪、常春藤、肾蕨、鸟巢蕨、棕竹、袖珍椰子等。

93. 如何选择室内水培花卉种类？

选择水培花卉种类时，除了考虑要能适应水培的条件外，还必须要考虑所选择的花卉种类是否能安全越冬和是否能适应室内的光照条件等问题。有些花卉，尽管十分适应水培的条件，但对越冬温度的要求较高，如花叶万年青的有些种类和变叶木等花卉的越冬温度要求在15℃以上；绿萝、合果芋、金边富贵竹、龙血树类、观赏凤梨等的越冬温度要求在10℃以上，这对在冬季加温的居室，花卉的越冬是没问题的，但对无加温设施的家庭来说，要使这些花卉安全越冬，还是比较困难的。有些花卉，虽然越冬时并不会导致整个植株的死亡，但由于受到低温的影响，植株的叶片会变得萎靡不振，失去应有的光泽，叶色变黄，叶尖和叶缘枯焦或叶片上出现焦斑，甚至引起大量脱叶或部分枝干枯死，从而丧失观赏价值。所以，在没有特殊和稳定的加温条件的居室，必须注意选择抗寒能力较强的花卉种类。这类花卉有：万年青、一叶兰、花叶吉祥草、络石藤、洋常春藤、棕竹、袖珍椰子、龟背竹、桃叶珊瑚、龙舌兰、紫鸭跖草、淡竹叶、芦荟、吊兰、旱伞草、银叶菊等。

不同的花卉，对光照条件的要求也不一样。虽然适合水培的观叶植物大多喜半阴的条件，但有的花卉，如变叶木、紫叶鸭跖草、吊竹梅等，需要充足的散射光；有些花卉，如一叶兰、白鹤芋、绿巨人、广东万年青、银皇帝等，却有着极强的耐阴能力。由于不同的居室以及居室的不同部位，其光照条件都不一样，应根据置放位置的光照强度选择合适的花卉种类，以保证花卉的正常生长和保持良好的观赏性。光照不足时，往往会引起植株徒长，茎干细弱，节间拔长，叶片变小甚至畸形，失绿并失去应有的光泽。叶片有彩色条纹的，其色彩会变淡褪色，从而严重影响花卉的观赏性。

最后，还必须要考虑到个人的爱好和兴趣。有的人会对某种花卉情有独钟，而这种花卉却可能是不耐寒的，那么，可以在春天天气转暖后购入栽养。即使到冬天发生冻害，也可观赏8—9个月。

94. 花卉水培常用的器皿有哪些？

只要是具有一定透明度的器皿，都可用作花卉水培器皿，以便观赏花卉的根系。通常，可以用作水培花卉的器皿有如下一些种类。

（1）玻璃花瓶 玻璃花瓶的造型各异，种类繁多，规格齐全，并能与花卉相互映衬，相得益彰，是理想的花卉水培器皿。但价格较高，特别是刻花玻璃花瓶，虽高贵典雅，但价格昂贵，普通家庭难以承受。

（2）高脚酒杯 由于高脚酒杯的杯子是细脚托起，因而造型显得轻盈灵巧，特别宜于用作小型水培花卉的栽培器皿。

（3）茶杯 茶杯的形式和规格比较单一，深度的变化也很小，但获取比较容易，也比较经济，可用作中小型水培花卉的栽培容器。

（4）酱菜瓶、饮料瓶和矿泉水瓶 这些器皿取材方便，又十分经济，而且形式和规格也较多，用来水培花卉，往往也能收到较好的观赏效果。对于塑料的饮料瓶和矿泉水瓶，可先根据水培花卉所需要的高度，用剪刀将上部剪去后使用（见图10）。

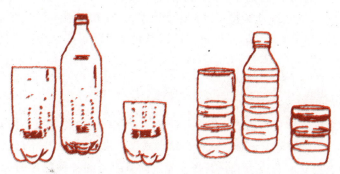

图10 饮料瓶和矿泉水瓶

95. 花卉水培成功的关键是什么？

花卉水培是否能够成功，最关键的一条措施就是换水。首先，花卉的根系在生长过程中进行的呼吸作用，要不断地消耗水中的氧气，水中的氧气就会随着花卉的生长而日渐减少，当减少到一定数量时，即会对花卉的生长产生影响。其次，花卉的根系在生长过程中会产生黏液，黏液多时，会影响水质。再次花卉水培时，要在水中加入一定数量的营养液，加入的营养元素除一部分被花卉吸收外，其余的都残留在水中，时间一长，当残留物质达到一定数量时，也会对花卉产生危害。所以必须对水培花卉进行定期换水。

水培花卉的换水间隔时间与以下因素有关。

（1）气温　第一，水中的溶氧量与气温的高低呈反比例的关系，即气温越高、水温越高，水中的溶氧量就越少；气温越低、水温越低，则水中的溶氧量也就越多。第二，花卉对水中溶氧量的消耗与温度呈正比例的关系，即气温越高、水温越高，植物的呼吸作用越旺盛，消耗水中的溶氧量也就越多；气温越低、水温越低，植物的呼吸作用越微弱，消耗水中的溶氧量也就越少。同时，气温高时，微生物繁殖迅速，容易引起水质的变劣。所以，气温高时，换水宜勤，气温低时，换水间隔时间则可以长些。

（2）花卉的生长势　花卉植株生长强健正常的，换水间隔时间可长些。花卉生长不良，换水则应勤些。特别在高温或因施肥过浓而使植株产生烂根时，除需及时剪去烂根外，还要天天换水，直至植株恢复正常生长而萌发新根后，才能转入正常的养护。

（3）花卉种类　有些花卉比较适应水培的条件；有些花卉的根系比较特殊，如棕竹的根系比较坚硬，不容易腐烂，这些水培花卉的换水时间可适当长些。对于不十分适应水培条件的花卉种类，则应增加换水次数。对于生长正常的花卉植株来说，一般夏季约5—7天换一次水；春秋季约7—10天换一次；冬季的换水时间可长些，约10—15天。但如许可的话，若间隔时间短些，对花卉的生长更为有利。

96. 什么叫组合盆栽？花卉组合盆栽应注意什么？

组合盆栽，又称复合栽培，是将几种花卉栽种在一个花盆里，构成一个美妙的盆栽景致，以增强观赏情趣。这种栽培形式至少有以下优点：首先，它比起传统的盆栽方式更有利花卉生长；其次，经过配置组合的各种花卉的观赏性更强；第三，组合盆栽形式多样，可以因地制宜地摆放，灵活方便。

组合盆栽尽管形式各异，丰富的花卉种类可给你有充分发挥的潜力。但在合栽花卉的选配上，应注意以下几个方面。

（1）花卉植株要高低相配，直立性花卉与匍匐性花卉相结合，在叶形、叶色、花形、花色、花期等方面要调配适宜。

（2）花卉习性要相近，对温度、湿度、光照、水分、土壤、肥料以及酸碱度的要求要相互接近，便于成活和养护管理。

（3）花卉生长势要相仿，否则生长势较弱的花卉易被生长势旺盛的花卉种类挤掉。各种花卉之间要和睦相处，生态互补。

例如，在长方形花盆的一边集中栽几株旱伞草，其他部分散植几株雏菊、紫花地丁等低矮的小草花，即可体现热带景观之韵味。又如，盆的前边植按悬崖式整形的蟹爪兰，后边植山影一株，可给人以高山飞瀑之感。再如，将仙人球、芦荟、十二卷、生石花等形态奇异的多肉耐旱植物合栽在一起，可再现沙漠风光之遐想。近年来，将大花蕙兰、虎斑凤梨、洋水仙、火鹤等名贵花卉合植在一起作为元旦、春节期间的年花，十分流行。

花卉组合盆栽可采取间播混种、苗木间植、混合扦插等不同方法。一些草本花卉，也可选用小盆单独养植，待花苗达到一定大小或呈现花蕾时再移入组合盆中。多年生花卉与一年生花卉配置时，可将大盆中的土壤从中间隔开，限制多年生花卉根系扩展太大，以避免移入的一年生花卉的根系生长不良。

97. 怎样调控花卉的开花期？

花卉千姿百态，美不胜收，可是由于光照、温度等自然条件的限制和花卉自身生长发育规律，一些花卉只能在每年的一定时间开放。由于某些节日和亲友喜庆的需要，人们希望某种花卉能在需要的时间内开花，即按照人们的意志定时开放，这就需要人为地对花期进行调控，即所谓"催百花于片刻，聚四季于一时"。开花期比自然花期提早者称为促成栽培，比自然花期延迟的称为抑制栽培。

欲使花卉按照人们的需要适时开放，就要在深入地掌握各种花卉生长发育规律的基础上，熟悉各类花卉在不同生长发育阶段对环境条件的要求，用调节环境条件和花卉本身生育过程的方法来调控花期。常用的技术措施有以下四种。

（1）温度处理

①加温处理：对于需要在较高温度下就能形成花芽的花卉，如月季、茉莉、米兰、瓜叶菊、大岩桐、长春花、天竺葵等，只要提前加温，就能在需要开花时如期开放。对于正在休眠越冬但花芽已经形成的花卉，如梅花、牡丹、碧桃、迎春等，经受霜雪后，移入室内，逐渐加温，使室温保持15—25℃，并经常喷雾，就能提前开花。

②低温处理：多用于休眠越冬的花卉，如杜鹃、梅花、碧桃等，如在春季不让其开花，可放在2—5℃冷窖内，约每半月浇一次水，可使花期延后至"五一"或"国庆节"。

（2）日照处理

①短日照处理：此法可使短日照花卉提前开花，如菊花、一品红、叶子花、蟹爪兰等。这类花卉在健壮生长之后，采用遮光处理，常用黑布（或黑塑料）将全株罩严，每天只给8—10小时光照，经过此处理50—60天后即可提前开花。

②长日照处理：采用长日照处理，可以使短日照植物花期延后，如将菊花在

花芽未分化前（8月下旬），每天用灯光补充光照，使每天见光时间超过12小时，即可抑制花芽形成，延迟开花；反之，也可采取加光法使长日照花卉提前开花。

(3) 药剂处理　利用植物生长调节剂处理花卉，可以打破休眠，促进花芽分化，提前开花。如用200—400毫克/千克的赤霉素对八仙花、杜鹃、樱花等进行处理，对打破休眠有效。

(4) 栽培措施　利用花卉不同时期播种、扦插、修剪、摘心等栽培措施来控制花期，如唐菖蒲采用分期栽种的方法，可以做到四季有花；一串红采用摘心措施，可以延迟花期20多天；大丽花从扦插到开花大约需要120天，采用分期扦插育苗，可调节花期。

花卉病虫害的防治

98. 花卉病害分哪两大类？

花卉和其他植物一样，在其生长发育过程中，常因病菌侵染或不良环境条件的影响，导致生长不良，或使其叶片变形、变色，或在枝叶上形成各种病斑，甚至造成枯萎死亡，影响了花卉的观赏价值，并造成经济损失。所有这些都是由病害引起的。

花卉病害分为生理性病害和侵染性病害两大类。生理性病害是由于不适宜的环境条件引起的，如水分过多或不足，光照过强或不足，温度过高或过低，营养不足或失调，以及烟尘、有害气体污染等。侵染性病害是由于受到生物侵染引起的，引起花卉病害的生物主要有真菌、细菌、病毒、线虫、类菌质体等，其中以真菌感染的病害最常见。

对于环境条件不良引起的生理性病害，只要及时地改善栽培管理，适应花卉生长发育的要求，一般会恢复正常。而由病菌感染的病害，在适宜的环境条件下，能迅速蔓延传染，因此必须及时防治。但这两类病害又是紧密联系，互为因果的。当花卉生长衰弱的情况下，往往容易招致病害；有时花卉遭到虫害，也会导致病害的发生。

99. 常见花卉生理病害有哪些？怎样防治？

常见的花卉生理性病害有下列几种。

(1) 枝条纤细徒长，节间较长，叶片瘦弱，颜色淡绿，是光照不足造成的。应增加日照时间或将光源移近。

（2）植株叶片卷曲、黄边，新生叶片长不大，是光照过多造成的。应适当遮阴或将光源移远。

（3）叶片萎缩，植株下部叶片脱落，是缺水的原因。应及时浇水，每次浇水应充足，勿浇半截水，要使盆土全部湿润。

（4）枝叶萎蔫，颜色变暗且逐渐霉烂，是浇水过多造成的。应适当控制浇水量和浇水次数，尤其是在植株休眠期更要注意。要经常检查盆底排水孔是否堵塞。

（5）叶片卷皱，呈黄褐色，是湿度不足造成的。除多喷叶水外，还应在盆花四周地面多洒水。

（6）叶片发黄、卷曲、枯萎，是温度过高所致。应将花盆移至清凉通风处，或多洒水、喷水。

（7）叶片出现黄褐色斑点，叶尖、叶缘枯黄，是日光灼伤之故。应适当遮阴，防止日光直射。

（8）植株孕蕾少，不开花只徒长枝叶，是氮肥过多造成。应减少施氮肥，尤其在孕蕾期间忌用氮肥，多施磷、钾肥。

（9）新叶和茎干不长，植株下部叶片下垂，叶色发淡，是缺肥的原因。应在生长季节中，增加施肥数量和次数。

（10）盆土表层和花盆边沿有白色结晶，植株叶片萎缩、腐烂、脱落，是施化肥过量造成。可先浇水溶解白色晶体，半小时后，再大量浇水排除这浓肥分。

（11）盆内布满外露须根，盆底排水孔也有须根钻出。浇水后，叶片易萎蔫，新叶少而小，是多年未换盆或花盆过小所致。应立即换较大的花盆。

100. 盆花落蕾、落花、落果的原因有哪些？

在家庭养花过程中，由于管理不当，盆花会出现落蕾、落花、落果，其原因很多，归纳起来有以下几点。

（1）植株体内养分积累不足，满足不了花卉生长发育后期开花结实的需要。盆花从开花到结果，需要消耗大量养分，如果盆花在营养生长阶段，由于光照不足，气温失调，肥水不当和病虫侵袭等原因，使盆花生长衰弱，就难以积累足够养分满足开花坐果的需要，必然会导致落蕾、落花、落果。

（2）各种不利于开花坐果的环境条件引起落蕾、落花、落果。如花期雨水过多，妨碍授粉，致使花朵腐烂；长期干旱，水分蒸发过多，或盆土排水不畅，渍水难干等等。

（3）在营养生长阶段，施氮肥过多，使植株徒长，影响花芽分化，就难于开花，即使开花，也常落花、落果。

（4）裂蕾开花期和坐果初期，水要少浇，并停止施肥，从而减少生理性落花、落果，以提高坐果率。在盛花期与幼果未挂住前，浇大水和施肥，必然会造成落蕾、落花、落果。

（5）各种花卉都有各自生长发育的特性，如扶桑、茉莉都喜光、喜肥、喜温暖和湿润的气候；石榴、紫薇喜光、喜肥、喜高燥的气候；倒挂金钟、君子兰喜半阴、喜凉爽、忌炎热的气候。如果不能满足各自的生长发育习性，即使着蕾，最后还是会落的，开不了花，更难坐果。

101. 盆花叶片为什么会变黄？

盆栽花卉在生长期中，时常出现叶片发黄。产生叶片发黄的原因很多，有的是一种原因引起的，也有的是多种原因综合引起的。在养护过程中，必须细心观察，分析其原因，才能有针对性地加以防治。

（1）水黄　由于长期浇水过多引起的黄叶，表现在嫩叶暗黄无光泽，老叶则无明显变化，枝茎细小黄绿，新梢萎缩不长。应节制浇水，重者可脱盆，置阴凉处吹干土球后再重新上盆。

（2）旱黄　由于缺水或浇水偏少而引起叶片发黄或棕端、棕边，老叶自下而上枯黄脱落，但新叶一般生长正常。应适当加大浇水量和增加浇水次数。

（3）肥黄　由于施肥过多或浓度过大，新叶顶尖出现干褐色，老叶干尖焦黄脱落，一般叶面虽肥厚有光泽，但大都凹凸不平。应停止施肥或用清水淋洗肥分。

（4）缺肥黄　盆花长期只浇水不施肥，或多年不换盆，根须结成一团，追肥易渗漏，植株得不到肥分，而叶片发黄。除及时换盆外，平时薄肥勤施，即可克服此弊。

（5）灼黄　喜阴湿的盆花和观叶植物，如吊兰、万年青、一叶兰、玉簪、豹斑竹芋等，如经强烈阳光直射，叶片常出现黄尖、棕边现象，置阴处则无此弊。

（6）碱黄　喜酸性土的花卉，如杜鹃、栀子、山茶、茉莉、桂花、白兰等，如盆土或水质偏碱，常引起叶片由绿转黄，甚至脱落。除用酸性培养土栽培外，可施用矾肥水或用 0.2%—0.5% 的硫酸亚铁水溶液喷施，即可使叶子转绿。

（7）湿热黄　一些不耐高湿、高温的花卉，因盛夏炎热，通风不良，遮阴不当而引起黄叶，如倒挂金钟、杜鹃在闷热潮湿环境中有此现象。要注意通风和降温，而且盆土不能过湿。

（8）白化黄　花卉长期光照不足引起叶片中的叶绿素减少，使叶片绿色逐渐消失，呈现出白化病。可将植株移到光照充足处，即可使白化黄叶转绿。

（9）低温黄　在寒冷的冬季，如室内温度过低，有些怕冷的花卉，如白兰、广东万年青、一品红等，叶子也会变黄，甚至脱落。

此外，受病虫危害的花卉也能引起黄叶而脱落。如果仅仅在植株下部有少数叶片变黄脱落，这属叶片成熟老化的正常现象。

102. 花卉常见的真菌性病害有哪些？如何防治？

（1）真菌病害的种类　真菌病害是花卉病害中最常见的一类。真菌是没有叶绿素，以菌丝体为营养体，以孢子体进行繁殖的低等生物。由真菌侵染引起的病害称为真菌性病害。真菌性病害一般都具有明显的病症，如粉状物（白粉等）、霉状物（黑霉、灰霉、青霉、绿霉等）、锈状物、颗粒状物、丝状物、核状物等。上述特征是识别真菌性病害的主要依据之一。

花卉常见的真菌性病害有白粉病、炭疽病、灰霉病、锈病、立枯病、猝倒病、黑斑病、褐斑病、白绢病、煤污病、根腐病、菌核病等多种。这里介绍几种分布广、危害重的花卉真菌病害。

①白粉病：病菌附生在嫩芽、嫩叶、花蕾和花梗上，发病初期受害部位出现退绿斑点，以后逐渐变成白色粉斑，如覆盖着一层白色粉状物，后期病斑变成灰色。受害叶和茎梢卷曲萎缩、畸形，花小而少或不能正常开放。病菌孢子随气流传播蔓延，温室内最易发生蔓延。主要危害月季、菊花、梅花、大丽花、瓜叶菊、倒挂金钟等花卉。

②炭疽病：主要危害叶片，也可危害幼嫩的茎梢、花蕾、果实等部位。大多数花卉受病菌侵染后，从叶尖和边缘开始发病，在叶面上出现近圆形病斑，病斑边缘多呈暗褐色，中央为淡褐色或灰白色，后期病斑上有黑色小点，常排列成轮纹状，发病严重时叶片枯死。炭疽病主要危害兰花、君子兰、茶花、梅花、无花果、橡皮树、仙客来、八仙花、万年青等。

③灰霉病：主要危害叶、茎、花和果实等部位。寄主不同，被害部位和程度也不同。一般刚发病时出现水渍状斑点，以后逐渐扩大，变成褐色或紫褐色病斑，天气潮湿时病斑上长出灰色茸毛状物，发病严重时整枝死亡。

④黑斑病：病菌在土壤中潜伏，随雨水溅落侵入下部叶片，迅速向上蔓延。受害叶片先出现黑色斑点，以后逐渐扩大成圆形、椭圆形，接连成片。病叶萎黄、脱落。通常在7—8月雨季发病较迅猛。主要危害月季、玫瑰、梅花、菊花、牡丹、天竺葵、白兰、美人蕉等花木。

⑤褐斑病：受害植株叶片上出现近圆形黑褐色或褐色病斑，严重时造成大量焦叶。此病主要危害芍药、牡丹、菊花、杜鹃、山茶、桂花、一品红、非洲菊、月季、天竺葵等。

⑥幼苗立枯病：由镰刀菌、丝核菌和腐霉菌引起的幼苗病害，表现症状为腐烂、猝倒、立枯等，以幼苗出土20天内受害最重。常见的有唐菖蒲、香石竹、瓜叶菊、菊花立枯病等。

⑦锈病：受害多为蔷薇科花卉及香石竹。主要危害叶、茎和芽。感病叶片两面都出现橘黄色疱状突起，破裂后有橘红色粉末散出，这是锈病的夏孢子，会对植物多次重复侵染。深秋和初冬散出的孢子呈栗褐色，为锈菌的冬孢子，待到春天侵害叶芽等再现病斑。柏科植物为锈病转寄主植物，花卉不宜与此类植物种在一起，否则发病更严重。

（2）花卉真菌病害的防治方法

①花卉生长期间，从临近发病期开始，每隔7—10天喷一次65%代森锌或代森锰锌可湿性粉剂400—600倍液，连续喷3—5次，可抑制病害的发生蔓延。

②加强栽培管理，合理施肥与浇水，注意通风透光与夏季降温，使植株生长健壮，提高抗病力。

③冬、春季彻底清除枯枝落叶；发病后及时剪除患病枝、叶、芽等，并集中销毁，以减少菌源。

④发病初期喷洒50%多菌灵（或托布津）500—800倍液，或75%百菌清600—800倍液。防治灰霉病还可用70%五氯硝基苯与80%代森锌等量混合，每平方米用药8—10克，进行土壤消毒。防治幼苗立枯病除了可采用土壤消毒和药剂防治外，当播种苗出土20天左右，严格控制浇水，适当通风，是防治立枯病的关键。发现锈病时，应将病叶剪除烧掉，并喷洒40%粉锈宁4000倍液或敌锈钠300倍液防治。

103. 花卉常见的细菌性病害有哪些？怎样防治？

细菌是一类单细胞的微生物。由细菌侵染花卉引起的病害称为细菌性病害。细菌侵染主要通过气孔、蜜腺、伤口等途径，一般借助流水、风雨、昆虫、土壤以及病株残余体等来传播。细菌病害的主要症状类型有腐烂、坏死、肿瘤、畸形和萎蔫等。其主要表现特征是受害组织呈水渍状，在潮湿条件下常从发病部位向外溢出细菌黏液，出现"溢脓"现象。这是识别细菌病害的重要依据之一。

常见的细菌性病害有软腐病、根癌病、细菌性穿孔病、细菌性叶斑病等，现分述如下。

（1）软腐病　一般多危害根茎、球茎、鳞茎、块根等营养器官，也有的危害叶片或茎部。通常受害部位最初呈水渍状，后变为褐色，最后变为粘滑软腐状。在湿度较大的条件下，变成腐臭的浆状物；在干燥情况下，病部失水呈粉状干瘤。软腐病主要危害球根花卉以及君子兰、仙人掌等。

防治方法：剪除病株，剪口涂硫磺粉或代森锌；病根、病叶烧毁；实行轮作，栽植前进行土壤和繁殖材料消毒，可用1%福尔马林或链霉素1000倍液。

（2）根癌病　病菌多侵染根须部，形成不规则的肿瘤，初期呈淡褐色，表面粗糙，柔软或呈海绵状，后期颜色变深，内部组织木质化，成为坚硬的瘤状物，发病严重时导致整株死亡。根癌病主要危害梅花、樱花、菊花、月季、大丽花、香石竹、天竺葵、秋海棠等。

防治方法：栽种无病苗木或实行轮作；发病后立即切除病瘤，涂硫磺粉或0.1%升汞水消毒。

（3）细菌性穿孔病　主要危害樱花、梅花、碧桃、杏等叶片，枝梢和果实也有时受害。发病初期叶片上出现淡褐色水渍状、近圆形或不规则形病斑，周围有淡黄色晕圈，以后病斑不断扩大，变成深褐色或紫褐色，病斑边缘木质化，引发穿孔。

防治方法：发病前喷65%代森锌600倍液预防；及时清除受害部分并销毁；发病初期喷洒50%退菌特800—1000倍液。

104. 病毒病主要危害哪些花卉？怎样预防？

病毒是一类极其微小的寄生物，必须用电子显微镜才能观察到它的形态。由病毒侵染花卉引起的病害称为病毒病。病毒病寄生于花卉活细胞组织内，随同寄主的有机物质运输扩散到寄主全株，常引起寄主植物出现花叶、坏斑、畸形、变色、坏死等症状，其中以花叶类型最为普遍。

花叶病毒病表现为叶片色泽浓淡不均，形成深绿与浅绿相间的症状，这是花卉上最常见的一种病毒病。百合、唐菖蒲、水仙、香石竹、大丽花、兰花、百日草、矮牵牛、蔷薇科花卉均易发生花叶病毒病。此外，还有仙客来病毒病、菊花病毒病等。

近年来国内花卉病毒病害有日益扩大侵染范围的趋势，目前已上升到仅次于真菌病害的地位。这类病危害重，防治难。到目前为止，国内外还未找到彻底而有效地防治病毒病的方法，因而在防治上应采取以预防为主的多种措施，进行综合治理。

（1）选用抗病或耐病品种，严格挑选无毒繁殖材料，如块根、块茎、鳞茎、球茎、种子、幼苗、插条、接穗、砧木等。

（2）采取茎尖组织培养脱毒的方法，培养和繁殖无病毒苗进行栽培。

（3）铲除杂草，防除传毒昆虫，减少病毒的侵染来源。适期喷洒40%乐果乳剂1000—1500倍液，消灭蚜虫、叶蝉、粉虱等传毒昆虫。

（4）采用温热处理，消灭感病植株和繁殖材料上的病毒。一般种子可用50%—55%温水浸10—15分钟；无性繁殖材料在高温条件下处理一定时间，也可取得一定的治疗效果。

（5）加强栽培管理，注意通风透光，合理施肥与浇水，促进植株生长健壮，可以减轻病毒危害。若发现病株，应及时拔除并烧毁。

105. 花卉为什么会染上病虫害？染上后应当如何处理？

在植物界中几乎每株植物都会染上病虫害，只不过有些不明显地表现出来，病虫危害较轻。花卉也不例外，感染病虫的主要原因有以下几方面。

（1）由于周围环境或花卉植物本身都带有病原菌和害虫，植株总是处在一种随时会被侵害的危险环境，一旦条件适合，病虫害就会表现出来。

（2）花卉在不良的环境条件下生长，其生长势弱，无抵抗能力，防止不了害虫与病菌的侵袭，很容易表现出病症和受害症。

（3）花卉在不良的环境下生长，很容易传播病原和害虫。

所以，在花卉生产和栽培过程中，不能等待花卉已经发病了再打药，应经常备有药剂，定期打药，这样就会及时消灭病菌和害虫，大大减少花卉染上病虫的概率。

一旦发现花卉感染上病虫，要及时采取拯救措施。首先要把植株上有严重病虫害的枝条或叶子剪掉，以切断传染源。然后采用适当的药剂喷洒在植株上，防除消灭病虫。除了及时打药防治外，对染病虫的植株进行良好的管理也很重要。但要注意，受害的植株此时生长势很弱，体内的代谢也往往失调。因此，不要将植株放在强光、高温环境，最好把植株移放到阴暗处，保持合适的温度。同时，浇水要非常小心，应减少浇水量，更不能施肥。经过一段时间的精心管理，直到它重新长出新枝叶，显示出完全复原的迹象，再进行正常的养护管理。

106. 危害花卉的刺吸害虫有哪些？怎样防治？

刺吸害虫是一类具有刺吸式口器的害虫。它的危害特点是以其上、下腭口针交替刺入植物茎叶内，吸吮汁液，导致植物生长不良，叶面枯黄等。危害花卉的刺吸害虫有如下几种。

（1）蚜虫　俗称腻虫、蜜虫。是一种青黄色小虫，它形态上最大的特点是在腹部左右两侧各有一根腹管，以此刺入植物体内吸吮汁液。蚜虫是许多病毒病的传播者，而且一年可繁殖10代以上，对植物危害极大。

蚜虫常危害瓜叶菊、报春花、月季、石榴、菊花、金鱼草等花卉。发现蚜虫时可将盆花斜放在自来水下冲洗，此法不仅驱虫，又达到清洁叶片的目的，一般只要进行3—4次，即可制止蚜虫的蔓延。可将洗衣粉用水稀释成400倍液进行喷杀。常用的还是乐果1500倍稀释液，效果最好。除虫菊、鱼藤精等也都有效。

(2) 红蜘蛛 是一种红色小虫，形如蜘蛛，有8只脚，用肉眼刚能看到。食性杂，危害多种花卉，如茉莉、万年青、月季、金橘、仙人球等。利用刺吸口器吮吸植物汁液，造成叶片出现黄白色小斑点，以致扩展到全叶。

发现受害植株，可用葱叶挤成的汁液稀释喷洒，或用草木灰浸泡的水连续喷雾3次，即可消灭。也常用1000倍乐果稀释液或40%三氯杀螨醇乳油1000—1500倍液喷洒杀之。

(3) 介壳虫 又名蚧虫。种类很多，体长5—6毫米，躯体外包有白色介壳，或全身披白色纤毛状蜡质分泌物（蜡壳），也有呈黄褐、红、紫等色。虫体虽小，但数量极多。它固定在花卉的叶、茎、花蕾等某一部分，用口器吮吸花卉的汁液，同时还能排出糖质黏液，导致很多病害，例如煤污病等，严重时导致植株死亡。

我国有记载的介壳虫在300种以上，危害花卉约100多种，全国各地均有分布。常见的有吹绵蚧、盾蚧、蜡蚧等。

介壳虫防治比较困难。首先，要加强植物检疫，不让带有介壳虫的苗木传播调运。一旦发现介壳虫，应立即采取有力措施消灭。其次，可采用人工方法防除。结合花木修剪，剪除虫枝、虫叶，集中烧毁，或用毛刷、竹片等工具刷或刮除虫体。第三，可采用化学方法防除。初龄若虫（从卵刚孵出到泌蜡初期）用40%氧化乐果或50%马拉松乳剂1000—1500倍液，每7天喷一次，连续喷2—3次，即可杀除。

(4) 粉虱 又称飞虱。形体小，会飞，身体白色或红色，双翅被有白色蜡粉，故又称"小白蛾"。由卵孵化后，幼虫、成虫都用口器吸食植物体的汁液。危害多种花卉，如倒挂金钟、石榴、菊花、月季、瓜叶菊、矮牵牛、天竺葵、扶桑等。

防治方法同蚜虫的防治。但对成虫喷药它就飞散，比较难除，因此在药中加洗衣粉或肥皂水，增加附着力，使药一着虫体，就能附着，发生药效。杀死成虫的配方是：80%敌敌畏1000—1500倍液，每1升药液加10克洗衣粉。每7—10天喷药一次，连续数次，才能见效。

107. 花卉常见的食叶害虫有哪些？怎样防治？

食叶害虫一般都具有咀嚼式口器，主要蚕食叶片和嫩芽，使叶子残缺，出现孔洞等伤口，引起落叶，使枝条干枯，以致整枝死亡。常见的有以下几种。

（1）刺蛾　俗称洋辣子。种类多，分布广，常见的有黄刺蛾、扁刺蛾、丽绿刺蛾、褐边绿刺蛾等。此虫一年发生两代，幼龄幼虫只食叶肉、残留叶脉，将叶片啃食成网状。幼虫长大后，将叶片吃成缺刻，仅留主脉和叶柄。

防治方法：剥除虫茧；初起时摘除有虫叶片，予以烧杀；幼虫危害期及时喷洒50%辛硫磷乳剂1000—1500倍液，或80%敌敌畏1200倍液，杀死幼虫，效果较好。

（2）蓑蛾　俗称布袋虫、皮虫。幼虫乳白色，吐丝做囊，身居其中，囊上有丝，随风移动危害。幼虫在囊内越冬，翌春化蛹后羽化成虫，卵产于虫囊中。幼虫孵化后，又做新囊，继续吃叶危害，6—8月危害最严重。

防治方法：人工摘除虫囊；在幼虫初孵期喷洒90%敌百虫或50%马拉硫磷乳剂1000倍液。由于此虫有护囊，喷药时要多喷些药液，并以傍晚喷药效果好。

（3）卷叶蛾　其幼虫卷叶危害，将叶或数叶缀在一起，躲在其中咬食叶片。幼虫绿色，受惊动即行吐丝下垂，一年发生2—3代。

防治方法：用敌敌畏、敌百虫、杀螟松、辛硫磷等喷杀。

（4）金龟子　俗称金克郎。分布广，食性杂，成虫咬食叶片，幼虫称蛴螬，为地下害虫。常见危害花木的有铜绿金龟子、东方金龟子、苹毛金龟子、小青花金龟子等。

防治方法：人工捕杀成虫。利用其假死性，人工振枝，使其假死落地，进行捕捉。危害期可喷施90%晶体敌百虫、1000—1500倍液或敌敌畏1000—2000倍液杀之。

108. 怎样防治花卉蛀干害虫？

蛀干害虫是指钻蛀花木枝条、茎干内食害，造成孔洞或隧道的害虫。常见危害花木的蛀干害虫有天牛、木蠹蛾、吉丁虫、茎蜂、大丽花螟蛾等。如果发现花木树干上有空洞，并有锯木屑状虫粪排出孔外，即为蛀干害虫危害。草本花卉的茎被蛀成隧道，常导致枯萎而死。

蛀干害虫的防治方法：成虫发生期，可人工捕杀；经常注意检查，发现有卵和幼虫危害状时，立即用刀除去虫卵，消灭幼虫；发现虫孔有排出的虫粪、木屑时，用钢丝插入虫孔，刺死幼虫，或从虫孔处注射80%敌敌畏或40%氧化乐果

100倍液，然后用泥土填塞洞孔，将幼虫熏死。

109. 怎样防治土壤里的害虫？

土壤中的害虫又称地下害虫，种类很多，其中对花卉危害较严重的有蝼蛄、蛴螬、地老虎、金针虫、大蟋蟀、种蝇幼虫等。地下害虫长期潜伏在土中，食性很杂，能危害多种花卉的种子、幼根、幼苗、嫩茎，常造成缺苗断垄，甚至毁种重播，造成严重损失。大多数地下害虫危害期多集中在春、秋两季，但以4—5月份危害最大。

防治土壤中的害虫应采取农业措施和药剂防治相结合的方法，具体措施如下。

（1）苗床要精耕细作，秋季适当深翻，使土中害虫的生活条件恶化，从而抑制害虫的发育和繁殖。

（2）要适时灌水和除草，施用有机肥料必须充分腐熟，不腐熟的有机肥料，如粪肥或饼肥，常诱发多种害虫。

（3）用药剂拌种或处理土壤。播种时用50%辛硫磷乳剂拌种，用药量为种子重量的0.1%即可；用1份敌百虫粉与细土50份拌匀，直接撒布苗床，然后翻入土中或开条沟撒入。上述处理对蝼蛄、地老虎、蛴螬等均有良好防治效果。

（4）人工捕捉幼虫或成虫。清晨在断苗的周围或残留的茎叶的洞口，将土扒开，可找到地老虎幼虫和蛴螬。还可利用金龟子的假死性于黄昏敲振枝干，使虫落地，一起消灭。

（5）盆养花卉可在培养土中掺敌百虫粉剂防治土中害虫，宜在使用前1周均匀掺入。平时如发现盆中有蛴螬、蚯蚓、蝇蛆等害虫，可用敌百虫稀薄药液点浇防治。

110. 怎样防治花卉线虫病害？

线虫属低等动物，是盆花常见的地下害虫。线虫大多为白色细长呈线状的软体虫子，肉眼不易见到，它们大多存活在土壤里，所以花卉地下部分（如根、块根、鳞茎、球茎等）和插条的愈伤组织最易受到侵入和寄生。植物线虫主要危害菊科、报春花科、蔷薇科、凤仙花科、秋海棠科等科的花卉。由线虫侵入花卉植物而引起的病害称为线虫病害。线虫病害的症状主要有两种类型：一种是线虫侵入幼苗根部，在主根和侧根上产生不规则的瘤状物，根瘤表面粗糙，呈褐色，受害重时细根腐烂，叶子枯黄而死，例如仙客来线虫病等；另一种线虫从叶表气孔钻入内部组织，受害叶片变成淡绿色，并带有淡黄色斑点，后期斑点呈黄褐色，叶片干枯变黑,例如菊花叶枯线虫病等。

线虫病的防治方法:

(1) 改善栽培条件。花圃内的土壤,伏天要翻晒几次,可以消灭大量病原线虫;及时消除病株、病残体及野生寄主;合理施肥、浇水,使植株生长健壮,提高抗病能力。

(2) 土壤消毒。不论庭园栽植或盆栽用土都要选用经消毒处理后的土壤。土壤消毒可采用专用的土壤消毒剂进行消毒。

(3) 家庭盆栽花卉一旦发现线虫后,如可能应进行倒盆,全部去除旧土,把花木根部洗净后,再重新栽植。

(4) 热水处理。把带病的部分浸泡在热水中,50% 10 分钟或 55—65 分钟,可杀死线虫,而不伤及花卉植物。

(5) 药物防治。每平方米用 3% 呋喃丹颗粒剂约 25 克,将其均匀施于土表,然后翻入土中 8—10 厘米处,浇透水,约 10 天后即可生效,防治效果良好,有效期长达 2 个月左右,且能兼治多种其他害虫(蚜虫、红蜘蛛、介壳虫、地下害虫等)。

111. 防治盆花虫害的简便方法有哪些?

家庭养的盆花最常见的虫害有蚜虫、白粉虱、红蜘蛛、介壳虫,以及盆土中的蝇类蛆虫和蚯蚓等。

盆花病虫害的防治,要按照"防重于治"的原则,采取人工防治、药剂防治、综合防治等基本方法。首先,对新购买或引进的盆花,要严格检查消毒,杜绝病虫的来源。在不能确定它是否带有严重虫害时,不要急于把花放在原有盆花当中,要经过一段时间的观察,认定确实无病虫害,或虽有病虫害而经过适当处理后,再移上阳台。

其次,要加强栽培管理,提高花木自身的抗病虫能力。换盆时对盆钵、盆木要进行消毒。养花场地和阳台周围环境要保持清洁卫生,做到阳光充足,空气流通,防止病虫孳生。

第三,要经常细心观察,一旦发现病虫危害,最好采用人工防治,捕杀害虫或摘除、烧毁病叶。不要轻易使用农药防治,因为任何农药对盆花都有一定的危害性。另外,在阳台上或家庭中使用农药,会造成居住环境污染,对人身健康是没有好处的。如果病虫严重,非使用农药不可,也应有针对性地选择和安全使用农药。

防治蚜虫,可在家庭用小型喷雾器的罐内放 2—3 滴 40% 氧化乐果,加水稀释800—1000倍喷布；对红蜘蛛、粉虱，可在上述药液中加入中性洗衣粉少许，摇动起沫后喷布，可以粘着虫体，增强杀除作用。

防治介壳虫，可用软毛刷轻轻刷下烧掉，再涂上稀释的敌敌畏液。少量珍贵花木发现介壳虫或红蜘蛛时，可用一小块发酵的面团，逐叶把虫子和卵一齐粘下来，这样做既安全又有效。

盆土里的害虫，可把土掘松后，浇灌稀释的敌敌畏液，以浇满盆面为度。随后用塑料薄膜或报纸把盆口封住，闷上1—2天后再打开，对消灭盆土里的害虫效果显著。

112. 怎样自制防治花卉害虫的土农药？

长期使用化学农药防治花卉害虫，不但容易污染环境，而且有时不易买到。自己动手，就地取材制作土农药，用来防治花卉害虫，其效果也不错。而且无污染、无药害，有的还有肥田和促进花木生长的作用。现介绍几种能治花卉害虫的土农药及使用方法。

（1）大蒜汁液　取紫皮大蒜0.5千克，加水少许浸泡片刻，捣碎取汁液，加水稀释10倍，立即喷洒，可防治蚜虫、红蜘蛛、蚧虫若虫等；将大蒜汁液浇入盆土中可防治线虫、蚯蚓。

（2）烟叶水　取烟叶50克或烟梗、吸剩的烟头100克，加水1.5千克，煮沸半小时左右，或浸泡1昼夜，用手反复揉搓后，用纱布过滤，并加入0.1%—0.2%中性洗衣粉喷洒，可防治蚜虫、红蜘蛛、叶蝉、蓟马、蟥象、卷叶虫及其他多种食叶害虫。

（3）辣椒煮水　取干红辣椒50克，加清水1千克煮沸10—20分钟，过滤后取其上清液喷洒，可防治蚜虫、红蜘蛛、白粉虱等。

（4）花椒　取花椒（或胡椒）50克，加水1千克左右，煮沸30—40分钟，过滤后喷洒植株，可杀死蚜虫。

（5）白头翁煮水　白头翁是一种球根花卉。取其根500克加水5千克煮沸半小时，过滤后喷洒花卉，可杀死蚜虫。

（6）青蒿煮水　取青蒿0.5千克，加水3—4千克煮沸30分钟，过滤后喷洒，可防治蚜虫、红蜘蛛及软体害虫等；土壤浇灌可防治地老虎等害虫。

（7）桃叶煮水　取桃叶0.5千克，加水3千克左右煮沸30分钟，过滤后喷洒，可防治蚜虫、尺蠖及软体害虫等；将桃叶切碎晒干后，碾成粉末施入土中，可防治蝼蛄、蛴螬等地下害虫。

（8）洗衣粉液　选用中性洗衣粉1克，对水150克左右，喷洒受害花卉，可杀死蚜虫、红蜘蛛、白粉虱、介壳虫等。但要在杀死害虫后,及时用清水喷洗叶片2—3次,疏通气孔。

113. 怎样科学合理使用农药?

有些养花者在使用农药防治病虫害时存在盲目性,结果不仅难以达到应有的防治效果,而且还造成了对花卉的伤害和环境污染,因此,如何科学合理使用农药,既能达到防治病虫的目的,又能节省人力、物力,减少污染,是一个值得重视的问题。现将在病虫害防治中怎样才能做到科学合理使用农药归纳如下。

(1) 对症下药　根据病、虫种类选择农药。

①病害:对于生理病害,只能通过创造与其相近似的生态条件,改善栽培措施来解决,使用农药是无济于事的。对于侵染性病害,要仔细区分是哪一种病原菌侵染引起的,然后再对症下药。

②虫害:花卉发生了虫害,采用哪一种农药来防治,也要分别是什么口器的害虫,如为蚜虫、红蜘蛛、粉虱、介壳虫等刺吸式口器的害虫,就要选用触杀剂和内吸剂。触杀剂喷在虫体上能透过表皮浸入内部或封闭害虫的气门,使其中毒或窒息而死;蛾、蝶类幼虫、甲虫、蛀干害虫、地下害虫等咬食或钻食花卉某一部分的害虫,应选胃毒剂。害虫吃了喷过药剂的花卉或混有农药的毒饵以后,就会中毒而死。

(2) 适时施药　适时施药是提高药剂、事半功倍的一个关键问题。所谓适时,就是指最好能把病虫消灭在初发阶段,或是在病害临近发生期喷洒波尔多液、代森锌等保护剂,防止病菌侵入。防治害虫时把害虫消灭在幼龄阶段,此时危害轻,抗药力弱,防治效果好。防治钻蛀性害虫的有利时机,一般应在盛卵期到幼虫盛孵期。

(3) 混合使用　在养花过程中,有时病害、虫害同时发生,因此灭菌、灭虫可以同时进行。在防治害虫时,常用乐果与敌敌畏1∶1混合液,这种混合液见效快,效果好,防治对象广。杀菌剂和杀虫剂也可混合使用,混合后能同时防治几种病虫害。但需注意的是,酸性农药与碱性农药不能混合用;混合后产生絮状物或大量沉淀的农药也不能互相混用;混合药剂一般不要超过3种;混合农药要随混随用,不能久存,以免产生药害或失效。酸性农药可加入米醋,既增加药效,又能供给花卉多种营养成分。

(4) 科学用药　农药使用不当,会对花卉产生药害,影响其观赏价值。在养花实践中易使花卉产生药害的主要原因有以下几种情况。

①用药量过大,常使花卉产生药害。不同农药在不同季节用于不同病虫害及

不同种类的花卉上，所用的浓度均不同，必须严格按照有关农药手册上规定的使用浓度进行配制使用。

②不同种类的花卉或同一种品种在不同发育阶段的花卉，对农药的反应不同，如乐果乳剂对蔷薇科花木（如梅花、碧桃、樱花、榆叶梅等）均易产生药害；敌敌畏对杜鹃、梅花、樱花等也易产生药害。同一种花卉，一般情况下在幼苗期、开花期易产生药害。

③在气温高、日照强的中午施用农药，易产生药害。因此夏季施药一般在下午17时以后进行，此时吸收效果好，也不会产生药害。

114. 怎样配制石硫合剂？

石硫合剂为红褐色透明液体，具有一种难闻的气味（臭鸡蛋味），具有杀虫、杀菌作用。

制法：原料配比为：生石灰比硫磺比水为1∶2∶10（重量比）。取1份生石灰倒入已经烧开的水中煮沸，待石灰完全化开后，捞出石灰渣，再把事先用少量水调成糊状的2份硫磺粉，倒入石灰水锅中，边倒边搅拌，用大火继续煮沸1小时左右，当药液呈红褐色时，即为波美浓度为20—30度原液，加水稀释后才能使用。花木休眠期用波美5度石硫合剂喷洒，可预防病虫害。花木在夏季生长期，只用波美0.3度药液喷洒防治病虫害。

115. 怎样配制波尔多液？

波尔多液为一种天蓝色乳状液，其主要成分为硫酸铜和生石灰，是防治花卉、果树病虫害常用的杀菌剂。要随配随用，不需再稀释，不能贮存。对金属有腐蚀作用，每次用后，要马上将喷雾器洗净。不能与石硫合剂、石油乳剂混用。

制法：用1份硫酸铜溶于90份水中，1份块状烧透的生石灰，溶于10份水中，将稀释的硫酸铜溶液缓慢地倒入浓的石灰乳中，边倒边搅拌即成。切不可将浓石灰乳倒入稀的硫酸铜溶液中配制。只能用木盆、磁盆或瓦盆配制，不能用金属容器，以防腐蚀。

花卉装饰与应用

116. 什么叫花卉装饰？包括哪些内容？

花卉装饰是花卉园艺与装饰艺术相结合的一门科学，即用花卉材料装饰居室和庭院，充分发挥其功能与美的作用，因时因地制宜地合理布局，以达到卫生、舒适、雅致、美观、实用的效果。随着经济的迅速发展和物质文化生活水平的不断提高，人们对改善工作、学习、生活环境的要求越来越迫切，不仅仅满足于新居室、新家具，更渴望把绿色植物引入室内，用于点缀居室，美化庭园及公共场所，以增加自然风光情趣，益于身心健康。

花卉凝聚着大自然的精华，姿态优美，形色各异，用花卉来装饰室内外环境，其效果是任何其他饰物都不能代替的。花卉装饰的内容十分广泛，主要包括室内装饰、室外庭院绿化、阳台养花、屋顶花园、插花技艺及盆景制作与陈设等。花卉装饰所用的材料主要有盆花（包括盆栽树木、观叶植物）、切花（插花、花篮、花束、花圈、花环、扣花、桌饰与壁饰等）、盆景等。从欣赏特点来说，有色彩绚丽的观花植物，有碧绿青翠的观叶植物，有芳香四溢的香花植物，有丰硕累累的观果植物，有形状奇特的仙人掌类植物，有比作"无声的诗和立体的画"的盆景以及千姿百态的艺术插花等。

117. 花卉室内装饰包括哪些内容？如何布置？

用花卉材料装饰美化居室，不仅能使室内环境清新、雅致、美观，而且还能给人以一种生机勃发、生气盎然的情趣，使人们与大自然保持联系，享受着自然界色、味之乐趣，增进身心健康。

室内绿化美化装饰没有固定格式，因地制宜，就地取材，随季节而变化，还要因个人爱好而异。装饰时要注意使花卉的形态美与环境相配合，并使两者互相协调，体现出整体艺术美。具体布置时要根据房间面积大小、采光条件、主人喜好和季节的不同，选择适宜的花卉品种。应突出重点，有主有从，种类不宜过多。为适应室内较弱的自然光条件，最好多选用一些喜阴或耐阴的花卉或观叶植物。插花和干花花姿活泼，形式多样，更是家庭室内装饰所不可缺少的。

（1）客厅　客厅是接待宾客来访和家人聚集活动的地方。客厅装饰的总体要求是应突出典雅大方、热情好客的原则，因此需要配合家具的陈设，选择观赏价值高，花姿优美，色彩深重的花卉，配以精致小巧的园林艺术小品。例如一个面积约18—20平方米的客厅，可在沙发前的茶几上摆设一盆仙客来，以表达主人的好客之意；或者放上一盆中国兰花，以示"兰交"之情。沙发旁地面上可摆放一株体量较大的观叶植物，如巴西木、发财树、橡皮树、棕竹等。桌面上可摆上1—2盆应时盆花，如荷包花、瓜叶菊、四季秋海棠、君子兰、水仙、凤梨等秀雅的小型花卉，以显示绮丽热烈的气氛。厅内陈设有多用柜或组合矮柜的，可在其上放一瓶插花，或在其上摆放一长盆式山水盆景，以增添客厅装饰的艺术雅趣。

墙角处配以高脚花架，摆设一盆中型的悬垂植物，如龟背竹、绿萝、常春藤、白粉藤等，清丽高雅，四季常青，可给客厅终年带来绿意盎然的享受。经过如此布置，整个客厅多彩多姿，给人以优美、高雅和热烈欢快的感受。

（2）卧室　卧室是人们休息睡眠的地方。应突出恬静安逸、温馨幽雅的特点，以利于消除疲劳，有益于身体健康。因此布置时宜选用色彩柔和、姿态秀美、具有香味的花卉及仙人掌类植物。例如一间面积为10平方米的卧室，可在案头柜上摆放一盆观赏蕨或小型观叶植物；在梳妆台或衣橱上摆上一瓶插花（或干花或微型盆景）；在向阳的窗台上摆设1—2盆兰花、米兰、含笑、茉莉等香花，到开花时香飘四溢，使人倍感温馨。若为增添空间美感，可在窗户附近屋角或组合柜顶上摆放一盆垂悬花卉，如吊兰、虎耳草、天门冬、吊竹梅等，则效果颇佳。室内墙角处设有高几的，摆上一盆中型观叶植物，常年翠绿，可为卧室增添一片盎然生机。总之，按照上述布置的卧室，一定会显得雅静幽芳，温馨宜人。在这里值得一提的是，卧室无论面积大小，若能注意培养1—2盆具有在夜间吸收二氧化碳和吐出新鲜氧气功能的仙人掌类植物（如仙人球、山影卷、蟹爪兰等），对净化室内空气，增进人体健康是十分有益的。

（3）书房　书房是读书和写作的场所。应创造一个清静雅致、舒适的环境，以利于聚精会神、静心思考问题，为此应突出体现静、雅、清的特点。可选用文竹、兰花、吊兰、吊竹梅、富贵竹、绿萝、微型盆景等点缀。一般可在写字台一侧上角处摆放一盆叶形秀丽、体态轻盈的文竹或铁线蕨，或造型精美的五针松、六月雪等微型盆景，这些花木小巧玲珑，清翠柔丽，随时举目观赏，可缓解眼睛疲劳。临窗处可悬吊一盆金边吊兰或在窗台上摆设2—3盆应时盆花；在书柜（或书架）顶端可摆一盆悬垂的常春藤或花叶绿萝等，其茎叶向下飘垂，四处摇曳，为房间增添多层次的空间美感，也便于人们在案牍之余休闲眺望，欣赏到绿色植物的飞动飘逸之美。在这样宁静、雅丽、明净的环境中学习和工作，倍感清心舒目，轻松愉快。

（4）厨房　厨房是做饭和就餐的地方。应该注意整洁、卫生，使用方便。炉具附近由于燃烧放热，排出较多二氧化碳，一般不适合摆放花卉。而在就餐区，可进行重点装饰。中国有句俗话："秀色可餐"，在餐室一端或墙角摆放一盆常绿的观叶植物，顶棚悬挂吊盆栽植悬垂的植物，就会使人感到犹如进入自然界风景区一隅在进行"野餐"，不仅可以使人精神振奋，而且可以助餐。

（5）卫生间　现代住宅往往卫生间面积较大，而且常分为内、外套间，外间用来洗漱和洗衣服，内间安放浴缸和抽水马桶。一般来说，卫生间光线较差，空气不流通，湿度也较大。因此，在选择装饰植物时应充分考虑到与植物生长有关的环境因素，如在外间洗面盆旁台面上可摆放耐阴盆花，如一叶兰、蜈蚣草等；

在顶部悬挂吊盆栽种悬垂植物，透过墙面镜片反射，别具风趣。可以采用日光灯为植物补充光照，盆花放置一段时间后，需更换。

118. 适合家庭栽培的观叶植物有哪些种类？

观叶植物不以花出众，而以叶取胜。它们最大的特点是不受花开花落的影响，可以一年四季随时观赏。其中有观叶形的，如龟背竹、八角金盘、棕竹、鸭脚木、肾蕨等；有观叶色的，如红枫、紫背桂、紫鸭跖草、彩叶芋等；有的既可观叶，又可观花，如君子兰、鹤望兰、令箭荷花等。在家庭居室中，摆放几盆，别具一番优美新奇乐趣。下面介绍几种适合家庭栽培的种类。

（1）彩叶草 多年生草本。叶对生呈卵形，先端尖，叶缘有锯齿，叶有黄、绿、红、紫等色，同一叶片也有混杂几种颜色的，五彩缤纷，十分绚丽迷人，是一种极好的观叶植物。

它喜温暖湿润半阴环境。用扦插繁殖。夏季置室外阴棚下或室内不受阳光直射处，冬季摆放书房客厅中，十分秀丽大方。

（2）肾蕨 又名蜈蚣草。羽状复叶簇生。喜阴湿，不耐寒。用分植法繁殖。夏季置阳台庇阴处，勤浇水、洒水，常喷叶面水，增加空气湿度。冬季入室越冬，要控制浇水，以盆土不干为度。

（3）一叶兰 又名蜘蛛抱蛋。叶生自地下茎，从茎节间抽柄，一柄一叶，呈丛生状。耐阴喜湿，忌干畏寒。分株繁殖。四季翠绿，宜室内摆设，使环境清秀素雅，给人以生机盎然和美的享受。

（4）君子兰 多年生草本花卉。叶形端庄大方，四季常绿，每年春节前后开花，艳丽夺目，栽培管理容易，是家庭极好的装饰性盆花，一年四季可在向阳的室内窗口栽培，但夏季需适当遮阴。

（5）龟背竹 大型观叶植物。叶形奇特似龟背，象征着"长寿"。适于布置在面积较大的室内或客厅。喜湿耐阴，抗寒性较差。

（6）苏铁 俗称铁树。茎干粗壮直立，无分枝。羽状复叶，簇生茎顶，潇洒飘逸，坚挺苍绿，显得庄重而有气魄。

它喜阳光，好温暖，但夏季应适当遮阴。耐干旱，耐渍水，喜酸性土壤，一般每年应施2—4次硫酸亚铁，使叶色翠绿。家庭栽培者，取小巧、干曲的，摆在沙发旁或几架上，更为美观。

（7）橡皮树 常绿乔木。叶片革质较厚而平滑，有光泽。喜温暖多湿和阳光充足的环境，又甚耐阴，是适合阳台栽培的观叶植物。

用扦插繁殖。生长较快，扦插当年可长至1米以上。冬季室温在5℃以上即可安全越冬。

（8）棕竹　枝杆似竹节，叶形像棕榈，数枝干丛生，培植于长方形浅盆内，旁配以乳白色山石，或其他装饰物或泥塑人物，具有野林风光。常采用分株法繁殖。

（9）珠兰　叶似茉莉，枝柔韧，飘洒下垂。花极小，有芳香味，适合家庭栽培。珠兰耐阴性极强，有"晒不死的茉莉，阴不死的珠兰"之说。

此外，还有文竹、武竹、广东万年青、丝兰、冷水花、吊兰、鸭跖草、凤尾竹、书带草、常春藤、虎耳草、镜面草等，也是室内装饰绿化的佳品。它们的共同习性是喜暖、耐阴、畏寒，一年四季都可在家庭窗口或室内培养。

119. 选择室内装饰花木应注意哪些方面？

用绿色植物来装饰室内空间，可以净化空气，并有效地调节室内的温度和湿度。一些植物可挥发出芳香物质，有益于人体的健康。植物还有良好的滞尘、减少噪音等作用，对美化环境、改善环境、提高环境质量起着重要的作用。此外，在有限的建筑空间内，借用对植物的不同布置手法可以获得优美的空间，这是其他措施无法代替的。

如何选择室内装饰花木主要应从以下几个方面来考虑。

（1）适应室内的环境条件　由于室内空间有限，通风与光照较差，装饰效果的好坏，首先取决于对植物生态习性、形态特征的认识与应用。如在靠窗处，散射光强度一般在 800 勒克斯以上，直射光可达 2000 勒克斯，而最暗处只有 10 勒克斯左右。因此，应根据不同方位选择相应类型的植物进行布置。一叶兰在 8—10 勒克斯弱光下可维持正常生长，有人称它为"中国的铁草"。变叶木、苏铁、彩叶草等及竹类植物则需在较强的光照下才能良好生长。用于室内装饰的花卉除定期在户外轮流养护外，有条件的可在室内装置与阳光相似的电灯来增加光照，以扩大室内观叶植物的选择范围，从而提高植物的观赏应用价值。依照植物的生态习性，随着季节的变化，应综合考虑室内温度、湿度、通风条件及养护管理措施等，以保证植物具有较好的生长势和较高的观赏价值。

（2）具有一定的抗逆性，栽培容易，管理方便　鉴于室内环境条件所限，选用的室内装饰植物对环境要有一定的适应能力。其栽培管理不需投入过多的人力、物力和时间。耐阴植物的根系一般不大或多为浅根系，在室内有限的容器内能否很好生长，主要取决于栽培介质。根据所选用花卉植物的特性，选用不同理化性质的培养土，或采用无土栽培。无土栽培可以克服施肥带来的污染环境弊病，达到满意的预期效果。

(3) 具有观赏价值及景观效果　要求所选用的室内装饰植物叶色苍翠或艳丽，叶形奇特，植株大小适量，枝形多变，易于修剪造型，不受季节限制，能够较长时间保持其观赏价值和装饰效果。兼有观花、观果、观茎、观芽、观根及闻香者更为理想。如君子兰、万年青、构骨冬青、海桐、小叶榕、沿阶草、南天竹等，均为常用的室内装饰花卉。

120. 花卉室内装饰常用哪些布置方式？

花卉室内装饰一般以不占用太多面积为准则，没有固定的布置模式，也不可能千篇一律，主要根据空间大小、建筑格式的不一、人们的爱好和利用方式的不同来布置，大体上可分为规则式、自然式、镶嵌式、悬垂式及组合式等。

（1）规则式　这种形式是以图案或几何形式进行设计布置，即利用同等体形、同等大小和高矮的植物材料，以行列及对称均衡的方式组织分隔和装饰室内空间，使之充分体现图案美的效果。显示庄严、雄伟、简洁、整齐。但这种布置方式只适于门厅走廊、展览室、会场、西式客厅及宽敞的居室，对于摆设不太规则的一般居室来说，则有呆板、乏味之感。

（2）自然式　该形式是学习中国园林设计手法，以突出自然景观为主，进行花卉装饰布置。在有限的室内空间内，经过精巧的布置，表现出大范围的景观。也就是把大自然精华，经过艺术加工，引入室内，自成一景。所选用的植物要反映自然界植物群落之美，可单株或多株，要求不对称、不整齐行列的摆设，使之富有自然情趣及节奏感，置身其中宛如世外桃源。这种布置方法占地面积大，一般家庭不太适宜。目前我国许多大型公共场所及宾馆多用此法布置，把假山、瀑布、喷泉、廊、亭引入厅室，创造出真山真水的境地，产生很好的效果。

（3）镶嵌式　在墙壁及柱面适宜的位置，镶嵌上特制的半圆形盆、瓶、篮、斗等造型别致的容器，栽上一些别具特色的花卉植物，以达到装饰目的。或在墙上设计制作不同形状的洞柜，摆放或栽植下垂或横生的耐阴植物，形成具有壁画般生动活泼的效果。这种布置方式的特点是不占用"寸土尺金"的室内地面，利用竖向的空间配置装饰植物，这对一般家庭的狭窄居室来说较为适用。

（4）悬垂式　利用金属、塑料、竹、木或藤制的吊盆吊篮，栽入具有悬垂性能的花卉植物（如吊兰、天门冬、常春藤等），悬吊于窗口、顶棚或依墙依柱而挂，枝叶婆娑，线条优美多变，点缀了空间，增加了气氛。这种布置法和镶嵌式一样，具有不占室内地面的特点。

（5）组合式　这里所说的组合，是指灵活地把以上各种布置手法混用于室内装饰，利用花卉植物的高低、大小、色彩及形态的不同，把它们组合在一起，如同插花一样，随意构图，形成一个优美的图画。但应遵循高矮有序、互不遮挡的原则。高大植株居后或居中，矮生及丛生植株摆放在前面或四周，以达到层次分明的效果。

（6）瓶栽式　随着室内花卉装饰的发展，栽植容器也相应丰富多彩。除盆、槽、箱、篮等外，结合室内环境特点，瓶栽植物则别具一格，目前在世界各地逐渐流行起来。所谓瓶栽，即在各种大小、形状不同的玻璃瓶、透明塑料容器、金鱼缸、水族箱内种植各种矮小的植物以供观赏，装饰室内。在容器内，除瓶口及顶部作为通气孔外，大部分是封闭的，其物理性状稳定，受光均匀，气温变化小，水分可循环吸收利用，适宜小型植物生长，病虫害少。若制作得当，可持续数年不变，摆放于架、桌、床头，是一种文雅的装饰物，增加了生活乐趣。

121. 怎样进行植物瓶栽？

瓶栽植物即用透明的玻璃瓶、塑料容器、金鱼缸、水族箱等容器栽植矮小的植物以供观赏，装饰室内。瓶栽植物要注意以下三个方面。

（1）容器与植物的选择　容器选择，可废物利用，如无色窄口大肚酒瓶、大型高脚玻璃杯、金鱼缸、水族箱、糖果瓶、蒸馏水瓶、药瓶、烧杯等等均可使用，也可加工制作各种形状的玻璃箱、玻璃罩等用以组成封闭的环境。所有容器要刷洗干净，并消毒。

根据容器空间大小及组景需要，选择适宜的植物，常用的有彩叶草、文竹、吊兰、冷水花、非洲紫罗兰、袖珍椰子、小苏铁（播种苗）、白网纹草、凤梨类、秋海棠类、铁线蕨、镜面草、仙客来、小菊、兰花、仙人掌类、多肉植物以及天鹅绒草皮、小松柏苗、竹子、苔藓等。依照它们的生态习性，单一或相近地组合配置成各种景观。如用观叶植物的形状与色彩组合成茂密的森林景观，用观叶及观花植物组成美丽花丛、花园及田园风景，利用仙人掌类植物组成沙漠风光，再配置相应的艺术小件（山石、动物、人物等），更显得生动自然。

（2）栽培基质　要根据不同植物的需要，选择不同的栽培基质。总的要求基质疏松、透气及排水良好，肥力不需太大，否则生长快，枝叶充满容器，失去观赏价值。瓶栽基质具有三种作用：首先保证植物的生活需要；其次为排水、保水；第三为装饰作用。底层和靠玻璃壁部位，摆放同一色泽的石粒，最好用有防腐及吸性性能的白色塑料硅粒；中间填入培养土，可用腐叶土，或混以蛭石、珍珠岩、素砂、泥炭等，仙人掌类则以素砂为主。所以基质都应进行消毒，以防细菌、病毒在容器内滋生蔓延。根据设计构图要求，铺成起伏形态的地面，搭配种植合适的植物，并留出1/3的空白面积，加盖各色石粒，或覆盖水苔、天鹅绒小草。最后再放置配件。小口瓶内放土及栽植应特别小心，常用漏斗分层放土，用镊子将带土幼苗依次栽入土内，然后转入正常管理。

(3) 养护管理　瓶栽植物要注意水及肥的管理，栽后用细胶管滴落式浇水，达基质湿润为宜，并适时向植物喷洒水雾，以保持新嫩。若水分过多，可用吸水纸沿瓶壁吸出。浇水时间灵活掌握，只要发现瓶壁没有蒸发的水露时，即可浇水。通常每月浇一次。

瓶栽植物除选择慢生类型外，平常养护中要控制生长。因此一般不施肥，发现叶黄枝瘦时，可用花肥宝之类复合肥，稀释后叶面追肥，以保持正常生长。同时，还要依植物特性，调节光照、通风，加强病虫害防治等管理工作。瓶栽植物是一种文雅而富于生命力的装饰物，通过主人的精心设计和栽后管理，它定会以迷人的姿态给人以美的陶冶。

122. 花卉室外绿化装饰包括哪些内容？

这里所说的室外，是指和室内建筑相连有关的部分，如阳台、屋顶、天井、庭院等。它们和室内环境有所不同，但和建筑以外的环境仍有一定的差别，有它们独具的特点，现介绍如下。

(1) 阳台的绿化装饰　阳台和室内相似，受到面积与高度的制约，一般面积为2—4米。同时位置突出，易受风霜侵袭，方向固定，采光随阳台朝向不同差异很大，台面与墙面反射及散热量大，造成夏季高温，冬季寒冷的小气候，加上居住区空气污染较重，对花卉生长不利。因此阳台绿化装饰既要考虑观赏价值又要照顾植物的生态习性，既注重效果又要适用。一般选择株形矮小，生长缓慢，易造型或具攀缘性能，有一定抗性的喜光、耐阴、耐旱、耐寒以及根系较浅，适宜盆栽、箱栽及槽栽的花卉植物。

(2) 屋顶花园的绿化布置　在城市绿化中，不能用作绿化的除道路广场外，就是建筑了，其面积相当可观，因此屋顶绿化是扩大绿化覆盖率的有效措施。屋顶自然环境和地面差异很大，高层楼顶风大，夏热冬寒又干旱，但阳光充足，稍加改造，可以进行绿化装饰，种植既可观赏、又可食用的花卉、蔬菜、果树等，形成屋顶花园，供居住和工作在高层建筑中的人们休憩。同时，屋顶绿化对建筑物还有冬保温、夏隔热及保护屋顶作用。

(3) 天井的绿化装饰　现代建筑中在适宜的地方留出天井小院，其目的是利于通风透光，若能装饰得当，栽种花草，则可具有室内袖珍花园的效果。其特点是小巧玲珑、别致、多趣，为室内增添生气，提高建筑物的格调。其装饰方式多采用山石、水池与植物相配，或组合成盆景形式，也可铺砌平台，搭棚架，配置花卉、草皮、小型观赏树木及攀缘植物，显得生动活泼，别具一格。

（4）花坛、花境　在面积较大的庭院中，入口处或建筑前方场地可布置花坛，栽植多年生花卉或一二年生花卉，更显庭院优美。在人行道两侧、靠近墙垣或棚篱的前面或建筑物的四周，可布置花境，面积大小不限，宽度有2—3米即可，长度可根据需要而定。栽植的花卉宜选用色彩鲜艳、花期较长、适应性较强、管理简单的种类。北方地区多采用以宿根花卉为主的花卉，如芍药、荷兰菊、地被菊、萱草、鸢尾、宿根福禄考、橘梗、荷包牡丹、景天等。背景材料可以用色彩单一的绿篱或深色的墙垣，以衬托出花境中的各种花卉姿态和花色之美。

（5）立体花柱　立体花柱是近年来美化街头、庭院环境的一种新手法。它占地面积少，可以充分利用空间。制作时所用材料可根据观赏需要而定。用木料、塑料板、多孔轻型砖等制成宝塔形或重叠花盆形等。宝塔形底部宽大，向上逐层递缩，以4—5层为宜。每层高约40—50厘米，每一层直径上层均应小于相连下层20厘米以上，以便形成圆柱形外围种植层，并在此处栽种花卉。向阳面种植喜阳花卉，背阴面栽植耐阴花卉，使各得其所。立体花柱，从远处观赏，绿色丛中，彩花争艳，十分引人注目。

（6）篱垣及棚架　在庭院中有碍美观视线之处，可利用蔓性花卉制作成花篱起屏障作用，以增加景致。通过栽种紫藤、凌霄、茑萝、牵牛、观赏南瓜、红花菜豆等蔓性花卉，使其攀缘而上，爬满棚架后则郁闭成荫，人们工作、生活之余休息于绿廊之中，令人神爽。在靠墙处种植几株爬山虎或常春藤等攀缘植物，使其立地而起，吸附墙面而上，这种垂直绿化也能形成一片绿色的屏障。

123. 花坛内植物应如何配置？

花坛是露地花卉在园林中最常用的形式，一般多设于广场和道路的中央、两侧及周围等处，主要在规则式布置中应用。有单独或连续带状及成群组合等类型。外形多样，内部花卉所组成的纹样，多采用对称的图案。

花坛要求经常保持鲜艳的色彩和整齐的轮廓，因此，多选用植株低矮、生长整齐、花期集中、株丛紧密而花期较长（或观叶）的种类，一般还要求便于经常更换及移栽布置，故常选用一二年生花卉。

植株的高度与形状，同花坛纹样与图案的表现效果有密切关系。模纹花坛以低矮的观叶植物或花叶兼美的植物为主，适合于表现花坛平面图案的变化，可以显示出较细致的花纹，如五色苋类、白草（佛甲草）、景天、香雪球、三色堇、雏菊、半支莲、半边莲等。也有运用草坪或彩色石子等镶嵌来配合布置的。

花丛花坛是以开花时整体的效果为主，表现出不同花卉群体及其相互配合所显示出的绚丽色彩与优美外貌。因此，在一个花坛内，不在于种类繁多，而要图样简洁，轮廓鲜明。宜选用花色鲜明艳丽，花朵繁茂，在盛开时几乎看不到枝叶又能良好覆盖花坛土面的花卉，常用的有三色堇、金盏菊、孔雀草、万寿菊、百日草、长春花、翠菊、紫罗兰、鸡冠花、一串红、石竹类、福禄考、金鱼草、美女樱、矮牵牛、藿香蓟及菊花等。

花坛中心宜选用较高大而整齐的花卉材料，如美人蕉、毛地黄、苏铁、凤尾兰、雪松等，作强调材料。花坛的边缘也常用矮小的灌木绿篱或常绿草本作镶边栽植，如雀舌黄杨、紫叶小檗、葱兰、沿阶草等。

124. 什么叫切花？切花有哪些应用方式？

植物的茎、叶、花和果的色彩、形状、姿态有观赏价值，或有香气可取的，都可切取供装饰之用。切花是指从植物体上剪切下来的花朵、花枝、果枝、叶片以及干枯枝条等的总称。

切花应用较盆花更方便，常用作插花、花篮、花圈或花环、花束、扣花、新娘捧花及其他装饰等。

（1）插花　就是把切花用花瓶或水盆等容器进行水养，并运用艺术技巧创作成为一个造型优美的有生命的装饰品。插花的特点还在于制作及布置灵便、画面生动、装饰性强，但一般体量较小，不易持久，宜作短期装饰布置之用。

（2）花篮　用藤、柳或竹篾编制，内插以鲜花。主要作为喜庆祝贺的礼品或室内装饰用；也有用于表示怀念之意。花篮的形状大小不一，大者高宽过1米，供就地放置；小者不及30厘米，放于桌上或作配饰用。为维护所插花卉的新鲜，篮内最好放一可盛水的容器或吸足水的插花泥，以供花枝吸收水分。花篮要求表现艳丽热闹的气氛，即使是要求色彩素淡的，也应花朵茂盛，姿态丰满。冬季鲜花缺乏时，也可用干制花或人工染色的彩叶（图11）。

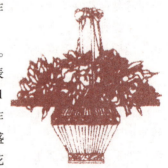

图11　花篮

（3）花圈及花环　用竹片或树枝做一环状物，外裹稻草或其他吸水材料，用绳捆紧，上插鲜花及绿色枝叶等。花圈主要用于表示哀悼及祭奠活动，有些国家把马蹄莲形的花圈作为庆贺用。花环较花圈小，欧美国家常用作圣诞节的门上及壁面装饰。

（4）花束　花束应用最广，凡迎送宾客、祝贺、慰问及悼念等都可用。简单来说，信手摘几枝花握于手中即成花束，但为了更好地配置切花以增加美观，仍需妥善加工制作。花束的形状，因用途及风俗习惯的不同而异，常用花卉材料有唐菖蒲、月季、马蹄莲、香石竹、勿忘我、满天星、文竹、小苍兰等。花束的手握部分不可过于粗大，以便于握持。为了尽量维持花朵的新鲜，花束基部浸湿后应包以蜡纸，外再裹锡纸或金箔，其上还饰以彩带等物（图12）。

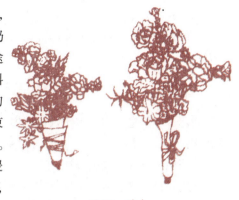

图12　花束

（5）扣花　扣花是用细铁丝或铜丝将花朵串连扎制，常见佩戴于鬓发或衣襟等处作为装饰，故也有称襟花。扣花选材以花小、叶薄、质轻及不易凋萎且具芳香的为佳。我国南方用茉莉、白兰或代代等制作扣花流行已久，其形式多样，制作精美，香气袭人，别具风格。国外的扣花则香色并重，以香堇、铃兰、香石竹或月季花等为常用，并配以文竹或蕨类叶片。

（6）桌饰及壁饰　切花也可以直接装饰于桌面、墙壁或垂挂的幕布或窗帘上，叫做桌饰或壁饰。这类形式主要应用于节日布置及宴庆之际，花卉的装饰只需维护很短时间。如用于宴会的桌饰，在铺有洁白桌布的餐桌中间，用天门冬枝叶组成图案，其上散布色彩缤纷的花朵，如香石竹、晚香玉、非洲菊、菊花和月季等。供墙壁及垂下的帘幔装饰，需用别针、胶带等固定其上，或先用细绳串联好花朵后挂上。

125. 切花什么时候切取最好？

从时间上讲，应选择气温低、无风无日晒的时候剪取，尤以清晨最好，傍晚也可以。因为清晨和傍晚，气温相对较低，空气相对湿度较高，植物体内含水多，蒸发量也小，此时剪切下来的花枝失水相对也少，容易恢复生机而不易萎蔫。如果切下的花枝需要外运，最好在傍晚切取，因早晨切取的花枝在包装运输过程中容易折断。

从花材本身讲，不同植物因花朵开放习性和开放速度不同，因而有各自最佳的剪取时间。如唐菖蒲通常在花序最下部1—2朵花初开时剪取；月季、荷花以含苞剪切为宜；菊花以及多数重瓣的菊科花卉宜于初开、盛开时剪取；马蹄莲在白色的佛焰苞展开后剪取；香豌豆必须每枝上着生的3—4朵花有一半全开放后才能剪；而牡丹、芍药、香石竹等，则以花蕾时剪切为宜，存放时间较长，水养后能自然开放。大体上讲，属长花序者，以下部1—2朵花开放、中间数花含苞或初开时剪取为宜，如果花序上大部分花已盛开时剪取已过晚；单花者多以含苞时剪取为宜。

126. 插花失水萎蔫的原因有哪些？如何延长其水养观赏期？

插花在水养过程中，由于种种原因，常导致吸水困难而提早萎蔫，其原因概述如下：

①因切离母株而失去根压。
②空气自切口进入，于导管中形成气泡，以致水柱中断。
③水质不清洁，影响吸水。
④植物组织的汁液外溢，堵塞切口。
⑤切口腐败，不能正常吸水。

针对上述原因，于插花前对切花加以适当处理，并注意插花的日常维护，以延长插花水养观赏期。常用处理方法有以下几种。

（1）水中切取　将花枝弯于水中再切离母体，使切口不与空气接触，这在少量切花时尚可应用。实际当中，往往在插花前将花枝下端浸入水中再剪去一段，即可把已进入空气或被感染腐烂的部分花枝剪除，新切口就可防止空气再次侵入或被污染，从而延长切花寿命。

（2）浸烫及灼烧　将茎基部浸入沸水中数十秒钟或用火灼烧至枯焦，使茎组织液不再外溢，有防止切口梗塞及水质腐败之效。本法用于具乳汁及多浆的花卉。茎草质者多用水烫；木质者常用火灼。

（3）扩大切口　将茎基部斜切，或将切口纵向劈裂成2—4份，中间夹一石子，或用锤击裂茎基部，其目的都是为了增加吸水量。

（4）疏叶　为了减少叶片水分蒸发，在不影响造型的前提下，尽量剪除一些枝叶，以便减少水分蒸发，改善吸水性。特别是对一些叶较密的花材，如菊花、月季、牡丹等，更应注意疏叶。

（5）药剂处理　药剂处理的作用主要在于灭菌防腐，促进吸水，增加营养，抑制枝叶水分蒸腾及防止产生离层而花瓣脱落等。处理方法有切口涂抹、浸渍及配成水养液等。用作涂浸的药剂有薄荷油、樟脑、酒精、稀盐酸、生长刺激素等；溶于水养液的有硫磺、硼酸、高锰酸钾、食盐、糖、水杨酸、维生素及生长刺激素等。

（6）使用切花保鲜液（剂）　目前市面上有许多配制好的切花保鲜液，使用方便，效果也很好，如天津市园艺工程研究所研制的鲜切花保鲜液（已通过科研鉴定，正在试销）。

127. 怎样制作插花？

插花看起来似乎简单容易，然而要真正插成一件好的作品却并非易事。因为它既不是单纯的各种花材的组合，也不是简单的造型，而是一种涉及内容很多的艺术创作活动。

初学者要循序渐进，首先学习插花的种种技巧，如花材的选择和处理、构图、造型及搭配等，经过刻苦学习和实践，才能掌握好插花的知识与技能。

（1）容器和用具　插花的容器，除花瓶外，凡能容纳一定水量，够切花水养需要，并放置平稳的任何容器均可，如人们日常生活中所用的陶罐、瓷碗、玻璃瓶、竹筒、酒坛、杯碟等。为使水养持久，容器开口不宜过小，以便插花后空气流通，水质不致闷热腐败。容器的形状、色泽以稳重素雅为好，与插花和周围环境取得统一协调，或适当的对比。

插花的用具有刀、剪、花座（花插）、花泥、细金属丝及胶带等。

（2）花材的选择和处理　选材（包括选用容器、配件等）的过程，也是艺术构思的过程，所以不能盲目地、毫无思索地拿来几枝就插，而必须从以下几个方面加以考虑，然后再挑选花材。首先要考虑插花的目的和用途。有了明确的目的和用途，就有了创作的主题思想，以此决定选什么花材。其次要考虑季节性。不同的季节生长不同的植物，开不同的花，结不同的果，表现不同的姿容。人们常说春兰、夏荷、秋菊、冬梅；又如桃李报春、夏榴似火、秋桂飘香、腊梅咏冬等等。在不同的地区，可根据当地的时令，选择相宜花材。再次，还要根据个人的喜好与创作风格选花材。

时下由于花卉生产业比较发达，广泛利用温室栽种，可以周年生产切花，鲜切花国内外交易也很方便、快捷，一年四季都有供应，可依主题需要选用，十分方便。

花材的处理，即根据构图需要，对所选的花材进行剪切和弯曲。剪切时应"横斜以观其势，反侧以取其态"，即根据立意，经过修剪更好地表现主题思想和花枝的自然美。花枝上花朵以七八成开为宜。木本植物经修剪后，应疏密有致，刚劲有力；草本植物要长短有序，枝疏叶清。弯曲就是将枝条弯曲成所需的形态。

（3）构图形式　插花的基本构图形式多种多样，作品的图形千变万化。依外形轮廓有对称式与不对称式构图；依主要花材（三大主枝）在容器中的位置和姿态分为直立型、倾斜型、下垂型和水平型。

选用哪种构图形式，通常是根据应用的目的、场所、花材情况以及个人爱好等几个方面来加以考虑。一般在一些庆典活动和迎送、宴请等社交礼仪中，多选用对称式构图中的各种图形，并适合于摆放在会场主席台上、会议室、客厅以及宾馆、饭店等公共场合。家庭中逢年过节时，如果摆上这类图型的插花，会更显得喜庆热闹。在展览会上、办公室内，以及书房、卧室或病房等一般工作、生活场合，都宜选用不对称式构图形式。这种构图形式比较轻松活泼，富有生活气息。

（4）操作步骤　插花的操作通常是先用主要花枝构成骨架；再用次要花枝构成轮廓；最后用散点式花枝进行装饰，把空缺部位加以补充，并把不需要暴露部分，如瓶口、固定材料遮盖起来，使插花更加完美。对姿态特别好的花枝，可做特殊安排。如在西方插花中，常以月季、百合等大型艳丽的花朵，加强视觉中心，突出重点，增加艺术效果。

花枝的固定可用花架、剑山（花插）、花泥和金属丝等器具。

（5）插花的命名　给插花作品命名，可以加强和烘托作品的主题思想，使作品更具有诗情画意及艺术魅力，并能增强和加深欣赏者对作品的联想，产生与作者在情感上的共鸣。常见的有形象命名和抽象命名两种方法。

128. 怎样制作花束？

花束在社交、庆典活动中应用很多，通常分为礼仪花束和新娘花束两种类型。现将制作方法介绍如下。

（1）礼仪花束　主要用于迎来送往和庆贺活动中。其主要造型有扇面形、三角形、圆锥形、半球形和自由式图形等。花材应选择品质优良、无刺激性异味、无污染，并且花期持久的种类。色彩以鲜艳明快为宜。插作时应尽量避免使各花枝排成扁片状或集聚成团，前者呆板，后者显杂乱。不论什么造型，要保持花束上部花枝舒展自然，下部尤其是握把部分要圆整紧密，不可过于松散粗大，才符合要求。因此，插作时务必使每一花枝都按"以右压左"的方式重叠在手中，各枝相交在一点上，呈自右向左转的螺旋状的轴，然后用绳绑扎交点处。这样，花束造型不易走样。为了保持花朵的新鲜，花束基部可放一些吸湿的苔藓、海绵等保水材料，外包以蜡纸和锡纸或金箔，其上还可饰以彩带等物。

（2）新娘花束　也称新娘捧花，是专为新娘结婚时与穿婚纱礼服相配的一种花束。主要造型有圆形、倒"L"形、放射形、倒垂形以及各种自由式图形。花材的选用要求更精致，常用月季、百合、马蹄莲、香石竹、霞草等。色彩搭配以协调、典雅的单一色或类似色为多。

新娘捧花的造型、配色以及包装彩带等，都应当与新娘的体型、脸型、气质、服饰等协调一致。譬如身材修长的新娘，应选用圆形捧花；身材较矮胖者，宜选倒垂形捧花；端庄文静的新娘宜选圆形或倒垂形捧花；外向活泼的新娘宜选自由式造型的花束。花色都应与婚纱礼服相协调，不宜多用对比色相配。彩带应与主花色相协调。

花束加包装纸和彩带十分重要，如同好花必有绿叶扶一样，多为印花透明包装纸或罩以透明塑料袋等。

花束的花材固定有两种方法：一种是用细铁丝绑扎，每一枝花、每一片衬叶，都用缠上绿胶带的细铁丝缠好后再造型。另一种是用专用花托，内有花泥，将花依造型插入花托内，此法比较简单省事。

129. 什么是花泥？如何使用？

花泥也叫花泉或吸水海绵，是用酚醛塑料发泡制成的一种插花用品。同花插一样，它是一种固定和支撑花材的专用特制用具，形似长方形砖块，质轻如泡沫塑料，吸水后又重如铅块。插作花篮和使用宽口浅身花器时都要用到花泥。用前先将花泥切成体量适合的块状，放入水中，让其自然吸足水沉入水底后再取出，置于容器中，然后插花。这样花材既得到固定，又可保湿。花泥的上面、四侧均可插花，比花插使用面积大，且灵活方便。缺点是寿命短，使用1—2次后，孔洞太多，易破碎，不能再用。因此，花泥属于消耗性用具，由于成本较高，一般家庭用它来插花的不多。

花泥有两大类，一类是吸水后专供插鲜花使用的，有绿、粉、蓝、褐等色，有的还含保鲜剂，花枝插入后，不仅稳定，还能保湿、保鲜。另一类是不吸水的干花泥，专供插干花和人造花使用。

下篇 现代家庭花卉的栽培

草本花卉

1. 金鱼草（龙头花、龙口花、洋彩雀）

1. 形态特征 为玄参科多年生草本植物，多作一二年生草花来培养。株高30—90厘米，茎秆直立，上被细茸毛。叶长椭圆形，长5—7厘米；基部叶对生，上部叶互生，叶缘无齿。花序着生于枝顶，长20—25厘米，小花密生，具短梗；苞片卵形，萼片5裂，花冠下部筒状；上唇瓣2裂，外被茸毛；下唇瓣3裂，内被茸毛。花瓣的底色为白色，上面间杂有深浅不同的黄、橙、红、紫、粉等色彩。雄蕊4枚，柱头线形。种子细小，寿命3—4年。花期7—8月（图13）。

2. 变种和品种 世界上现有优良品种已达数百个。按照花型可分为金鱼型和钟型两个品系。按照植株的高度可分为中秧（40—60厘米）、高秧（90—120厘米）和矮秧（20—30厘米）三个品系。

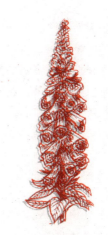

图13 金鱼草的形态特征

3. 习性 原产于地中海沿岸，具有一定耐寒能力，在我国南方可露地越冬。喜夏季比较凉爽的气候条件，怕酷暑，耐半阴，要求排水良好和疏松的培养土，耐轻碱。种子落地后可自行繁衍。

4. 繁殖和栽培 北方应在8月下旬播种，入冬前将花苗囤入冷室或冷床中，来年4月下旬栽入花池或上盆，6—7月开花。如果早春在室内播种，9—10月开花。江南地区秋播后，4—5月即可开花。

从国外引入的多倍体金鱼草大都是重瓣品种，结实困难，可采嫩枝扦插来繁殖花苗。

为生产鲜切花应进行温室栽培，主要在冬季供应花卉市场，可取得较高的经济效益。生产时应在夏末于室外播种，然后定植在花圃地上，秋凉后移入温室，白天保持22℃，夜间不低于10℃，元旦前后即可切取花枝出售。

5. 养护　为了增加花枝数量，对高秧和中秧品种应进行摘心，促使其腋芽萌发而抽生花枝。秋播的花苗来年7月花谢后如进行重剪，同时加强肥水管理，9月份又能再次开花。

6. 采种　金鱼草为异花授粉植物，品种间极易杂交。为防止品种混杂，采种母株应拉开距离栽种，或盆栽后隔离摆放。

2. 旱金莲（金莲花、荷叶莲）

1. 形态特征　为金莲花科多年生草本植物，因老株下部的叶片枯黄，开花部位上移，相当难看，因此应作为一二年生草花培养。

旱金莲的茎蔓细长，呈攀援状生长。地下主根肥大似块状。单叶互生，圆形似荷叶，有很长的叶柄和叶片中心相连，叶径约6厘米。花梗细长，自叶腋间抽生而出，左右各抽生一根，每根着花1朵；花瓣5片，扇形，下具瓣柄，花径5厘米左右，花萼5枚，在花梗先端的一侧长出一个长尾状萼筒，长约3厘米，先端渐尖。花色有紫、红、橙、黄和乳白，还有复色品种。果实抱拳状，内含大粒种子2—3枚，种子肾形，寿命2年。除盛夏季节外不断开花（图14）。

2. 变种和品种　常见的还有重瓣旱金莲以及直立生长，不具攀援性的矮旱金莲。

3. 习性　原产于南美的墨西哥和智利。喜

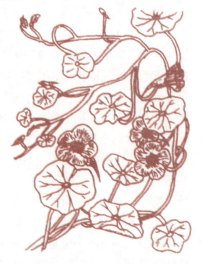

图14　旱金莲的形态特征

温暖湿润的气候，怕酷暑，盛夏多不开花。在阳光充足和疏荫环境下都能正常生长，在南方可露地越冬。要求排水良好和肥沃的土壤，怕水涝，土壤过湿叶片枯黄。北方冬季室内如有供暖设备仍能开花。

4. 繁殖和栽培　因属大粒种子，容易出苗。2月份于室内播种，5—6月即可开花；5月播种，秋季开花；9月份播种，元旦前后开花。除盆栽外，2月份播种的花苗可于4月下旬栽入庭院花池中，让它们成片开花。

5. 养护　盆栽时可吊盆陈设，也可用竹篾编成椭圆形拍子，将茎蔓牵引到拍子上。室内陈设时应摆放在明亮的地方，盆土应间干间湿，加强通风，否则易受蚜虫和白粉虱危害。

6. 采种　蒴果成后会自动脱落，应在果皮发白而尚未变干时采收。将果皮

晒干后不必脱粒，播时将整个蒴果播入土中，每穴可出苗2—3棵；定植时也不必分苗，这样的株丛显得相当丰满。

3. 四季报春花（四季樱草、鲜荷莲）

1. **形态特征** 为报春花科多年生宿根草本植物，但因一年生以上老株的株形松散，开花稀少，故多作一二年生草花培养。

报春花的株形小巧，株高超不过20厘米。地下具有块状茎，叶片自地下茎上簇生而出，具长柄；叶椭圆形，叶面有短毛。花梗自叶丛中抽生而出并超过叶面，每株可抽生4—6枝，每枝着花数朵并组成1—2轮。小花具苞片1枚，花萼漏斗状，花瓣5枚，花径约3厘米，有瑰红、粉红、淡紫等色彩。蒴果球形，5裂，种子细小。花期很长，室内栽培可从12月份开到翌年5月（图15）。

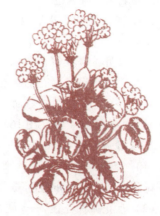

图15 四季报春花的形态特征

2. **变种和品种**

（1）大花变种花大，有纯白、深蓝、浅蓝、红、粉、肉红、紫红等许多花色品种。

（2）巨花变种是四季报春和同属的其他花卉的杂交后代，花型比大花变种还大。

3. **习性** 原产于我国西南山区，1870年传入欧洲，不断培育出许多优良品种。喜温暖，不耐寒，怕阳光暴晒和暑热。要求排水和通气性能良好的腐殖培养土，较耐水湿。冬季室温不低于10℃就能生长。

4. **繁殖和栽培** 8月下旬到9月上旬播种，除华南地区外，全国大部分地区在这个时候已开始转凉，幼苗不会因暑热枯萎。因种子极小，应严格按照微粒种子的播种方法操作，7—10天即可出苗。出苗后放在疏荫下养护，分2次间苗。幼苗长出2枚真叶时分苗栽入小盆，随着花苗的生长还要换2次盆，最后定植在15—16厘米口径的花盆中。

5. **养护** 上盆时可适当施入一些饼肥，尽量少施，以防烂根。生长旺季每隔10天追施一次稀薄液肥，蔽荫养护。10月中下旬移入室内，11月中旬应见一些斜射阳光，开花后背光陈设可延长花期。

养护中应控制水量，盆土不干不要浇水。经常松土，给地下茎创造良好的通气条件。

6. **采种** 种子入夏后开始成熟，因成熟期很不一致，故应随熟随采。种子的寿命短，应在当年播种；采收下来种子应放在凉爽的室内贮存度夏；种子的发芽率约60％左右。

4. 蒲包花（荷包花）

1. **形态特征** 为玄参科一年生草本植物。株高25—30厘米，全株有毛。叶卵形，先端尖，淡绿色。花序梗从叶腋间抽生而出，花梗顶端着花数朵。花形奇特，为膨大的囊状物；上唇瓣较小，直立生长，下唇瓣膨大似荷包，有乳白、黄、米黄、橙红等色彩，上面还布有紫红、红褐、橙红色的小斑点。花后结出蒴果，内含小粒种子，种子6—7月成熟，寿命2—3年。花期很长，可从元月一直开到4月（图16）。

2. **变种和品种**

（1）大花品种花径3—4厘米，花萼长4—6厘米，花色丰富，上面布满色斑。

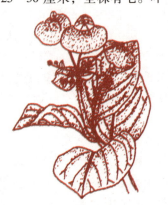

图16 蒲包花的形态特征

（2）多花品种花径2—3厘米，植株低矮，着花多；耐寒力强。

3. **习性** 原产于美洲南部。不耐寒，怕暑热，盛夏到来前种子成熟植株枯死。要求温暖湿润和通风良好的环境，冬季室温如能保持7—15℃就能生长。喜富含腐殖质的含沙培养土，通气透水性能必须良好，不得积水。

4. **繁殖和栽培** 9月上旬播种，最好用经日光消毒后的旧盆土，过筛筛细后按照小粒种子的播种方法下种，1周后出苗。出苗后应在疏荫下养护，加强通风，同时向地面洒水来提高空气湿度。

花苗长到2厘米后间苗2次，长出3片真叶时用腐叶培养土栽入微型花盆；以后随着花苗的生长再换二次盆，最后定植在16厘米口径的花盆中。

5. **养护** 养护过程中盆土应间干间湿，盆内一旦积水就会烂根。室内养护阶段要放在南窗附近，冬季多见一些斜射阳光；不要向植株上淋水，否则叶心就会腐烂。开花后应背光陈设，盆土不干透不要浇水，这样可大大延长观花时间。

6. **采种** 花期应进行人工授粉，否则不易结实。同时把蒲包状花冠摘掉，以防它们霉烂。注意通风降温，以防植株提早枯死。5月上旬种子陆续成熟，应逐个采摘以防脱落。

5. 彩叶草（老来少、锦紫苏）

1. **形态特征** 为唇形科多年生草本植物，但因老株松散、杂乱无章，茎秆下部的叶片脱落，相当难看，故多作一二年生草花培养。

一年生植株高约 30 厘米，幼时茎秆直立，四棱形，一年以后茎秆下弯，基部半木质化并且中空。叶形因品种不同变化多端，对生，圆形或卵圆形，有的品种在叶缘由齿锯变态成一轮圆形小叶；叶色有黄、红、紫、橙、绿、蓝等色，大都具有复色和杂色；叶质较厚，表面绒质状。花型碎小，无观赏价值。花后结出小坚果，种子寿命 5 年（图 17）。

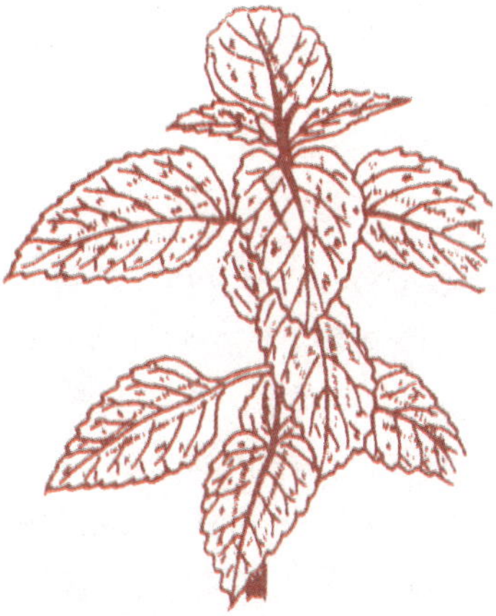

2. 变种和品种

（1）大叶型　植株高，叶片大，卵圆形，叶面凹凸不平，色彩丰富。

（2）彩叶型　叶型小，长椭圆形，先端尖，叶面平滑。有红、粉、橙红、黄绿、赭石和白底绿斑等叶色，并富于变化，相当绚丽。

图 17　彩叶草的形态特征

（3）皱边型　叶缘有裂和波皱并富于变化，好似叶缘上又长出一圈小小的叶片，叶色也相当丰富。一年生苗生长缓慢，特别适合盆栽。

（4）柳叶型　叶片细长似柳叶，叶缘具不规则的缺刻和锯齿，叶色不够丰富。

（5）黄绿叶型　叶片小，黄绿色，植株矮，分枝多。一年生苗生长缓慢，适合布置毛毡式花坛。

3. 习性　原产于印度尼西亚爪哇岛。喜温暖湿润的气候，在烈日下叶面粗糙，叶色发暗并失去光泽；在蔽荫处叶色也不鲜艳，以疏荫环境为好。不耐寒，当气温降到 12℃ 以下时开始落叶。对土壤要求不严，能在轻碱土中生长，忌大水大肥，否则节间伸长，叶片稀疏。

4. 繁殖和栽培　可播种也可扦插。发芽适温为 25—30℃，最好在 6 月上旬播种，并按照小粒种子的播种方法操作，经 2 次间苗后栽入小盆培养。如果用苗量不大，最好自二年生植株上采嫩枝扦插，蔽荫养护，在高温下半个月生根，成苗后淘汰老株，1—2 年更新一次。

5. 养护　为了使植株长得丰满，当株高达到 15 厘米时进行摘心，促使其萌生侧枝，以免成独秆。室内陈设时应放在阳台或南窗附近，让它们见些斜射阳光；庭院陈设时应适当遮荫。盆土应间干间湿，只要生长正常尽量不要追肥，以防徒长。冬季室温应保持 14℃ 以上，以防受冻死亡。

6. 采种　花后结出小坚果，坚果成熟后会自动脱落。因此，应在坚果下面的萼片变黄时将果穗剪下来，晾干后脱粒。如不采种，当花穗抽生后应尽早把它剪掉，这是因为，一旦开花结实，植株必将松散而降低观赏价值。

6. 锦葵（小熟季花、棋盘花）

1. 形态特征　为锦葵科二年生草本植物，株高60—100厘米。茎上被有粗毛，分枝少。叶互生，心脏形，直径7—13厘米，具长柄，叶缘有浅裂状钝齿。花数朵簇生于叶腋间，花径2.5—4厘米，花瓣5枚，先端内凹，有白、紫红、浅粉等色。种子肾形而扁平。花期5—6月（图18）。

2. 变种和品种　常见的有大花锦葵，株高120厘米，叶片的裂刻较钝；花型大，直径6—10厘米，色彩极为丰富。

3. 习性　原产于欧、亚暖温带地区。适应性强，较耐寒，怕暑热，盛夏季节生长停滞。对土壤要求不严，种子落地后能自行繁衍。

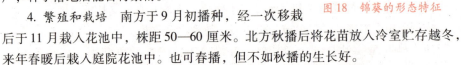
图18　锦葵的形态特征

4. 繁殖和栽培　南方于9月初播种，经一次移栽后于11月栽入花池中，株距50—60厘米。北方秋播后将花苗放入冷室贮存越冬，来年春暖后栽入庭院花池中。也可春播，但不如秋播的生长好。

7. 大花三色堇（蝴蝶花、鬼脸花）

1. 形态特征　为堇菜科一二年生草本植物。株高15—25厘米，全株光滑。分枝多。叶互生，基生叶卵圆形，茎生叶宽披针形，有钝圆锯齿或深裂。花梗细长，自叶腋间抽生而出，单花着生在花梗顶端，常下垂生长。花瓣5片，上面一片先端钝，下面花瓣有腺状附属物并向下延伸，状似蝴蝶。花径4—5厘米，在一朵花上有黄、白、蓝三色，花瓣中央还有一个深色的"眼"。蒴果椭圆形，三瓣裂，种子倒卵形，4—6月成熟，寿命2年。花期4—5月（图19）。

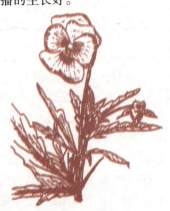
图19　大花三色堇的形态特征

2. 变种和品种　大花三色堇的品种繁多，大体分成以下2个类型：

（1）标准型　花冠近圆形，扁平而开展，花径5厘米以上，中央有一个明显的圆斑。

（2）新花型　花冠形态富于变化，色彩丰富并被有色斑、色晕或复色的镶边。

3. 习性　原产于欧洲西南部。喜夏季凉爽的气候条件，较耐寒，怕暑热，耐半阴。在炎热多雨的季节不能结实。要求肥沃湿润的沙质土，在干旱瘠薄的土壤中品种退化，也不能正常开花。种子落地后能自行繁衍。

4. 繁殖和栽培　8月下旬到9月上旬播种，在20℃左右的气温下10天左右出苗。花苗经一次移栽后，江南地区可露地越冬，北方需移入冷室越冬，来年晚霜过后出室定植，5月上旬即可开花。也可剪取根颈部位萌生出来的短枝做插穗，在夏初进行扦插，秋季开花。

在庭院中栽种前需精细整地并施入大量有机肥料，否则生长不良，开花稀少。华北地区可于4月上旬在花池中定植，株行距保持25—30厘米，起苗时多带土团，4月下旬即可开花。

5. 养护　三色堇耐半阴，在干燥的空气和烈日下开花不良，因此应适当遮荫，或栽在树下。栽后应保持土壤湿润，雨季注意排水防涝。

6. 采种　蒴果成熟前下垂生长，成熟后果梗翘起，待果皮发白后即可采收。第一批成熟的种子发芽率高，以后天气炎热，种子大都不能成熟。秋季开花后来不及结实。

8. 半枝莲（死不了、草杜鹃）

1. 形态特征　为马齿苋科一年生草本植物。株高仅10—15厘米，茎秆肉质多汁，上被疏细毛，肉质多汁。叶互生或散生，呈肉质小棍状，长约2.5厘米。花单生或簇生于枝顶，每枝着花1—4朵，花径2.5—4.0厘米，单瓣或重瓣；花瓣倒卵形，有白、紫、黄、红、粉、橙等色，还有复色和杂色。日出花开，日落闭合，阴天不开。花后结出蒴果，成熟后顶盖开裂。种子粒小、银黑色，寿命3—4年。花期6—10月（图20）。

2. 习性　原产于南美巴西。喜温暖和充足的阳光，在蔽荫处不能开花；不耐寒，要求疏松的沙质土，耐瘠薄和干旱，怕水涝。种子落地后能自行繁衍。

3. 繁殖和栽培　一般均直播入花盆或花池中，因种子粒小，撒种要少要匀，覆土要薄，播后1周即可出苗。因花期长，最好在早春播种，春、夏、秋三季开花不断。也可采嫩枝扦插，插后不需蔽荫，只要土壤湿润，带花扦插也能插活，故名"死不了"。

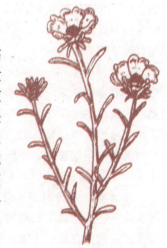

图20　半枝莲的形态特征

播种出苗后间一次苗，可裸根移栽在花池中，株距15—20厘米，让花枝铺满地面。栽前施些基肥，栽后不必追肥。

4. 采种　蒴果成熟后顶部开裂将种子弹出，应在蒴果老熟前采收；早熟和晚熟的种子具有同样的发芽率。

9. 虞美人（小种罂粟花、丽春花）

1. 形态特征　为罂粟科一二年生草本植物。株高40—60厘米，茎秆细弱，全身被有短刚毛。叶互生，羽状深裂，裂片披针形，叶缘具粗齿，多数叶片着生在分枝的基部。花单生，具长梗，未开时花梗弯曲，开花后直立。花瓣4枚，叶缘具浅波，花径5—6厘米，有白、粉、红、深红、紫红等色，多为复色，每朵只开1—2天；因花枝多，花期可达半个多月。蒴果杯形，顶部截平，种子褐色细小，寿命3—4年。花期5—6月（图21）。

2. 习性　原产于欧洲大陆的暖温带地区。喜充足的阳光，耐寒力强，怕暑热，夏季到来前完成开花和结实，伏天植株枯死。喜排水良好和疏松肥沃的沙质土；因属深根系植物，移栽不易成活。种子落地后能自行繁衍。

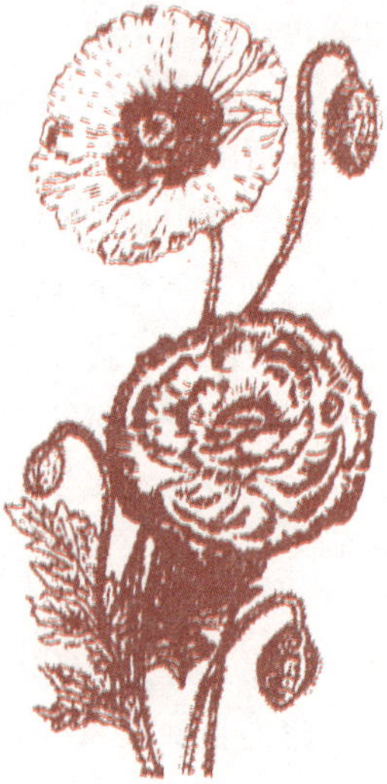

3. 繁殖和栽培　江南地区秋播后可在露地越冬，来年早春即可开花。北方冬季严寒，应在土壤结冻前播种。播后冬灌一次，来年春季出苗后间一次苗，株距保持15厘米。也可在早春土壤解冻后立即播种，但开花较晚，花期也短。

虞美人不耐移栽，要想先育苗，后定植，应播入纸筒，然后连纸筒一起栽入花坛。

4. 养护　栽种时应选通风良好、阳光充足的地点，以防病虫害发生。栽种时可少施一些基肥，生长期间不必追肥；土壤不可过湿，雨天排水防涝。虞美人忌连作，在同一花坛中不能连年种植。

5. 采种　在同一块圃地上种植的虞美人开花有早有晚，果熟期也不一致，应随熟随采，以免种子脱落。

图21　虞美人的形态特征

10. 紫罗兰（草桂花、香瓜对）

1. 形态特征　为十字花科一二年生草本植物，能长成亚灌木状，可作多年生培养，但老株的观赏价值不高。株高20—40厘米，全株被灰色毡状柔毛。叶互生，倒卵形，蓝灰色。小花密集着生在花梗上，花瓣4枚，花径2厘米，有白、紫、红等色彩，还有复色；有微香。角果棍棒状，种子上具白色膜翅，寿命4年。花期因品种不同而不同（图22）。

2. 变种和品种

（1）夏紫罗兰　为一年生草花，生长期100—150天，6—8月开花，早春播种。

（2）冬紫罗兰　为二年生草花，在江南可露地越冬；植株高，叶片大。花期4—5片，秋季播种。

（3）秋紫罗兰　为前两者的杂交种。既可在早春播种，8—9月间开花，又可在秋季播种，来年5月开花。

3. 习性　原产于欧洲南部，具有较强的抗寒能力，江南各省可露地越冬。怕暑热，夏花和冬花种盛夏季节枯萎死亡，秋花种夏季生长停止而处于休眠状态。喜充足的阳光，在蔽荫环境下无法正常生长。要求肥沃、深厚和湿润的土壤。

4. 繁殖和栽培　冬紫罗兰必须经过一段5℃以下的低温环境来度过春化阶段，否则不能开花。因此，华南地区或北方温室栽培时只能种夏紫罗兰或秋紫罗兰；长江流域可秋播冬紫罗兰在露地越冬。

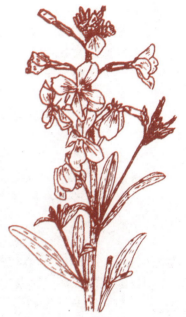

图22　紫罗兰的形态特征

紫罗兰的幼根被切断后再生能力很弱，因此，出苗后应尽早移栽，起苗时应带上完好的土团，裸根移栽不易成活。不论地栽还是盆栽都不要单株栽种，每盆或每穴应栽3株并呈品字形摆放，这样可长成圆浑的株丛。栽前应施入有机肥料。

5. 养护　生长期间应保持土壤湿润，切勿受旱，否则会影响开花。抽生花茎前应追施2次液肥，以增加着花数量。

6. 采种　重瓣品种的观赏价值高，但其雌雄蕊大都瓣化成了花瓣而失去了生殖能力，不能结实。但在重瓣花的植株上也有少量单瓣花，能够结实，采种时可把它们采下来，播种后有70%的花苗可开出重瓣花。

紫罗兰的角果成熟后不开裂，因此，不必提早采收。

11. 石竹（草石竹）

1. 形态特征　为石竹科多年生草本植物，但在北方宿根在土壤中不能安全越冬；南方越冬的宿根来年萌蘖也很弱，因此，多作为一二年生草花培养。

株高20—40厘米，茎簇生而细弱，株丛外围的茎秆常铺散下垂。叶对生，线状披针形，基部抱茎。花着生于枝顶，单生或数朵聚生；花瓣边缘具明显的三角形齿裂，单瓣或重瓣，有红、紫、白、粉等色彩，还有复色或杂色；花瓣5枚，花径约3厘米。蒴果矩圆形，4瓣裂；种子扁圆，寿命3—5年。花期5—9月（图23）。

2. 变种和品种

（1）羽瓣石竹 花瓣先端的裂刻深达花瓣的1/3左右，裂刻呈条形扭曲状，花型大。

（2）锦团石竹 花型大，直径约5厘米，重瓣；花瓣先端齿裂状，色彩艳丽。

（3）矮石竹 株高约15厘米，花径较小，有单瓣也有复瓣。

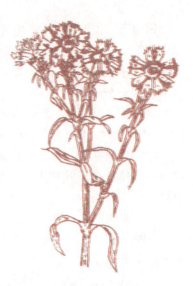

图23 石竹的形态特征

3. 习性 原产于我国。耐寒力强，地下宿根在华北以南地区可露地越冬。不耐暑热，盛夏季节常常脱叶。要求肥沃、湿润和疏松的土壤，盆栽时以腐叶土为好。耐盐碱，怕水涝；喜充足的阳光和通风良好的环境。

4. 繁殖和栽培 9月初进行盆播育苗，长出4片真叶时移栽一次。北方入冬后囤放在冷室中。如果冬季室温高，也可在元月播种，经2次间苗后起苗栽入小盆，换入大盆培养，5月开花。

清明前后脱盆定植在庭院。长江流域秋播后可于11月在庭院中定植，来年早春即可开花；东北和西南夏季无酷暑的地区，可于4月份直接播入露地花池中，秋季开花。

还可剪老本植株上的充实枝条，截成6厘米长一段，插入素沙，入土深3厘米，放在蔽荫处养护，15—20天生根。栽前应施入有机肥料，以防因土壤瘠薄而引起品种退化，株行距保持30—40厘米。

5. 养护 春季花谢以后可让它们继续生长；夏季如果叶片枯黄，可将地上植株剪掉，停止浇水，迫使地下宿根休眠；立秋后灌一次透水，又能抽生新枝新叶于秋季开花。

盆栽时应栽入30厘米口径的大盆，放在庭院或阳台上，让它们充分见光；开花前半个月追肥2次。如想保留老本，入冬后剪掉地上茎秆，放在冷室或楼道内，来年早春翻盆换土，又可开花。

6. 采种 石竹容易杂交授粉，为保持某些优良品种的性状，不同品种间应拉开距离栽种。如果将多品种混栽在一起，其杂交后代的花型和花色可能更加丰富多彩。

春季开花后，6月份种子陆续成熟。蒴果成熟后会自动裂开而散出种子，雨水渗入蒴果也容易发霉，因此应随熟随采。

12. 福禄考（草夹竹桃、小洋花）

1. 形态特征　为花葱科一二年生草本植物。株高15—45厘米，茎直立呈簇状生长。叶对生，卵圆至阔披针形。花聚生在枝顶，花冠5浅裂，花径2.5厘米，以红色和玫瑰红色为主，还有白、蓝、粉、紫等品种。蒴果圆形，种子倒卵形，寿命1年。花期因品种不同有早有晚，多为5—6月和7—8月（图24）。

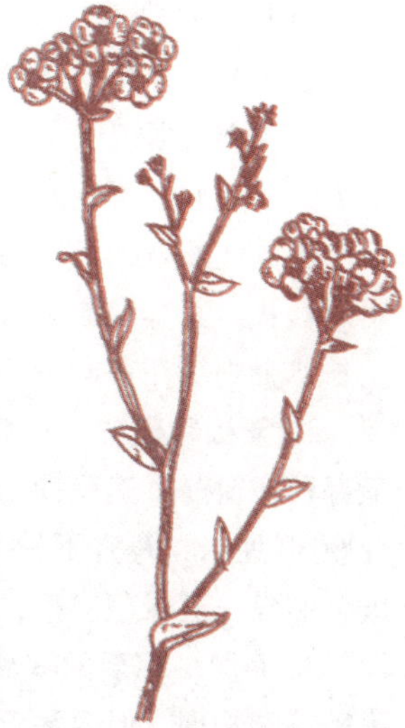

2. 变种和品种

（1）圆瓣种　花径圆形，裂片宽大。

（2）星瓣种　花冠的每枚裂片又分三裂，中央的裂片长，两侧的裂片短，花冠似星状。

（3）须瓣种　在花冠的边缘有许多细齿，呈须状。

（4）放射种　花冠裂片呈阔披针形，先端尖，似5条放射线。

3. 习性　原产于美国南部。喜春、秋温暖，夏季凉爽的气候，怕暑热，较耐寒。喜充足的阳光，连日阴雨生长不良，开花稀少。要求排水良好和疏松肥沃的土壤，忌盐碱和水涝。

图24　福禄考的形态特征

4. 繁殖和栽培　9月上旬播种，发芽适温为20℃；种子发芽率仅40%左右，应适当加大播种量。出苗后间一次苗，北方入冬后放在冷室或冷床囤放，来年土壤解冻后定植。南方可于11月上旬带土团将花苗成墩起出，每墩4—6株，栽入花坛中。冬季如果室温高，也可在2月份播种。

福禄考的株丛稠密，开花又多，定植前应施入大量有机肥料；株距不得小于30厘米，否则容易脱叶。

5. 养护　定植后应保持土壤湿润，雨季注意排水防涝。春季栽种的花苗入夏后茎秆下部的叶片常枯黄脱落，如果雨水过多，根系常会腐烂。如果为了秋季观花，可在7月初剪春栽植株上的嫩枝扦插，生根后先栽入小盆，8月下旬定植或栽入大盆，供国庆节观花使用。

6. 采种　蒴果的成熟期很不一致，成熟的蒴果会自动裂开将种子散出。因此，应在大部分蒴果发黄后将花枝剪下来晒干脱粒。

13. 茑萝（游龙草、锦屏松）

1. 形态特征　为旋花科一年生蔓性草本植物。茎蔓纤细，具缠绕攀援性能，长达4—8米。叶互生，羽状细裂，形似鸟羽。花序腋生，每序着花数朵，花冠高脚碟状，长约2.5厘米，口径约1.5厘米，具细长的花筒，向上扩大成五角星状，鲜红色。蒴果长卵形，内含种子3—4粒，种子寿命4年。花期7—10月（图25）。

2. 习性　原于于南美热带地区。喜充足的阳光和温暖的气候，不耐寒，怕霜冻。对土壤要求不严，在肥沃的土壤中生长特别旺盛。因属直根系植物，不耐移栽。其茎蔓必须攀援在其他物体上才能正常生长，否则绞在一起不能正常开花。

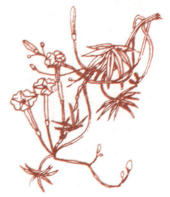

图25　茑萝的形态特征

3. 繁殖和栽培　4月份直接点播在庭院花池中，最好种在窗前，然后向房檐上拉上绳索供茎蔓攀援；或种在篱垣、棚架的两侧，株距30厘米，每穴下种3粒。还可播入深盆，放在阳台的南口，让茎蔓延绳索攀援，形成一道绿色屏障，夏季可防暑降温。

4. 养护　茑萝的茎蔓很长，需要充足的水分，一旦受旱就会枯梢。生长期间不需特殊管理，但要注意排水防涝。

5. 采种　茑萝是随着茎蔓的生长，自下而上逐渐开花的，因此，种子成熟期很不一致，从8月份开始种子陆续成熟，应随熟随采。当年的种子落地后，来年可长出许多花苗，可在长出2片真叶时带土团移栽定植。

14. 雁来红（老来少、彩色苋）

1. 形态特征　为苋科一年生草本植物。株高1米左右，分枝少，主茎秆直立粗壮，上有纵沟，绿色至紫红色。叶互生，卵状披针形至长椭圆形，入秋以后茎秆顶端的1—2枚叶片先变成浓红，叶片中央出现粉红色斑块，下部叶片也渐次变色。穗状花序自叶腋间抽生而出，雌雄异花，雄花着生在上部，雌花着生在下部。胞果圆形，顶部裂开后露出种子。种子粒小，黑色油亮，寿命4—5年。花穗无观赏价值，8—10月观赏彩色

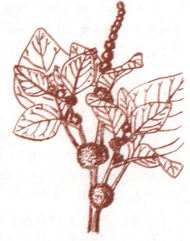

图26　雁来红的形态特征

叶片（图26）。

2. 变种和品种

（1）雁来紫　株高可达160厘米，茎叶均为暗紫色，秋凉后嫩叶变成艳丽的瑰红色。

（2）雁来黄　茎、叶绿色，入秋后顶叶变成亮黄色。

（3）锦西凤　幼时叶片基部暗褐色，入秋后顶叶下半部分呈红色，上半部分变成黄色，叶尖绿色，十分艳丽。

3. 习性　原产于亚洲热带。喜湿润、向阳和通风良好的环境。对土壤无严格要求，如用加肥培养土栽种，秋后叶色更加艳丽；在轻碱土中也能生长，不耐旱。

4. 繁殖和栽培　5月上旬进行盆播，覆土要浅，并应保持湿润，出苗迅速而整齐。长出真叶后间两次苗，再分苗移栽一次；长出4片真叶时起苗定植。

雁来红植株很高，秋凉前没有什么观赏价值。因此，多进行盆栽，经2次换盆后，最后定植在40厘米口径的大盆中，不要一开始就栽入大盆，否则下面的叶片容易脱落。

5. 养护　上盆后随着茎秆的加长生长，应及时抹掉侧芽，仅保留一根主茎。如用加肥培养土上盆就不必追肥。注意防风，以防叶片破损。

6. 采种　雁来红为自花授粉植物，品种间不用隔离。植株下面抽生出来的花穗种子先熟，成熟后胞果开裂，种子容易散落，应在苞片变黄时及时采收。

15. 百日草（步步高、百日菊）

1. 形态特征　为菊科一年生草本植物。株高50—90厘米，茎直立粗壮，表面粗糙，上被短毛。叶对生，基部抱茎，卵圆至椭圆形，长4—10厘米，宽2.5—4厘米，上被短刚毛。花头顶生，由多轮舌状花组成，有黄、红、白、紫等花色，筒状花集中在花盘中央。舌状花和筒状花都能结实，瘦果广卵形。种子于8—10月成熟，寿命3年。花期6—10月（图27）。

2. 变种和品种　百日草品种繁多，大体上可分为以下几个类型：

（1）大花重瓣型　花径12厘米以上，重瓣。

（2）纽扣型　花径仅2—3厘米，呈球型。

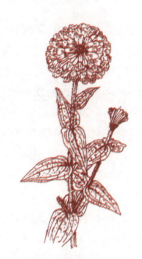

图27　百日草的形态特征

(3) 鸵羽型 舌状花瓣条形并旋转扭曲。

(4) 大丽花型 舌状花瓣先端卷曲。

(5) 斑纹型 舌状花瓣具不规则的复色条斑和斑块。

(6) 矮秧型 株高40厘米以下。

3. 习性 原产于墨西哥。性强健,适应性强,根系深。喜阳光,在深厚肥沃的土壤中生长良好。怕暑热,生长适温为15—30℃,因此,适合北方栽培。

4. 繁殖和栽培 4月中旬播种,7天后苗可出齐。如果播得早,出苗后气温降到15℃以下幼苗则停止生长,以后始终生长不良。苗高5—8厘米时移栽一次,5月下旬栽入庭院花池或栽入大盆。地栽时,高秧品种株距50厘米,中秧品种40厘米,矮秧品种30厘米。

5. 养护 百日草的主枝枝顶首先开花,以后逐节抽生侧枝,侧枝枝顶陆续开花。由于开花数量多,拉的时间长,因此,应加强肥水管理。盛夏季节生长停止,不要追肥,但要保持土壤湿润。

矮秧品种适合盆栽,因侧枝抽生的能力弱,故应反复摘心,促使侧枝抽生,才能增加花头数量。

6. 采种 在同一花头,各部位瘦果的成熟期很不一致,先熟的种子遇到雨水会在花盘上自然萌发。应在外轮花瓣开始干枯、中轮花瓣开始褪色时采收;把花头剪下来晒干,搓掉杂质收藏。

16. 万寿菊(臭芙蓉、蜂窝菊)

1. 形态特征 为菊科一年生草本植物。株高60—90厘米,茎直立而粗糙。叶对生,呈羽状分裂,叶裂披针形,叶缘有齿,锯齿尖上有短芒。花头顶生,黄色至橙黄色,多为重瓣,花径5—6厘米,花梗粗壮;舌状花瓣边缘呈波浪状。瘦果黑色,顶端有冠毛,种子寿命4年。花期6—10月。全株有一股特殊的气味(图28)。

2. 变种和品种

(1) 按花色可分为黄、柠檬黄、橙黄和橙红色品种。

(2) 按株高可分为高秧种(90厘米)、中秧种(60—70厘米)、矮秧种(30—400厘米)。

(3) 按照花型可分为蜂窝型、散展型和卷钩型品种。

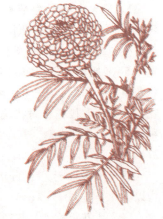

图28 万寿菊的形态特征

3. 习性　原产于墨西哥。生长健壮，适应性强。喜温暖和充足的阳光，不耐寒，耐暑热，经得起早霜侵袭。对土壤要求不严，相当耐旱。

4. 繁殖和栽培　4月上旬盆播育苗，出苗整齐，生长快。经一次间苗栽入庭院花池中。也可在6月中旬剪侧枝扦插，容易生根，扦插苗成活后30-40天开花。

定植株距因品种不同而异，高秧种40厘米，矮秧种30厘米。

5. 养护　万寿菊对肥水无严格要求，栽前可少施一些基肥，以后不必追肥。土壤不特别干旱也不必灌水。夏季花谢后可剪掉花枝，立秋以后在新生侧枝的枝头又能开花。

6. 采种　为防止天然杂交而发生变异，在夏初开花后应选择优良单株，剪取它们的侧枝扦插，成活后栽入花盆单独培养，秋后可采到纯正的种子。

夏季开花后天气炎热，种子大都不能充分成熟，到了雨季还容易发霉腐烂，因此，应在秋花上采种。10月份种子成熟，当舌状花瓣干枯失色，总苞由绿变黄，花梗尚青时，即可剪采花头晒干脱粒。

17. 金盏菊（黄金盏、长生菊）

1. 形态特征　为菊科一二年生草本植物。株高30—50厘米，全株疏生细毛。叶互生，长圆至倒卵形，叶缘有不明显的小齿，叶基抱茎。头状花序单生在粗壮的花梗上，花头直径4—8厘米，舌状花和筒状花均为黄色。瘦果外形多变，种子寿命3—4年。花期4—9月（图29）。

2. 习性　原产于欧洲南部。生长健壮，适应性强，具有一定的耐寒能力，在江南地区秋后播种可露地越冬。不耐暑热，盛夏季节生长停止。在东北、西北和云贵高原自春至秋开花不断；在南方夏季有时会枯萎死亡。对土壤要求不严，耐瘠薄和干旱，在肥沃的土壤中开花繁茂。

3. 繁殖和栽培　9月中旬播种，长出3枚真叶时移栽一次。江南地区可露地越冬，春节后定植；北方需囤入冷室或冷床越冬，4月上旬定植；也可在2月份于室内播种，5月份开花。

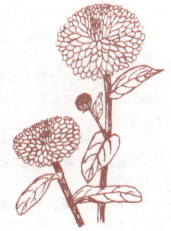

图29　金盏菊的形态特征

4. 养护　如果想让万寿菊在秋季再次开花，春花开败后应剪掉花枝，8月中下旬追肥2次。如果用来生产切花应进行摘心，促使其抽生侧枝来增加着花数量。

5. 采种　盛夏伏天种子成熟，这时雨水转多，花头败谢后如果连日阴雨容易腐烂，因此，应在雨季前采收。当花盘边缘的瘦果开始发黄、中心的瘦果仍然发绿时即应采摘，否则容易脱落。这时采下来的种子虽有一半以上未熟，可通过加大播种量来解决。

18. 麦秆菊（贝细工、腊菊）

1. 形态特征　为菊科一年生草本植物。株高50—90厘米，分枝多，表面粗糙。叶互生，条状披针形，无叶柄。花头着生在主、侧枝的顶端，花径3—6厘米；苞片多层，内层苞片伸长似花瓣，呈覆瓦状排列。内含硅酸，呈干燥的膜质状。具光泽，有白、粉、橙、红、黄等多种色彩。花盘中没有舌状花，只有黄色细小的筒状花聚生在花盘中央，彩色花瓣实际上是花的苞片。瘦呆小棍状，有四棱，9—10月成熟，种子寿命2—3年。花期9—10月（图30）。

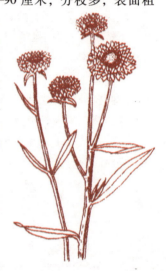

图30　麦秆菊的形态特征

2. 变种和品种

（1）重瓣大花种　花型大，花头墩厚，苞片层次多。

（2）帝国贝细工　是目前时新的一个栽培变种，又分高秧（90—150厘米）、中秧（50—80厘米）和矮秧（30—40厘米）三个品种。

3. 习性　原产于澳大利亚。不耐寒，怕暑热，喜阳光。要求湿润和排水良好的湿润土壤。在肥力充足的情况下开花虽多，但花色不艳。盛夏季生长停滞而处于半休眠状态。

4. 繁殖和栽培　4月上旬在室外播种，或于2月上旬在室内盆播，经1次移栽后分苗定植或栽入大盆。栽前应施入有机肥料，以后不再追肥。栽植株距不小于30厘米。

5. 养护　不需要特殊管理，但需保持土壤湿润。花头上的瓣状彩色苞片本身就处于干燥状态，将花头切取下来晾干后不但花形不变，色彩也不减褪，是制作干花的优良材料；不但可以插设观赏，还可把众多的花头密聚地排放在一个小竹篮内制作成干花花篮，3—5年内不会变质破损。

6. 采种　采种时应采色彩深的花头：在棕色和酱红色的花头中应采酱红色的花头，在红色和玫瑰红色的花头中应选玫瑰红色的花头。采种应在清晨进行，中午日照强烈，空气干燥，瘦果容易散落。

落叶宿根草本花卉

1. 菊花（九花、黄华、秋菊）

1. **形态特征** 为菊科落叶宿根草本植物。株高50—120厘米不等，全株疏生柔毛。根为须根系，白色至褐色。茎多直立，有的匍匐生长，常长成亚灌木状，有纵棱，绿至褐色。叶互生，具较大的锯齿和缺刻；叶形因品种不同变化多端，叶柄粗壮，托叶或有或无。头状花序单生或数朵聚生于枝顶，花头外围为舌状花，相当于花瓣，花盘中央为筒状花，相当于花心；花头直径小的2—3厘米，大的可达30—40厘米。色彩极为丰富，除没有黑色品种外，几乎包罗了世上所有的色彩。筒状花授粉后结出瘦果，种子含在里面不能与果皮分离，果熟期12月到来年2月，种子寿命3—5年。花期9—12月，还有6—7月间开花的夏菊。

2. **变种和品种**

（1）按照花头的大小可分为大菊系（18厘米以上）、中菊系（9—18厘米）、小菊系（9厘米以下）。

（2）按照植株的形态可分为直立型（多为中菊和大菊系品种）和匍匐型（多为小菊系品种）。

（3）按照花期早晚可分为夏菊（6—7月开花）、早菊（9—10月开花）、秋菊（10—11月开花）和寒菊（12—1月开花）。

菊花的品种极多，我国就拥有大菊系菊花品种上千个。按照花型大体上可分为单瓣型、球型、圆盘型、毛刺型、托桂型、卷散型、飞舞型、松针型、莲座型、丝发型、垂珠型、芍药型、翎管型、荷花型、龙爪型、鹰爪型等等。

3. **习性** 原产于我国，至今已有2500多年的栽培历史。喜阳光充足，秋季凉爽，冬季无严寒的气候条件，要求地势高燥和通风良好的环境以及富含腐殖质、肥沃而又疏松的中性土壤，较耐旱也耐轻碱。菊花的绝大部分品种都是短日照植物，只有在日照时间缩短到14个小时以下时才能分化花芽，因此，立秋后才能开花。

4. **繁殖方法** 在专业园林培养艺菊中的菊树时，是用黄蒿或青蒿做砧木进行嫁接；在杂交育种时应按照小粒种子的播种方法进行播种；家庭培养菊花均进行扦插。

菊花的再生能力强，不论采茎段还是带有腋芽的叶片均可插活，而以脚芽扦插最便捷，不但成活率高，花苗生长也比较健壮。

扦插时应在花期采靠近盆边滋生出来的拖头脚芽，这种脚芽拱出土面后小叶相互抱合而不立即展开。采芽时用小刀插入盆土将它们与主根相连的部位切开，不要向外拉扯，以免脱皮而降低成活率。

扦插基质最好用旧盆土或不加肥的培养土。采下来的脚芽如果过长或带有根系，应当把下部分切掉，让它们重新生根，使扦插苗得到彻底更新。扦插不要过深，以2.5厘米为宜，以防腐烂。

扦插时应使用小盆，每盆只插一个品种，并插设品种标牌。插后把水浇透，放在不结冻的冷室，保持10℃左右的低温，让它们慢慢生根。

5. 栽培和养护　菊花的栽培和养护因栽培形式不同而不同，常见的栽培形式有独本菊、多朵菊、大立菊、悬崖菊、菊树、小菊盆景和案头菊等。家庭培养的菊花大都是独本菊、多朵菊和案头菊，现将它们的栽培方法和养护要点分述如下：

（1）独本菊　又叫标本菊。它以大菊系中的优良品种做栽培材料，在一盆之中只栽培一根茎秆而形成独本，上面只开一个花头。这种栽培形式能充分显示该品种的优良特征。如果栽培得法，一个花头铺开的直径可达30厘米以上，是菊花展览会上的主要参赛形式，特别适合在家庭居室内陈设。

要想养好独本菊，应按照以下4个步骤进行：

●冬存　每年秋末冬初菊花盛开时，选花型端正，生长健壮的植株做母本，挖掘盆边滋生出来的抱头脚芽做繁殖材料，用旧盆土或面沙插入小盆，每盆可插数枚脚芽。插后把水浇透，放在阳光充足的室内，待萌发新根后再移到不结冻的冷室或楼道贮存。以后每周检查一次盆土的干湿情况，可干透不要浇水，室温不要超过6℃，让菊苗停止生长，在半休眠状态中度过冬季。

●春种　3月下旬到4月初把冬存的扦插苗取出来，用沤制好的腐叶土（最好是柳叶土）分别栽入18厘米口径的花盆中，每盆栽1棵，放在阳光充足的地方养护。

从5月上旬开始，每隔10天追施一次油粕水等有机肥液。随着茎秆的加长生长，尽早把叶腋间萌生出来的腋芽抹掉，不让它们抽生侧枝；待茎秆长到50厘米左右时把先端的生长点掐掉。摘心后茎秆就不再加长生长了，从而促使根标上的不定芽萌发而抽生脚芽。这时应追施1—2次磷酸二氢钾500倍液，促使脚芽加粗生长，待脚芽长出5厘米左右时，保留靠近盆边的1枚粗壮脚芽，将其余的全部挖掉。

●夏定　到了夏季，用保留下来的那枚脚芽来更新植株，叫做夏定。夏定的具体时间应根据不同品种花期的早晚来灵活掌握；早花种应在7月上旬进行，中花种应在7月中旬进行，晚花种应在7月下旬进行。

夏定的具体做法是：当春种后长出并保留下来的那根脚芽苗长到15厘米左右时，将根团从花盆中脱出来，拌掉外围泥土，只保留护心土，同时修剪外围老根。然后用加肥培养土重新栽入20—24厘米口径的花盆中。

上盆时，先在盆底垫上少许培养土，厚度不超过2厘米，然后把脚芽苗扶直放在花盆中央，让冬存时由扦插苗长成的那根老茎秆斜靠在盆边上，暂时不要把它剪掉，用它做辅养枝。填土时只填至盆深的1/3，把根颈部位埋住即可，墩实后浇水（图31）。

夏定时暂时保留冬存后长出的那根老茎秆的目的是利用它的叶片继续制造碳水化合物，一方面可促使地下部分尽快长出新根，同时可保持原来老根的生命力，防止它们枯萎死亡。如果夏定时把老茎秆剪掉，会突然减少一倍以上的叶面积，盆土一旦积水就会烂根。

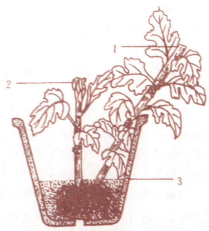

图31 独本菊夏定时的栽种方法
1. 冬存后长出的老茎秆；
2. 春种后长出的脚芽苗；
3. 第一次填土深度

夏定20天后填第二次土，仍用加肥培养土填至盆深的2/3。这时新根已经长成，可把盆边的那根老茎秆剪掉。再过20天填第三次土，上面留沿口2厘米，以便浇水。分三次填土的目的在于形成老、中、青三段根，如果一次把土填满，埋入土中茎秆的上部、中部和下部会同时萌生新根，前期虽然生长旺盛，到了孕蕾阶段这些根系会同时老化，吸收能力会大大减弱，茎秆虽然长得很高，但花头不大。

●秋养　立秋以后经夏定更新后的植株基本上完成了营养生长阶段，开始分化花芽，这时应当用小刀把叶腋间长出的腋芽逐个剔掉，防止它们抽生侧枝。每隔1周追施一次液肥，最好用麻酱渣水和磷酸二氢钾500倍液间隔施用；每次追肥前松一次土。盆土应间干间湿，盆下最好垫砖或倒置花盆，以防雨天盆内积水，否则茎秆下面的叶片会枯黄脱落。在正常情况下，茎秆顶端除了孕育一枚中央主蕾外，两侧还能抽生2—3枚副蕾，应分2次把副蕾剥掉。这样做的好处是：一旦中央主蕾受损，可用第一次剥蕾后保留下来的那枚副蕾来代替主蕾开花。

剥蕾后，应挑选和茎秆粗细相差不多的苇秆做支撑材料，刷上绿漆，紧贴茎秆插入盆土。苇秆的高度应超过植株，用塑料绳分几道将茎秆绑在苇秆上进行裱扎。花蕾透色后花梗就不再加长生长了。这时再紧贴花盘的底部把苇秆的先端剪掉，让秆头顶在花盘下面，再把花梗和苇秆绑在一起，以防花头过大而折断。

花头展开后应搬入通风良好的室内背光处陈设，尽量少浇水。如果发生蚜虫可喷布溴氰菊酯1000倍液，不会伤害花瓣。

(2) 多朵菊　选大菊系中花头较小的品种做栽培材料，在一盆之中栽苗1棵，通过摘心促使腋芽萌发而抽生侧枝，每枝开花1朵，每盆开花数朵。常见的有三本菊和景菊，前者开出3个花头，后者开出9个花头，主要供庭院和厅堂陈设，也可用来生产切花。

●三本菊　清明节前后取出冬存的菊苗，用加肥培养土分别栽入20厘米口径的花盆中。待茎秆上长出3片叶子时进行摘心，促使下面叶腋间的腋芽充分发育，让它们抽生出3根茎秆，同时加强肥水管理。待侧枝长到15—20厘米时翻盆换土，脱盆后抖掉外围宿土，同时修剪老根，然后用加肥培养土栽入25厘米口径的花盆中。

换盆后根系得到更新，盆土面积扩大，生长必然旺盛。立秋以后顶芽开始分化花芽，这时应抹掉茎秆上的全部腋芽，花蕾显现后剥掉副蕾。同时加强肥水管理，每隔1周追肥一次，将油粕水和磷酸二氢钾500倍液间隔施用，同时裱扎3根苇秆来支持花头，从而养成三本菊。

●景菊　它是在三本菊的基础上再次摘心，从而长出9根茎秆，每棵开出9个花头，因此，又叫做"三权九顶菊"。

景菊的花枝比三本菊多2倍，因此，春种应提早进行。3月中旬前把冬存的菊苗取出来，用加肥培养土先栽入20厘米口径的花盆中。当植株长到15厘米时第一次摘心，促使下面腋芽萌发抽生出3根一级侧枝。当一级侧枝长到15厘米左右时翻盆换土，上入25厘米口径的花盆中；生长10天后进行第二次摘心，促使一级侧枝上的腋芽萌发并抽生出9根二级侧枝，随着换入30多厘米口径的大花盆中，从而长成9根花枝。

立秋以后花芽开始分化，应及时抹掉二级侧枝上的腋芽，孕蕾后尽早剥掉副蕾。由于花枝多，花头不会长得很大，因此，不需要裱扎。

(3) 案头菊　这种艺菊的株高仅20—30厘米，并用小盆栽种，特别适合在窗台、案头或博古架上陈设，又叫矮化菊。具体做法有以下3种。

短截茎秆法　为了压低植株的高度，在立秋前对独本菊的茎秆进行截短，然后利用剪口下面的腋芽萌生出来的新枝来代替老茎秆开花。由于新枝抽生不久就进入了短日照环境，其顶芽很快就能分化花芽而孕蕾，新枝也就不再加长生长了，因而大大降低了植株的高度，花头也相应变小。与此同时还应控制肥水来减少茎秆的生长量，从而达到矮化的目的。

药剂处理法　用多效唑来处理独本菊可使植株矮化。多效唑是一种抑制茎秆加长生长的有机试剂，从8月中旬开始，每隔15天向植株上喷布一次每升20微升的多效唑溶液，也就是在1000毫升水中只溶入0.02克多效唑，共喷3次，可使植株变矮，不会影响花头质量。

推迟定植期　6月上旬自菊花老本的盆株上采脚芽扦插，15天后分苗栽入15厘米口径的小盆中，只给它们2个半月的营养生长时间。9月份花芽开始分化，然后孕育花蕾并开花，这样的植株一般不会超过40厘米。

2. 鸢尾（蝴蝶兰、铁扁担）

1. 形态特征　为鸢尾科落叶宿根草本植物。地下具粗壮的根状茎，上面有节，多分枝。植丛高40—60厘米，叶丛生，直立挺拔呈剑形，外层的叶片短窄，中间的叶片宽长，基部抱合叠迭生长。花梗自叶丛中抽生而出，和叶片等长，每枝着花1—4朵，花蓝紫色，花被6片，基部联合呈筒状；外3片大，上部翻卷并具鸡冠状皱折；内3片小，呈拱形。蒴果长圆柱形，3—6棱，内含数粒种子，深褐色。花期5月上旬（图32）。

2. 习性　原产于我国华中和西南地区的高山上。耐寒能力强，地下宿根在东北和西北寒冷地区均能安全越冬。花芽是由地下根状茎先端的生长点在9—10月间分化而成的，来年春季萌发后抽莛开花。对土壤要求不严，在排水良好和适度湿润的土壤中生长良好。不耐阴，地下根茎扩展能力强，株丛会逐年扩大。

3. 繁殖方法　以分株繁殖为主，每隔3—4年必须分栽一次，否则株丛会长得过于稠密而影响开花。春、秋两季均可分株，寒冷地区应当在春季分株。分割地下根茎时，每个分割单位上都必须带有2—3个新芽。大量繁殖时也可将根状茎分割成小段，插入素沙中，待不定芽萌发后再进行移栽。还可播种育苗，3年以后才能开花。

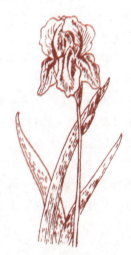

图32　鸢尾的形态特征

4. 栽培和养护　鸢尾适合在轻碱土中生长，在酸性土中生长不良，因此，在江南地栽时撒施石灰来中和土壤中的酸。室外定植时株距不得小于50厘米；栽前施些基肥，以后不必追肥。

鸢尾也可盆栽供元旦或春节观赏。盆栽时于10月底将株丛挖掘出来分割上盆，这时根茎上的花芽已分化完成。放在阳光充足的室内，夜间室温不得低于10℃，天黑后用电灯补光5小时，1—2月间即可开花。

还可通过冷藏处理的方法来改变花期。3月上旬土壤解冻后把地下根茎挖掘出来，装入纸箱，放在冰箱内，保持0—3℃的低温进行贮藏。要想让它们开花，可提前70—80天取出来上盆栽种。

3. 蜀葵（熟季花）

1. **形态特征** 为锦葵科落叶宿根草本植物。茎秆直立，株高可达3米，全株密生短毛。叶互生，表面起皱而粗糙，心脏形，具5—7浅裂，叶柄长，基生托叶2枚。花单生于叶腋间，好似贴在茎秆上生长；花径10厘米左右，有单瓣也有重瓣，花色有白、黄、粉、红、紫等，还有复色品种。蒴果扁圆形，种子圆片状，呈轮状紧密排在一起，成熟后灰褐色。花期6—8月（图33）。

2. **变种和品种** 按照花型可分为单瓣品种和重瓣品种。还有一种丛生品种，它们的植株低矮，多不超过1.4米，丛生性强，花枝多，多为单瓣花，但色彩丰富，花期长，盛夏季节仍开花不断，适合成行成片栽种。

3. **习性** 原产于我国。耐寒力强，地下宿根可在北方露地越冬。要求充足的阳光，耐暑热，怕水涝，对土壤无严格要求。

4. **繁殖方法** 可播种，也可分株和扦插。种子9月间成熟后立即播种，1周后出苗，经一次移栽后定植，来年即可开花。扦插时采地栽植株基部萌生出来的根蘖做扦插材料，插穗长8—10厘米，插入素沙，蔽荫养护，生根后定植。

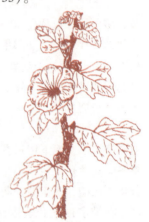

图33 蜀葵的形态特征

5. **栽培和养护** 定植后不需特殊管理。生长3—4年后开始衰退，开花不良，最好2年重栽一次；雨季注意排水防涝。矮秧丛生品种也适合盆栽，但需栽入大盆，每年早春翻盆换土，如果肥力充足，开花也相当繁茂。

4. 荷苞牡丹（铃儿草、兔儿牡丹）

1. **形态特征** 为罂粟科落叶宿根草本植物。地下具根状茎，株高40—60厘米。叶对生，为三回羽状复叶，有长柄，小叶具缺刻，上被白粉，和牡丹叶片相似。小花排列在枝顶的细长总梗上，总梗下弯呈拱形，每穗状花10朵左右；苞片2枚，花被4片分内外二层，粉红至鲜红色，内花被细长，白色。蒴果细长，种子细小有冠毛。花期5月（图34）。

2. **变种和品种** 在同属花卉有15种，如缝毛荷苞牡丹、大花荷苞牡丹、加拿大荷苞牡丹、奇妙荷苞牡丹等，都具有很高的观赏价值。

3. **习性** 原产于我国东北和俄罗斯的西伯利亚一带。耐寒力强，不耐高温酷暑，入夏后茎叶枯黄而休眠，入秋后又能萌生新的茎叶。喜疏荫环境，怕直射阳光。要求湿润、疏松和富含腐殖质的土壤，在沙土和粘土中均生长不良。

4. 繁殖方法　以分株繁殖为主，地栽植株可3年分栽一次，以秋分为好，这样不影响来年春季开花。也可在9月份扦插，成活率极高，来年也可少量开花。还可播种来培育幼苗，3年后才能开花。

5. 栽培和养护　不需要特殊管理，但必须栽在大树下面或房屋的北侧，在疏荫环境下花期可达20—30天。每年早春萌芽前如能追施一些饼肥则开花更加繁茂。

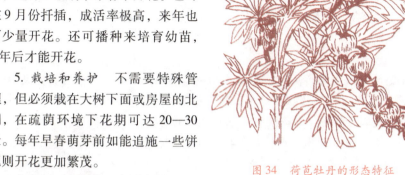

图34　荷苞牡丹的形态特征

盆栽时一定要栽入桶状深盆，盆底多垫碎瓦片以利排水。如想春节观花，可在夏季休眠时把地栽植株挖掘出来上盆栽种，然后移入凉爽的室内，使它们提早萌发并抽生新的茎秆；12月上旬再移到有供暖设备的居室内，保持13℃以上的室温，春节前必然开花。花谢后再放回冷室，开春后再脱盆地栽。

5. 玉簪（玉春棒、白鹤花）

1. 形态特征　为百合科落叶宿根草本植物。地下具粗壮的根状茎。株丛高60—80厘米，叶基生，卵圆形具很长的叶柄；长15—30厘米，宽10—15厘米。花莛自叶丛中抽生而出，上面着花7—15朵，具很长的花筒，花被先端6裂，盛开后展开呈漏斗状，白色，具浓香。蒴果圆柱状，种子黑色，顶端有翅。花期6—7月，夜间开放，白天闭合（图35）。

2. 变种和品种　主要有重瓣玉簪，香味较淡。同属的植物还有紫萼玉簪和狭叶玉簪。

3. 习性　原产于我国。为典型的阴性植物，在直射阳光下叶片枯焦，更不能正常开花。耐寒能力强，在我国北方露地越冬。要求湿润、肥沃和排水良好的土壤，也耐瘠薄和轻碱。

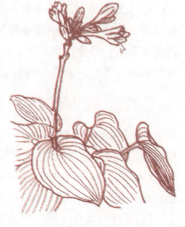

图35　玉簪的形态特征

4. 繁殖方法　以分株繁殖为主，每隔4年应分栽一次，春、秋两季均可分栽，在生长季节分栽也能成活。大量繁殖时也可在早春于室内播种，然后分苗栽入小盆，蔽荫养护；播种苗生长缓慢，需培养一年后于来年早春脱盆定植。

5. 栽培和养护　在庭院中应栽在树下或房屋北侧，株距不小于80厘米。定植穴应尽量挖大，然后施入有机肥料，栽后充分灌水。花谢后如不采种应剪掉花莛，以防结实而消耗营养。每年秋末应在株丛周围开挖环形小沟，施些肥料，来年开花会更加繁茂。入冬前应灌足冬水，保持宿根安全越冬。

6. 荷兰菊（老妈散、小蓝菊）

1. 形态特征　为菊科落叶宿根草本植物。茎细而柔软，分枝多，株高50—100厘米。茎生叶互生，线状披针形，叶基抱茎；基生叶丛生，长圆形。花头顶生，多花组成伞房花序，小花淡紫至紫粉色；总苞片线形，花径2—2.5厘米，舌状花一轮。瘦果小棒状，9—10月成熟。夏、秋开花（图36）。

2. 习性　原产于北美洲。冬季落叶后在我国北方大部分地区宿根均可安全越冬。喜阳光充足和排水良好的环境，耐暑热。对土壤要求不严，在肥沃和排水良好的土壤中开花繁茂。

3. 繁殖方法　荷兰菊的分蘖能力强，地栽植株的株丛可逐年扩大，可挖掘母本分株繁殖。分株可在早春萌芽后长出丛生的叶片后进行，2—3年生的老本，一棵可分成几十棵，裸根栽种也能成活。

4. 栽培和养护　可地栽也可盆栽。开花前应进行摘心，促使其抽生侧枝来增加花枝数量。每年最好追肥2次，旱季注意灌水，一旦受旱则开花稀少。

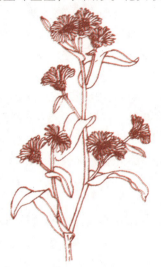

图36　荷兰菊的形态特征

入冬前灌足冬水，盆栽的可连盆存放在冷室或楼道，来年春季结合分株翻盆换土。

7. 金光菊（太阳菊、九江西番莲）

1. 形态特征　为菊科落叶宿根草本植物。株高80—120厘米，分枝多，全株疏生粗糙短毛。基生叶羽状深裂，裂片5—7枚；茎生叶互生，具3—5深裂，锯齿稀少。头状花序着生于枝顶和叶腋间，外轮舌状花瓣6—10枚，长约3厘米，金黄色；花心部位的筒状花黄绿色；花径8—10厘米。花期7—10月（图37）。

2. 变种和品种　同属的花卉植物还有以下几种：

（1）毛叶金光菊　植株较矮，全身被粗毛。花心部位的筒状花为紫黑色，舌状花瓣大。

（2）齿叶金光菊　茎生叶披针形并具有不规则的牙状锯齿。舌状花瓣12—20片，中央的筒状花紫褐色。

（3）大金光菊　株高2米，茎上无毛，叶长30厘米。花梗很长，筒状花圆柱形，褐色。

3. 习性　原产于北美洲。耐寒能力强，在我国北方寒冷地带可露地越冬。喜充足的阳光，也比较耐阴。对土壤要求不严，在疏松和排水良好的土壤中开花繁茂。

4. 繁殖方法　可在早春将地下宿根挖掘出来，将其分成数份，每份需带有未萌动的芽体数个，单另栽种，极易成活。如果秋季分株，栽后应灌足冬水。也可播种，4月中旬播种后15天左右出苗。种子落地后可自行繁衍。

5. 栽培和养护　金光菊的株丛生长迅速，地栽时的株距不要小于80厘米。栽前施些有机肥料，以后不必追肥；如果施肥过多，株丛长得过高，不但有碍观赏，也容易倒伏。盆栽时应使用大盆，每年春季萌芽前脱盆分栽。夏初花谢后如能及时剪掉花枝，秋季还可再次开花。

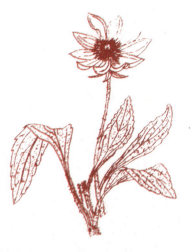

图37　金光菊的形态特征

球根类花卉

1. 唐菖蒲（剑兰、十样锦、大菖兰）

1. 形态特征　为鸢尾科落叶球根类草本植物。地下具扁圆形的球茎，内部实心，外被褐色革质外皮，栽培的年限越多，球茎越大越扁，大球直径5—9厘米，最小的子球仅0.3—1厘米。

株高70—150厘米，叶剑形，厚革质，从球茎上呈嵌迭状相互抱合抽生而出，每株长叶7—8片；叶长30—40厘米，宽4—5厘米。花茎自叶丛中抽生而出，高出叶丛；穗状花序着花12—24朵，侧向一边排成2排。花冠筒呈膨大的漏斗状，花被6片，先端向外翻卷呈波浪的皱折状，有白、黄、粉、红、雪青、橙等多种花色，并有双色、复色和杂色品种。花后结出蒴果，内含种子15—70粒；种子扁平，具圆形膜翅。夏、秋开花（图38）。

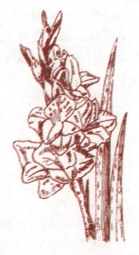

图38　唐菖蒲的形态特征

唐菖蒲的球茎寿命只有一年，每年更新一次，在母球抽叶开花的过程中于植株基部膨大形成新球，原来的母球也随着干瘪而枯死。与此同时在新球底部也常长出收缩根，并在收缩根的先端形成球。

2. 变种和品种　唐菖蒲的品种繁多，为了便于识别和分类，专业工作者为品种进行了编号。

（1）瓣型　A——平瓣型、B——皱瓣型、C——波瓣型。

（2）花色　1白、2粉、3黄、4橙、5红、6青、7蓝、8紫、9烟。

（3）杂色　0表示没有杂色，以下1—9代表瓣上掺杂的颜色和花色的号码相同。

（4）花瓣基部桃形斑块的颜色0表示无桃形斑块，1—9代表桃形斑块上的颜色和花色所代表的颜色相同。

（5）序号　在3位数码的后面加一个序号，用来代表引种和培育的先后顺序。

例如，"玉堂春"这个品种的编码是B-108-2，说明这个品种的主要特征是皱瓣型、白色、无杂色，但花瓣基部的桃形斑块为紫色，引进序号为2。

"海燕"属于波瓣型、白色，在白色的花瓣上有粉色条纹，花瓣基部有黄色桃形斑块，引种序号为4。它的品种编码应当是C-123-4。

3. 习性　原产于南非好望角一带。喜温暖，不耐寒，也不耐高温酷暑，生长适温为20—25℃；球茎在5℃以上的土温中即可萌芽；我国北方适合栽种。要求深厚、肥沃的中性沙质土，pH值不得超过7，并且特别喜大肥。

唐菖蒲是典型的长日照植物，只有在每日14个小时以上的光照条件下才能进行花芽分化，否则不能开花。

4. 繁殖方法　以分栽球茎为主，只有在培育新品种时才进行播种。

将一个唐菖蒲的大球栽种后，一般都能分生出2个大的新球，在新球的下面还能滋生出许多子球。按照球茎的大小可将它们分成四级：6厘米以上直径的为一级，叫做大球；4厘米左右的为二级，叫做中球；2.5厘米左右为三级，叫做小球；1厘米左右的为四级，叫做子球，用子球来繁殖，栽培3—4年才能开花。

栽培前先施入大量有机肥料，深翻后耙糖平整，采用开沟点播法栽种，沟深为球茎高度的3倍，行距40厘米，株距12—14厘米。栽种子球时可进行开沟撒播。

5. 栽培和养护　栽前将分级后的球茎放入清水浸泡15分钟，再用福尔马林80倍液浸泡30分钟，取出后冲洗干净再种。

栽种期为清明到小满之间，每隔1周栽一沟，这样可防止同时开花同时败谢，以便间隔切取花枝供室内插花水养。

养花专业户可利用温室周年进行切花生产。要想使其在 5 月下旬到 6 月上旬开花，应在立春进行催芽，方法是：先在 20℃ 的温室内将球茎用水浸泡后放置 1—2 天，然后用河土埋起来，待新芽萌发后用普通培养土紧密地栽在木箱或大盆中，注意通风透光，清明过后再移到露地栽种。小满前栽种可在处暑到白露间开花，比一般花期晚半个月左右。夏至到大暑间栽种的可在国庆节前开花。9 月初在温室内栽种的可在元旦前开花。9 月末到 10 月初在温室栽种的可在春节开花。小雪到冬至间用当年露地生产的新球茎在温室内栽种，可在来年早春开花。

在温室中生产切花时必须用日光灯补光，将每天的光照时间增加到 14 个小时以上。唐菖蒲忌连作，在一块地里不能连年种植，否则球茎会逐年变小，每个花枝上着花也少，应间隔 3—4 年再种；温室生产时每年必须换土。

春季栽种后应经常灌水，一旦受旱叶尖就会枯黄，抽葶后更不能受旱，无雨季节每周至少灌一次水。

如不切取花枝，花后应及时把花葶剪掉，防止结实，让地下新生球茎充分发育。秋末叶片枯黄后将球茎挖掘出来，抖掉泥土充分晒干，再把枯叶剪掉，然后装入纸箱或竹篓，放在不结冻的室内干藏过冬，切勿受潮。

2. 水仙（天蒜、雅蒜）

1. **形态特征**　为石蒜科秋植球根类花卉。地下具肥大的有皮鳞茎，外被褐色纸质薄皮。鳞茎每年更新一次。叶片自鳞茎顶端抽生而出，长条带状，每个鳞茎抽生 6—12 片。花梗自叶丛中抽生而出，每梗着花 4—6 朵，最多可达 10 朵。花冠高脚碟状，花瓣卵形，先端略尖，白色至淡黄色；花心部分有副冠 1 轮，鲜黄色，故名"金盏银台"。花后结出蒴果，但因细胞核内的染色体是单倍体，因此，高度不孕，不能结实。花期 1—2 月。

2. **变种和品种**　上面讲的是中国水仙，它是法国水仙的一个变种，共有 3 个品系，即福建漳州水仙、上海崇明水仙和浙江舟山水仙，其中以福建漳州水仙的观赏价值最高，驰名中外。漳州水仙盛产于漳州龙海县九湖区，每年秋末冬初运往全国各地并大量出口。家庭养花不需要栽种，将水仙头买回后水养，即可在元旦到春节间开花。

同属的花卉还有喇叭水仙、仙客来水仙、明星水仙、丁香水仙、三蕊水仙等等，常见于专业园林中。

3. **习性**　原产于欧洲中部、亚洲西部和北非。为秋植球根类花卉，7—8 月落叶休眠，鳞茎在休眠期进行花芽分化，秋、冬两季生长，早春开花。要求冬季温暖湿润的气候条件，忌夏季酷暑。喜阳光也耐半阴。在生产水仙头时必须有充足的肥力、深厚和湿润的土壤供鳞茎生长和发育。

4. 水养技术

（1）怎样选购水仙头　每年10月下旬，漳州水仙陆续上市，购买时因鳞茎大小不同价钱有贵有贱。一级品的鳞茎，每头直径在8厘米以上，可抽5—6支花莛；二级品的直径为6—7厘米，可抽生3—4支花莛；三级品的直径约5厘米，可抽生2支花莛；四级品的直径约4厘米，一般只能抽生1支花莛。

在同一规格的水仙头中，应选择球体扁圆、表面的纵向条纹比较宽、内层皮膜包得很紧、顶芽饱满而微露、基部茎盘宽大而肥厚的鳞茎。在球体两侧应长有一对对称的脚芽，从而组成山字形，状似笔架；脚芽过多则开花不良。

（2）水养前的处理　把水仙头买回后，先放在室内南侧窗台上晾晒2天，让外皮变干松脱，然后把褐色外皮剥干净并剪掉干枯的老根，拿掉茎盘下面的泥坨，随着放入水中浸泡。为防止鳞茎漂浮上来应当压上玻璃，让它们充分吸水。2—3天后将鳞茎放入浅水盆中，上面蒙盖脱脂棉催根，待白色的幼根萌生后，用刀在顶芽的窄面两侧各划一刀，深度不要超过鳞茎高度的1/3，再用手挤压切口，让它微微裂开。否则鳞茎内的花芽不容易顶出，往往只长叶，不开花。

（3）养护方法　盆养水仙的容器应当用特制的白色舟形小瓷盆，叫做"水仙浅"；每盆可栽带脚芽的大球一个或不带脚芽的中球2个。为了防止鳞茎歪倒偏斜，可在盆内垫上一层小石子把球体拥住，当根系扎入石子后就相当稳固了。

鳞茎栽好后要始终保持固定的水位，在严冬到来之前，白天应放在室外的南窗台上让它们充分见光，以防叶丛过于柔弱而倒伏，午后搬回室内，1—2天换一次水。以后天气渐冷，应放在室内南窗台上，并开窗通气，以防叶片长得过长而叶里藏花。如果发现叶丛过高应采用水旱交替的养护方法，夜间把水倒掉，清晨再注入新水。在15—20℃的室温下，从开始水养到花蕾显现约需30—35天的时间。

在水养过程中切不可向盆内添加化肥或其他营养液，因为抽莛开花是依靠鳞茎内贮存的营养而不是根系吸收上来的营养。开花后应保持较低的室温，避免阳光照射，这样可大大延长观花时间。

（4）水养时间　要想让水仙在元旦开花，应在11月15日前水养；要想让它们在春节开花，华南地区可提前35天水养，华中和华东地区可提前40天水养，北方冬季室内有供暖设备，温度较高，提前35天水养春节就能开花。

温度是影响开花早晚的关键因素，如果估计到预定的开花时间开不了花，应换用20℃的温水，夜间开灯补光，将光照时间增加到每日16个小时。如果预感到会提早开花，可换用凉水，同时降低水温。

5. 水仙雕刻技术　按照前面所讲的方法培养出来的水仙，其叶丛和花莛都是直立向上生长的，既缺乏动感，又没有玩味和评比价值。如果在水养前对水仙鳞茎进行一番雕刻来改变叶片和花莛的伸展方向，则能创作出许多不同风格的艺术珍品。

蟹爪水仙是学习和制作水仙盆景的基础，一旦掌握了它的雕刻手法，其他造型方式将迎刃而解，并能进一步发挥创新。

（1）选头　应选补外形丰满、内部坚实、茎盘宽阔而内凹，表皮黑亮、两侧具有一对对称脚芽的二级鳞茎做栽培材料。

（2）清球　先将鳞茎晾晒4—5天，待外皮晒干后把枯根、泥块和外皮剥净，不要碰掉两侧脚芽。

（3）工具　特制的水仙刀。也可用一把铅笔刀和一把刻图章的小刀来代替。

（4）切球　左手拿住水仙头，让脚芽朝向左右两侧，让顶芽的窄面对准自己的视线。右手执刀，先从茎盘向上约1—1.5厘米处（约占鳞茎高度的1/3）向正前方的球体内横切一切，深度要小于鳞茎直径的一半，切到距中央主芽约0.2厘米处停刀，切勿切伤鳞茎内的芽体。再在上述横切口的上方，自球体顶端向下竖切一刀，下刀部位应距开顶芽0.3厘米，一直切到下面的横切面停刀（图39-1），随着把切下来的这块茎肉拿掉。这时含在鳞片间的芽体已显露出来，但是还包着芽体的外皮；为了使外皮内的叶缘和花芽显露出来，应用小刀的刀尖将皮膜轻轻划开，让叶片和花莛的原始体裸露出来（图39-2）。

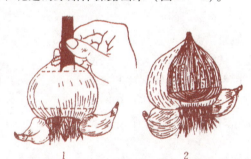

图39　切球方法示意图

1. 切割鳞茎；2. 拿掉鳞肉后使芽体裸露出来

（5）剔肉　切球后，中央主芽和花蕾的原始体明显地显露了出来，侧芽相当瘦小，紧紧地夹在鳞片之间，应当用小刀的刀尖轻轻挑剔主芽和侧芽之间的鳞肉，使它们彼此之间出现一道缝隙，为雕刻侧芽做准备。

（6）预养　鳞茎被切后会流出大量黏液，这时先把切口朝下放在清水里浸泡1—2天，再把残存的黏液冲净；黏液内含有拉可丁，有剧毒，切勿入口。然后直立栽入浅水盆中，用脱脂棉盖住切口，放在阳光照射到的地方养护5—6天后裸露出来的叶芽和花芽开始萌动，这时应去掉药棉，让它们和鳞片分离。

(7) 雕叶　切割后的鳞茎经过预养，裸露出来的叶缘条条显露，应当用小刀在叶缘外露的一面自上而下削掉一缕，约占叶片宽度的1/5（图40）。

(8) 刺莛　鳞茎经预养后，球体内的花莛显露了出来，这时应当用小刀的刀尖纵向将花莛的原始体刺伤，不要触及花苞。也可用针在花莛上点刺，人为制造一些伤口（图41）。

(9) 水养　雕叶刺莛后，将鳞茎的切削面朝上，使其仰卧在盆中水养。切口上要盖纸防尘，上水要浅，尽量不要让切口浸入水中，以防腐烂变色。这时，茎盘上的一部分须根可能见不到水，应当用脱脂棉把须根覆盖起来。

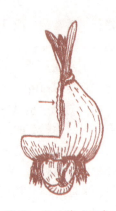

图40　水仙雕叶示意图

雕叶和刺莛时造成的伤口在生长过程中会逐渐产生愈伤组织而愈合，这就必然影响雕刻面的生长速度，而另一侧未经雕刻的叶缘和花莛则生长正常，于是两侧的生长速度逐渐失去平衡，叶片和花莛都向刻伤的那一侧弯曲伸展，迫使整个株丛扭曲盘绕在一起，从而长成低矮紧凑的植株。

(10) 校叶和去衣　雕刻后的叶片因扭曲横生，过于紧凑，往往显得单调乏味。这时，应先对那些因漏雕而直立生长的叶片进行补刻，促使它们扭曲生长；然后用大小不同的硬纸片按照造型的需要将它们分别嵌在叶片之间，使挤在一起的叶片分开，以达错落有致、疏密有序的造型目的。

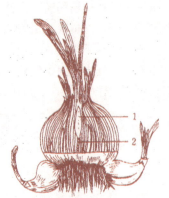

图41　水仙刺莛示意图
1. 花苞的原始体；
2. 花莛原始体及刺莛部位

雕刻后的鳞茎因失去了一半左右的鳞肉，营养供应必然不足，因而长势缓慢，开花推迟。为了让它们按时开花，可用镊子把花蕾外面的苞膜剥掉，这项工作叫做"去衣"。

蟹爪水仙是造型艺术中的精华，成型开花后，好似在一尊卧蟹上端坐着一位翩翩起舞的凌波仙子。卧蟹有如铁甲将军，探爪横生，有伸有曲，静中有动，状似漫步行走，朵朵"会盏台"（指水仙的花冠为乳白色，上面的副冠为黄色）高悬眺望，优雅而轻盈，真是妙趣横生，意境深远（图42）。

3. 郁金香（洋荷花、郁香）

1. 形态特征　为百合科秋植球根类花卉。地下具圆锥形有皮鳞茎，外被棕褐色皮膜，长3—4厘米，直径2—3厘米。基生叶2—3片，自鳞茎中央抽生而出，宽披针形，上面布有白粉；茎生叶1—2片，比基生叶小，披针形。草花着生于茎顶，花冠卵圆形，直立生长；大型花径可达5—8厘米；花被6片，抱合生长。果为蒴果，种子扁平。早春开花（图43）。

2. 变种和品种　郁金香的品种极多，据不完全统计，目前世界上已有近万个。花色有白、黄、粉、红、深红、玫瑰红、藕荷等，并有复色条斑，还有背腹为双色的品种。有单瓣品种，也有重瓣品种。花型有球型、卵型、碗型、杯型、百合型等。植株有高秧、中秧和矮秧。还有早花、中花和晚花品种之分。

3. 习性　原产于地中海沿岸和中亚细亚一带，荷兰栽培最盛。要求冬季湿润、夏季干燥凉爽的气候条件；喜阳光，在疏荫环境下也能正常生长。耐寒能力强，冬季气温降到16℃时，在冻土中越冬的鳞茎也不会受冻；冬季气温不低于8℃仍可生长。

郁金香的生长发育和水仙大致相同，鳞茎在秋末萌芽生长，早春开花，入夏落叶休眠，在休眠期进行花芽分化，分化适温为20—23℃。来年早春能否开花决定于夏季贮藏期间能否为它们创造凉爽的度夏环境。

4. 繁殖方法　郁金香的鳞茎寿命为1年，开花后由茎盘处萌生新的鳞茎，老鳞茎干瘪枯死。在正常情况下每株可长出1—3个大球和4—6个小球；大球供秋季栽种，来年开花，小球需单另栽种，让它们长成大球。

5. 栽培种养护

（1）露地栽培　郁金香的栽种期因地区不同而不同，华东地区应在10月下旬到11月上旬栽种。栽后鳞茎首先萌生新根而不抽叶，当气温降到5℃时根系停止延伸。如果种植过早，有可能在入冬前抽生叶片，入冬后地上部分就会受冻。来年开春后，当气温升到15℃时地上叶丛加速生长，3周后即可开花。

在庭院中栽种郁金香时应选背风向阳的处所，土质应疏松肥沃。栽前施入有

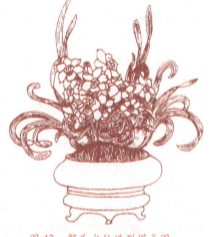

图42　蟹爪水仙造型模式图

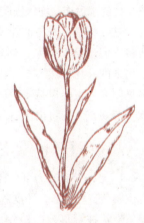

图43　郁金香的形态特征

下篇　现代家庭花卉的栽培

机肥料后深翻，耙糖平整后按15厘米的行距开沟，沟深为鳞茎个头的2倍，再按10厘米的株距将鳞茎摆放在沟内。栽植深度也很重要，过深不易萌生子球，过浅容易受冻。

在我国华北北部、东北和西北的大部分地区，入冬后，田面如无积雪覆盖，就必须覆盖一层泥炭或马粪，也可覆盖10厘米厚的稻草，可防止鳞茎受冻。来年早春土壤解冻后把覆盖物去掉。

开花后如果切取花枝，切勿碰伤叶片，否则会严重影响鳞茎的发育。如不切取花枝，花谢后也应立即剪掉花枝，不让它们结实，让营养集中供应鳞茎发育。

入夏后叶片逐渐枯黄，应尽早把鳞茎挖掘出来，阴干后放在凉爽的室内贮存，注意防鼠。

（2）盆栽技术 盆栽时应选肥大的鳞茎做栽培材料，秋凉后在一个25厘米口径的深盆中栽种5—6个鳞茎，因其叶丛的抽生部位位于鳞茎扁平的一侧，栽时一定要让扁平的一面朝上，以防叶丛斜生。栽植深度以球顶与土面相齐为准，栽后不要按压，浇水后连盆埋入庭院向阳处的花池中，覆土厚15—20厘米，注意防雨。

盆栽鳞茎在入冬前能长出大量须根，顶芽也开始萌动。11月下旬到12月上旬将它们连盆挖出来，移到室内见光处，保持5—10℃的低温，如果室温高，抽生出来的叶片必然瘦小。待叶丛长成后经常喷水来提高空气湿度。花蕾显现后应多见阳光，室温保持15—18℃，同时追施2—3次液肥，元旦前后即可开花。如欲春节观花，应将出土时间推迟25—30天左右。

4. 风信子（洋水仙、五色水仙）

1. 形态特征 为百合科秋植球根类花卉。地下为有皮鳞茎，扁圆形，外皮蓝紫色。叶基生，4—8片不等，带状披针形，质地较厚，有浅纵沟。花梗圆柱状，长15—40厘米不等，每穗着花10—20朵，横向生长。花冠漏斗状，花筒较长；有白、黄、粉、红、蓝、雪青等许多花色，原种为淡紫色，具芳香。果为蒴果，每室含种子10粒。花期3—4月（图44）。

2. 变种和品种 除有许多不同的花色品种外，不同品种间花型的大小和花期早晚也有很大变化。还有一个重要的变种叫做罗马风信子，每株能抽生数根花葶，开花早，花型较小。

3. 习性 原产于地中海和小亚细亚一带。较耐寒，在温暖地区秋季生根，2月上旬长出叶丛，3月

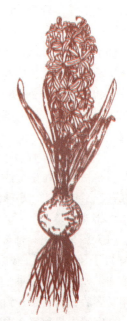

图44 风信子的形态特征

开花，5月下旬种子成熟，6月上旬地上植株枯萎而休眠；在休眠期进行花芽分化，分化适温为25℃左右，分化过程需1个月的时间。

风信子喜充足的阳光和比较湿润的环境，要求排水良好和湿润的沙质土。长江流域鳞茎可露地自然越冬。

4. 繁殖方法　秋季栽种时将大球和子球分开，子球经过4—5年的培养才能长成可供开花的大球。

5. 栽培和养护　生产鳞茎时的栽培方法和郁金香基本相同。在入夏前的生长后期应停止追肥，少浇水，否则新生鳞茎的下面容易裂开而腐烂。挖掘鳞茎的时间要适当，挖得过早，鳞茎生长不充实，挖得过晚，到了雨季土壤过湿鳞茎不易阴干而不耐贮藏，贮藏室内应凉爽干燥。

每年秋末冬初，风信子的鳞茎和水仙头同时上市。它的鳞茎很小，可用素沙或普通培养土栽入13—15厘米口径的小花盆中，每盆栽一球，让鳞茎顶端与土面相齐。盆土应保持湿润，放在能见到阳光的室内任其生长，元旦前后即可开花。

风信子也可水养。选上口径略小于鳞茎的玻璃瓶做容器，装上清水，把鳞茎放在瓶口上，让水位距离茎盘1厘米，放在室内背光处，先让它们生根，3天换一次水。20天后根系长长并抽生新叶，这时将其转移到明亮处任其开花。也可将几个鳞茎拼栽在一个浅水盆中，按照水仙的水养方法培养，但不能雕刻选型。

5. 仙客来（萝卜海棠、兔耳朵花）

1. 形态特征　为报春花科多年生常绿球根类花卉。具扁圆形的肉质球茎，年龄越老，球茎越扁；一年生的球茎为暗红色，以后变成黑褐色，外皮木栓质，比较坚硬。叶丛从球顶抽生而出，具很长的肉质叶柄。叶心脏形，先端稍尖，叶缘向下翻卷；叶脉明显，叶缘有细齿。花梗和叶柄相似，自球茎顶端抽生而出。单花着生在花梗上，花冠下垂生长，花被5深裂，椭圆形并向上翻卷呈扭曲状，形似兔耳；有白、绯红、紫红、大红等多种花色，在白色花瓣上常出现红色斑块。蒴果成熟后5裂，花后2—3个月种子成熟。冬季开花（图45）。

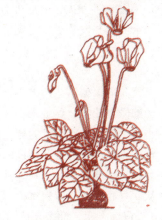

图45　仙客来的形态特征

2. 变种和品种

（1）大花平瓣型　花型大，花瓣平展无缺刻，瓣数常超过5枚，叶缘锯齿极细小。

(2) 皱状圆瓣型　花瓣宽扇形，边缘具明显的缺刻和皱裂；时缘锯齿明显。

　　(3) 波状尖瓣型　花瓣较狭，先端略尖，瓣端有细缺刻，边缘呈波浪状，每朵7—8瓣；叶缘锯齿明显。

　　3. 习性　原产于北非、南欧和西亚，集中分布在地中海沿岸。冬季和早春开花，不耐寒，又怕暑热，春、秋、冬三季生长，夏季处于半休眠状态。如果夏季严热常常脱叶，球茎也容易腐烂。忌直射阳光，怕雨淋，要求通风良好的环境，冬季室内养护阶段必须通风。喜疏松、肥沃和富含腐殖质的中性或弱酸性土。

　　4. 繁殖方法　仙客来的球茎很难滋生子球，只能播种来繁殖花苗。因为冬季开花，没有昆虫为它们传粉，自花授粉虽能结实，但因近亲繁殖容易退化，因此，应在盛花期用毛笔在不同植株间进行人工授粉。5—6月份种子陆续成熟。

　　播种应在10月上旬进行，每克种子约有100粒，发芽率约为85%。播前需调制播种土，最好用腐叶土2份、泥炭1份、素沙1份相混合，过筛筛细，也可用旧盆土来代替，必须经过半个月的日光消毒。播种容器应使用口面大的浅盆，采用开沟点播法，也就是用一根小竹棍在土面上按3厘米宽的行距划出浅沟；沟深0.6—0.8厘米，脆后将种子按2—3厘米的间距一粒一粒地摆放在沟内，再用小木片轻轻把沟土刮平按实，用盆底浸水法将盆土润透，盖上白纸和玻璃，放在室内有阳光的地方养护；室温不要超过20℃，在15—18℃的室温下30—35天出苗。

　　出苗后立即把白纸和玻璃拿掉，开春后可长出黄豆大小的球茎和2枚小叶；这时应当用竹片把小苗挖掘出来，分别栽入8厘米口径的小盆中。如果养护得法，培养2年即可开花。

　　5. 栽培和养护　要想养好仙客来，首先应调制优良的培养土。最好用腐叶或锯末，加水沤透并发热后，再充分晒干，翻捣并搓成粉末，过筛筛细。如果能找到一块朽木则更为理想，把它打碎后搓成粉末，用来代替培养土，不必添加其他土料。

　　上盆时应根据球茎的大小选用相应大小的花盆。一年生的球茎只能栽入8厘米口径的微型花盆，球茎入土深为球茎高度的2/3；二年生球茎应栽入13厘米口径的小盆，球茎入土深度为球茎高度的1/2；三年生球茎应栽入16厘米口径的花盆，球茎入土深度为球茎高度的1/3；四年生以上的球茎应栽入18—20厘米口径的花盆，这时球茎越长越扁，栽时只将根系埋入土内，球茎应全部露出土面。

　　从9月底开始，应当将稀薄的麻酱渣水和磷酸二氢钾500倍液相混合，每隔8—10天浇灌一次。仙客来怕雨淋，又怕阳光暴晒，如果没有防雨阴棚，只能放在室内养护，但需放在南窗附近见些斜射阳光，也有利于通风。掌握间干间湿的浇水原则，并应现浇现渗，盆内不能积水，更不能把水淋在株丛上。

　　开花后室温不超过15℃，也不要低于6℃，盆土不干透不要浇水。4—5月间是球茎的生长旺季，应追肥3—4次，6月上旬气温升高，球茎进入半休眠状态，应停止追肥，盆土保持相对干旱；放在北窗附近或北侧阳台上，加强通风，防暑降温。立秋以后再翻盆换土。

6. 晚香玉（夜来香）

1. 形态特征　为石蒜科落叶球根类草本植物。地下具圆锥形块茎，基部粗1.5—5厘米不等，许多块茎整齐地抱合在一起生长。基生叶长条带状，先端渐尖，花莛上也有茎生叶，互生，越向上越短。花着生在花莛上端，每序着花10朵左右，两两成对生长，自下而上陆续开放。花冠漏斗状，长约5厘米，白色；花筒较细，花被6片，长圆形，夜间放出浓香。蒴果卵圆形，种子稍扁。花期7—10月（图46）。

2. 变种和品种　栽培中常见的有重瓣品种，在花被上有淡紫色晕，香味较淡。

3. 习性　原产于墨西哥，在热带和亚热带地区为常绿草本植物，其他地区均做一年生培养。极不耐寒，块茎需在8℃以上的室内贮藏。喜阳光，耐暑热。对土壤要求不严，耐盐碱，在肥沃疏松的土壤中开花繁茂。

4. 繁殖方法　晚香玉的块茎成墩生长，在每墩的中央长有3—5个大块茎，粗度约3厘米，栽种后都能开花。四周还长有一些小块茎，栽种后需培养1—2年才能开花。

每年秋后叶片枯黄时应尽早把块茎带叶挖掘出来，先把泥土摔打干净，放在阳光下充分晒干，晚间应当收回，以防受冻受潮。待块茎和叶片彻底晒干后将须根剪掉，把3—5墩的叶丛绑在一起，挂在有供暖设备的室内干藏过冬。

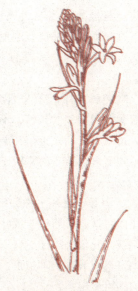

图46　晚香玉的形态特征

有些家庭养花者因不需要扩大繁殖，常把整墩块茎拿来继续栽种，这样做不但开花稀少，也影响新生块茎的正常发育，因此应当把它们分掰开来单个栽种。

5. 栽培和养护　晚香玉应在谷雨前后栽种。地栽时应按40厘米的行距开沟，在沟内按20厘米的株距安放块茎。大的块茎应当浅栽，以块茎顶端与土面相齐为准；小的块茎应当深栽，以利于块茎发育。花匠们常说"深养球，浅抽莛"就是这个道理。

块茎栽种后首先萌生新根，45天后才萌芽抽叶。抽叶前正值旱季，块茎栽得又浅，因此应经常浇水，保持表土湿润。盆栽时必须使用大盆，在一个30厘米口径的花盆中可栽种7—9个大块茎。花谢后应尽早剪掉残花，不让它们结实，以免消耗营养。

7. 马蹄莲（观音莲、慈姑花）

1. 形态特征 为天南星科常绿球根类花卉。株高50—80厘米，地下具肉质块茎。叶基生，叶柄长而粗壮，质地松软，中央有纵槽沟。新叶从老叶的叶鞘中抽生而出，新叶抽生后老叶枯黄。叶片质状，先端渐尖，叶缘无齿。花梗自叶旁抽生而出，粗壮质脆，但不易折断。花冠为大型佛焰状苞，斜漏斗形，乳白色，为主要观赏部位。花极小，多花组成短棒状肉穗花序，赤黄色，直立生长在佛焰苞的里面，上部为雄性花，下部为雌性花。如果冬季室内温暖，四季均可开花（图47）。

2. 习性 原产于非洲热带地区。是阴性植物，喜温暖湿润的气候条件，不耐寒，也不耐旱。喜水湿，怕阳光暴晒，也怕高温酷暑。要求良好的通风环境和富含腐殖质的肥沃土壤，在干燥的空气中生长不良。

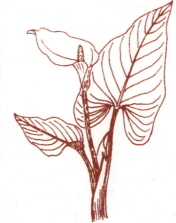

图47 马蹄莲的形态特征

3. 繁殖方法 分株繁殖，四季均可进行，但以立秋后分株为好。脱盆后不要把土团抖散，然后以3根叶丛为一个分株单位用利刀将块茎切开，换用新培养土分别栽入几个较小的花盆。也可把老株四周萌生出来的幼小萌蘖苗分割下来，带根的可直接栽种，不带根的可插入素沙，蔽荫保湿养护，在20℃的气温下，20天左右即可生根。

4. 栽培和养护 要想让马蹄莲常年开花，一年应翻盆换土两次，用盆要大，最小应栽在24厘米口径的花盆中。第一次翻盆应在4月初进行，第二次在立秋后进行。如果地下块茎已布满全盆，应进行分株。培养土必须疏松透气并具有一定的保水能力，上盆时应在盆底施入有机肥料，以保持营养的持久供应。

马蹄莲不怕雨淋，春、夏、秋三季应放在室外背风处，蔽荫养护。旱季应经常向四周喷水来提高空气湿度，盆土应始终保持湿润，除盛夏伏天外，每隔10天应追施一次液肥。在淮河以北地区，10月中旬应移入室内见光处，在15℃以上的室温下冬季也能开花，不低于6℃不会受冻。如果供暖充足，空气干燥，应经常用小型喷雾器喷雾，以防叶片干尖焦边。春季出室前一个月应追肥，少浇水，加强通风，出室也不要太早，否则一遇大风叶片会全部倒伏。

切取花枝应在花蕾处于卷筒状尚未展开时进行，这样的花枝插花水养时间耐久。马蹄莲虽为常绿植物，但叶片的寿命短，新叶抽生后原来的老叶就会枯萎，但不脱落，应及时把它们剪掉。

8. 美人蕉（美艳蕉、兰蕉）

1. **形态特征**　为美人蕉科落叶球根类花卉，在华南亚热带地区为常绿花卉，可周年生长。地下具肥大粗壮的多节块茎，块茎横卧生长，外被褐色皮膜，内部为海绵状纤维，能贮存水分，并具有较强的分枝能力。茎直立，株高1—1.5米，全身被白霜。叶大型，互生，长约40厘米，宽约20厘米，长椭圆形，叶基具短粗的叶柄。花顶生，数朵或十几朵簇生在一起。花被3片，柔软，先端向外翻卷。花色因品种不同有乳白、米黄、亮黄、橙黄、橘红、粉红、大红、红紫等花色。花心处的雄蕊有的瓣化成花瓣，其中一枚常外翻呈唇状，其他呈旋卷状。种子球形黑色。花期6—10月（图48）。

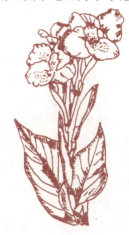

图48　美人蕉的形态特征

2. **变种和品种**　除根据花色进行品种分类外，叶色也有草绿、深绿、紫褐之分。还有矮秧品种，株高仅50—60厘米。

3. **习性**　原产于美洲热带地区。喜充足的阳光和温暖的气候条件，不耐寒，在华南亚热带地区四季常青，在长江流域以及冬季土壤不结冻的地区，冬季落叶后块茎可在土中越冬，北方需贮存越冬。对土壤要求不严，在蔽荫处不能正常生长和开花。

4. **繁殖方法**　用分割地下块茎的方法进行繁殖。美人蕉的块茎粗壮并有分枝，芽眼着生在节部，分割时用利刀自分枝的基部切开，每个分割下来的块茎先端应带有圆头生长点。也可在3月上旬用湿沙将整墩块茎埋入大盆进行催芽，20天后可陆续抽叶，当幼叶长到10厘米左右时把块茎提出来，以每簇叶丛为一个分割单位，将下面的块茎切开，单另栽种。

5. **栽培和养护**　多在庭院花池中进行地栽，株距不得小于60厘米，栽前施些有机肥料，栽后保持土壤湿润。矮秧品种也可用30厘米口径的大盆栽种，用加肥培养土上盆。其他管理均粗放。

秋末花谢后停止浇水，待叶片和花梗枯黄后自地面向上约10厘米处把株丛剪掉。在气温降到5℃前把块茎挖掘出来，带上土团用湿沙埋入木箱或大盆，移入不结冻的室内和楼道贮存。盆栽的不要脱盆，连盆贮存。

9. 朱顶红（柱顶红、华青兰）

1. **形态特征** 为石蒜科常绿球根类花卉。具有皮鳞茎，鳞茎呈球形；上端渐尖。叶2列对生，宽条带形，先端钝，质地厚，长25—30厘米，宽约3厘米。花莛自叶丛中央抽生而出，相当粗壮，顶端着花2—6朵，两两对生。花型大，呈喇叭状，上口直径10—12厘米，由3枚萼片和3枚花瓣组成，有红、白、玫瑰红等几种颜色，相互组成条纹状花斑。蒴果松软，种子褐色扁平。花期5月（图49）。

2. **习性** 原产于秘鲁。不耐寒，又怕暑热，在炎热的夏季叶片常常枯黄而休眠，更怕阳光暴晒。要求富含腐殖质的疏松土壤。

3. **繁殖方法** 在老鳞茎的茎盘部位，每年都能滋生出几个子球，在秋季将它们分瓣下来栽种，养到5厘米大小才能开花。也可进行播种，种子6月份成熟，播后出苗迅速，但需培养多年才能开花。

4. **栽培和养护** 朱顶红怕暑热，入夏叶片枯黄切勿脱盆，盆土应相对干旱。立秋后鳞茎上的顶芽开始萌发，这时再脱盆换土。栽前将鳞茎四周的球瓣下来，集中栽在一个大盆中培养。栽种主球时应将鳞茎露出1/3，栽后放在室外阴棚下或室内通风处。初期浇水不要过多，待叶片长齐后再正常浇水，以防烂根。

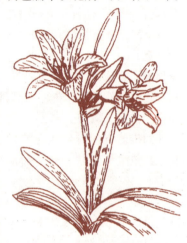

图49 朱顶红的形态特征

从10月中旬开始追肥，每周追施一次液肥。冬季室温如能达到22℃，来年早春就能开花，6厘米以上的大球可抽莛2—3支。

10. 百合花类

1. **形态特征** 为百合科秋植球根类花卉。地下具无皮鳞茎，球形至扁球形，由多数肥厚的肉质鳞片抱合而成。地上茎直立，不分枝或有稀少分枝，高50—150厘米不等。叶互生或轮生，线形、披针形或心形；有些种类于叶腋间萌生珠芽。花单生或簇生，漏斗形或喇叭形和杯形，有的下垂，有的平伸，有的上仰。花被6片，平伸或反卷，基部具蜜腺；花色有白、粉、淡绿、橙、橘红、洋红、紫色等等，并带有复色斑点。花后结出蒴果，种子扁平。花期因种类不同有早有晚（图50）。

2. 种类和品种

（1）大百合　每株着花20余朵，喇叭状，平伸或下垂，花径10—12厘米，长10—15厘米；花被内侧白色，外带绿晕。花期7—8月。分布于喜马拉雅山区。

（2）青岛百合　花单生或数朵聚生，花被片开展而不反卷，呈星状，橙红色，具淡紫色斑点。花期5月中旬至6月中旬。原产于我国山东和朝鲜半岛。

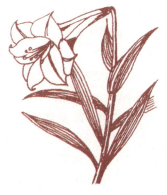

图50　香百合的形态特征

（3）山丹（细叶百合）　花单生或数朵聚生，下垂，花径4—5厘米；花橘红色，有香味。花期6月。原产于我国东北和西北。

（4）药百合（鹿子百合）　每株着花4—10朵或更多，下垂或斜伸；花白色带粉红色晕，基部有紫红色突起斑点，有香味。花期7—8月。原产于日本和朝鲜半岛。

（5）王百合　每株着花4—5朵，横生，喇叭形，花径12—13厘米，长12—15厘米；花白色，内侧基部黄色，外具粉紫色晕，芳香。花期6—7月。原产于我国西南山区。

（6）麝香百合　花单生或2—3朵聚生于短花梗上，平伸或稍下垂；蜡白色，基部带绿晕，喇叭形，花径10—12厘米，具浓香。花期5—6月。原产于我国台湾和日本南部，在世界上栽培广泛。

（7）卷丹　花梗粗壮，花朵下垂，花径约12厘米，花被片披针形，开后反卷成球形；橘红色，里面散生紫黑色斑点。花期7—8月原产于我国、日本和朝鲜半岛。

（8）台湾百合　花1至数朵，平伸，狭漏斗形，花径12—13厘米；花白色，外面具淡红褐色晕。花期7月下旬。原产于我国台湾。

（9）川百合（大卫百合）　每株着花2—20朵，下垂生长，花被片反卷；砖红至橘红色。花期7—8月。原产于我国西南及西北南部。

（10）毛百合（兴安百合）　花单生或2—6朵顶生，直立向上呈杯状，花径7—12厘米，花被片分离，无花筒；赤黄色，从中央到基部有淡紫色小斑点。花期5—6月。原产于我国东北、河北及俄罗斯远东地区。

（11）山丹　花1朵或数朵顶生，向上开放呈星形；不反卷，花红色无斑点。花期6—7月。原产于我国西北地区。

（12）条叶百合　每株着花1—4朵，最多可达15朵，花型小，口径仅4厘米；花色橘红至橙黄，基部有不明显的斑点。花期8月。原产于我国和日本。

（13）天香百合（山百合） 每株着花4—5朵，最多可达20多朵，平展或朝下生长；花型大，花径23—30厘米，长15厘米；白色，具红褐色大斑点，花被中央具辐射状纵条纹，有浓香。花期夏秋。原产于我国中部和日本。

（14）百合（野百合） 每株着花1—4朵，平伸生长；乳白色，背面中肋处带褐色纵条纹；花径约14厘米，极芳香。花期8—10月。原产于我国南部沿海及西南各省。

3. 习性　喜凉爽湿润的气候，要求肥沃，富含腐殖质和排水良好的微酸性土壤。喜疏荫环境，怕阳光暴晒。大多数种类耐寒，不耐暑热，忌连作。

百合的种类多，分布广，对环境条件的要求有一定差异。王百合、湖北百合、川百合、卷丹等的适应性强，能在轻碱土中生长；麝香百合适应性差，只能在酸性土中生长。

百合为秋植球根类花卉，秋凉后自鳞茎茎盘处长出基生根和新芽，新芽当年不出土，来年春暖后萌芽出土并迅速生长和开花。花后地上部分逐渐枯萎而休眠。要想提早解除休眠，可经过2—10℃的低温处理。花芽分化在鳞茎萌芽后并长到一定大小时进行。

百合的鳞茎为多年生，鳞片的寿命可达3年。鳞茎中央的芽伸出地面长成地上茎后，又能在其旁侧萌生出1至数个新芽，在每个新芽的周围渐次形成鳞片，几年后可分生出新的小鳞茎来更新老鳞茎。与此同时，在地上茎基部埋入土中的节位上可长出茎生根和珠芽，相当于宿根花卉的脚芽，可作为繁殖材料使用。

4. 繁殖方法

（1）分球繁殖　一个母球生长1年后可在茎轴旁边分生出1至数个小球，将它们分掰下来单另栽种，即可培养成可供开花的大球。如果想让母球多萌生子球，可进行深栽并切掉花蕾，不让它们开花。

（2）茎段扦插　花谢后将地上茎切成小段，每段带上3—4片叶子，将茎段平埋在湿沙中，让叶片露出沙面，蔽荫养护；30天左右可自叶腋间长出小鳞茎，培养2年后可供开花栽种。

（3）分珠芽繁殖　凡是能够在地上茎基部产生珠芽的百合（如山丹等），可在珠芽尚未脱落前采集下来，逐个播入腐殖土或面沙中，来年开春后再移到室外蔽荫的花池中，培养2—3年即可开花。

（4）鳞片扦插　选肥大的鳞茎做材料，放在室内阴干数日，然后把鳞片逐个剥下来，斜插入蛭石或沙中，让鳞片的内侧朝上，顶端微微露出土面，入冬后移入室内，保持20℃的室温，自鳞片基部可萌生出幼小的鳞茎，培养3年可长成能够开花的大球。

5. 栽培和养护 百合的栽种时间因种类不同略有差异，一般应在花后40—60天栽种，也就是8月中下旬到9月之间。先把地下鳞茎挖掘出来，将大小鳞茎分开，在室内用湿沙埋住暂时存放。与此同时选蔽荫处的花池进行深翻，同时施入大量有机肥料，耙糖平整后开沟，沟深不得小于25厘米，栽得越深，生长发育越好，鳞茎也不会受冻。生长期间不需特殊管理，3—4年分栽一次。

要想让百合在春节开花，可在9月份选肥大的鳞茎栽入大而深的桶状花盆中。先放在冷凉的室内，尽量保持低温来打破它们的休眠，11—12月份保持10℃左右的室温；新芽出土后移到阳光充足的地方，将室温提高到15℃以上，春节前即可开花。如果预感到春节前开不了花，则应在花蕾显现后将室温提高到20℃，夜间用日光灯补光5小时，可提早2周开花。

要想让它们在元旦开花，应选麝香百合做栽培材料，9月底前盆栽，元旦可望开花。

如果想常年不断地切取百合的花枝进行插花水养，可将鳞茎贮藏在冰箱的下层，保持3—5℃的低温，然后分期分批取出来栽种，可随时采收花枝。

11. 大岩桐（落雪泥）

1. 形态特征 为苦苣苔科常绿球根类花卉。地下具扁球形块茎。株高12—25厘米，地上茎极短，全身呈肉质状并密被白柔毛。叶椭圆形，具短柄，叶质厚，呈绒质状，长10—13厘米，宽7—10厘米，叶缘有粗齿。花梗自地上茎及叶腋间抽生而出，单花着生在花梗顶端，花冠钟形，花被5—6浅裂，裂片矩圆形，边缘呈波浪皱折状。有白、洋红、玫瑰红、墨红、蓝紫等花色。果为蒴果，种子细小。花期3—6月（图51）。

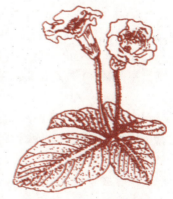

图51 大岩桐的形态特征

2. 习性 原产于南美巴西。为强阴性植物，要求较高的温度和湿润的环境条件，一年四季都经不起阳光照射。不耐旱，也不耐水涝，盆内一旦积水块茎就会腐烂。要求疏松肥沃和排水良好的腐殖培养土。气温降到8—10℃时落叶休眠。

3. 繁殖方法 可播种也可分割块茎繁殖。因种子细小，应严格按照微粒种子的播种方法来操作，出苗后8—10个月即可开花。因块茎细小，上面的芽眼不明显，分割前最好把它们埋入湿沙进行催芽，待幼芽显现后再进行分割。每个分割单位都应有芽才能成株；切割后应涂抹草木灰或硫磺粉防腐。

大岩桐的叶柄粗壮，也可进行叶插繁殖。选充实的叶片将叶柄插入素沙，保持80％以上的相对湿度和24—26℃的室温，蔽荫养护，1个月左右叶柄基部即可生根并产生块茎。

4. 栽培和养护 在热带和亚热带地区可成片栽在园林中的林间空地上，其他地区作为小型盆花观赏。因株形小巧，应当用腐殖培养土栽入小盆，蔽荫养护，加强通风。浇水和追肥时一定要小心，不要当头浇灌，更不要将肥液滴溅到叶片上，以防叶片腐烂。

要想常年开花，冬季室温不得低于20℃，一旦因温度不够而落叶，应停止浇水，但不要脱盆，让块茎在盆土中过冬，来年春暖后再翻盆换土重新栽种。

12. 葱兰（葱莲、玉帘）

1. 形态特征　为百合科常绿球根类花卉。地下具很小的有皮鳞茎，鳞茎卵形，有浅褐色外皮。叶基生，每簇5—6片，扁线形，长25厘米左右，暗绿色。花葶自叶中抽生而出，长15—25厘米，内部中空；单花着生在花葶顶端，花被6片，椭圆形，下面有很短的花筒；花白色，外被紫红色晕，花径3—4厘米。蒴果球形，成熟后裂开，种子扁平。花期7—10月（图52）。

2. 种类和品种　同属的花卉还有韭兰（菖莆兰），地下鳞茎较大，叶扁线形。花被倒卵形，粉红色。雌蕊的花柱丝状并突出于花冠之上，花径5—7厘米。耐寒能力差，除华南外均作盆栽观赏。花期6—9月。

3. 习性　原产于墨西哥。喜阳光，也耐半阴，比较耐寒；在江南地区冬季土壤不结冻可露地越冬，在瘠薄干旱的土壤中也能生长，在富含腐殖质和排水良好的沙质土中开花繁茂。

4. 繁殖方法　可播种也可分栽地下鳞茎，播种后第二年就能开花。鳞茎的自然繁衍能力极强，栽种1枚鳞茎生长一年后，新生鳞茎就能布满全盆，使株丛迅速扩大。盆土应保持湿润，栽时如已施入基肥则不必追肥。开花前应多见阳光，以免叶片下垂；开花后可放在室内陈设，冬季应多见阳光。每年早春翻盆换土，取其中一部分栽种，多余的鳞茎如不扩大繁殖可舍弃掉。

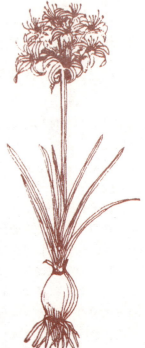

图52　葱兰的形态特征

13. 文殊兰（十八学士、白花石蒜）

1. 形态特征　为石蒜科常绿球根类花卉。株高1米，鳞茎长圆柱形，直径10—15厘米，高30—60厘米。叶片在鳞茎顶端叠迭排列，条带状披针形，长60—100厘米，宽10—14厘米，叶缘呈起伏波浪状。花莛自叶腋间抽生而出，每莛着花10—20朵；花被线形，宽不到1厘米，花筒细长，白色，有清香。花后结出球果。花期7—9月（图53）。

2. 种类和品种

（1）印度文殊兰　每莛着花10—20朵，花高脚碟状，白色有红晕；花筒长9厘米，稍弯曲，带绿色。夏季开花。

（2）好望角文殊兰　花莛长约40厘米，每莛着花3—12朵；花大而芳香，花筒长7—11厘米，花被白色，外侧带红晕。夏季开花。

（3）粉花文殊兰　每莛着花6—10朵，花白色略带粉色；花筒长约10厘米，带绿色，有芳香。夏季开花。

（4）苏门答腊文殊兰　花型大，香味浓；花筒长8—12厘米，暗紫色；花被片内侧白色并带有红紫色纵纹，反曲生长，外侧紫红色。夏季开花。

（5）北美文殊兰　每莛着花4朵，乳黄色，有香味；裂片线形，花筒绿色。春夏开花。

（6）斯里兰卡文殊兰　花莛粗壮，每莛着花10—12朵；花冠漏斗形，花筒长7—15厘米；裂片长椭圆形，花白色，具红色条纹，有香味。早春开花。

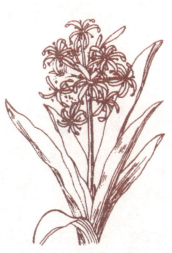

图53　文殊兰的形态特征

3. 习性　原产于亚洲、非洲和美洲热带沿海地区。喜温暖湿润的气候，耐盐碱，经不起烈日暴晒。生长适温为15—20℃，冬季室温不得低于10℃，我国北方均做盆栽培养，华南地区也露地栽种，长江流域冬季需入室越冬。喜富含腐殖质的肥沃土壤，耐肥力强。

4. 繁殖方法　文殊兰的鳞茎寿命长，分蘖能力也很强，在多年生老株基部茎盘部位可不断萌生出幼小的脚芽苗，实为带叶的小鳞茎，可将它们分割下来单另栽种，即可长成一棵新株。分割时不用脱盆，待脚芽苗长到15厘米时，先把周围的盆土刨松，找出与茎盘相连的部位，用小刀将它们切开，即可连上幼根一起提出。如果挖出来的脚芽苗没有根系，可将它们浅浅地栽入湿沙中，蔽荫养护，在20℃的气温下20天后即可生根。

5. 栽培和养护　文殊兰生长快，4年生的分株苗蓬径可达60厘米。为了控制生长量以便于室内陈设，尽量不要栽入大盆，根系如未拱出土面也不要翻盆换土。5年以后生长势会大大减弱，但能正常开花。

文殊兰是阴性植物，春、夏、秋三季应放在室外疏荫下，如果通风不良，容易发生煤污病；冬季室内陈设时可见斜射阳光。华南地区可单株栽在林间空地上。北方空气干燥，应喷水来提高空气湿度，否则叶片容易干尖。

14. 蜘蛛兰（水鬼蕉）

1. 形态特征　为石蒜科常绿球根类花卉。鳞茎肥大，粗7—10厘米。叶剑形，长50—80厘米，宽3—6厘米，先端钝尖。花葶扁平，自叶丛中抽生而出，高30—70厘米，由多花组成伞形花序。花无梗，花筒长15—18厘米，花被线形，白色。雄蕊的下部合生成漏斗状副冠。夏秋开花（图54）。

2. 种类和品种

（1）美丽蜘蛛兰　花冠全长达23厘米，每葶着花10—15朵，雪白色，有香味，花筒带绿色。晚秋开花。

（2）蓝花蜘蛛兰　花葶高60—100厘米，每葶着花2—4朵。花白色，有香味。花筒绿色。

（3）黄蜘蛛兰　花葶三棱形，每葶着花3—6朵；花型大，黄色，下垂生长，有香味。花筒长6—9厘米，绿色。花期6—7月。

3. 习性　原产于美洲热带地区。喜温暖湿润的气候和充足的阳光，但不能忍受北方的烈日暴晒。不耐寒，要求富含腐殖质的疏松土壤，在酸性粘土中也能生长。

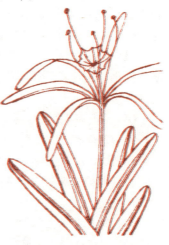

图54　蜘蛛兰的形态特征

4. 繁殖方法　在每个大鳞茎的茎盘部位每年都能分生出小鳞茎，可把它们分瓣下来作为繁殖材料栽种。

5. 栽培和养护　地栽时于秋季叶片枯黄后将鳞茎挖掘出来，充足晒干后放在8℃左右的低温室内贮存越冬。来年4月将鳞茎囤放在阳光能够照射到的地方，促使幼根萌动。与此同时应深翻土地，同时施入大量有机肥料，5月下旬栽种。株距15—20厘米，覆土厚2—3厘米，栽后灌水，保持土壤湿润。

北方均作为盆栽观赏，应栽入25厘米口径的花盆中，用腐殖培养土上盆。春夏两季应蔽荫养护，秋季应放在疏荫下，冬季室内养护时应多见斜射阳光。5—6月每隔10天追施一次液肥，经常喷水来提高空气湿度。2年翻盆换土一次，结合分栽鳞茎。

水生花卉

1. 荷花（莲花、水芙蓉）

1. 形态特征　为睡莲科落叶宿根挺水草本植物。根状茎横生于水下泥土中，叫做藕。藕肥胖呈圆柱状，节部较细，中间有7—9个孔洞，用来通气；须根自节部生出。叶柄长，外被短刚刺，中间有隧洞，挺出水面。叶片巨大，盾状，表面被有蜡质，不湿水；叶片中央与叶柄相连处叫做"荷鼻"，用来吸收氧气供给水下器官进行呼吸。

花梗自地下茎的节部和叶柄一起伴生而出，单花着生在花梗顶端。花型大，直径可达15厘米；花瓣倒卵形至阔纺锤形，粉红色略带紫色，有白、乳白、红、紫、洒金等许多花色品种，花瓣数目因品种不同有多有少。花托膨大后长成莲蓬，内有蜂窝状孔洞，小坚果含在里面，叫做莲子。夏季开花。

2. 种类和品种　按照荷花的实用价值可分藕用型、籽用型和观赏型三大类。观赏型主要有以下10个品种：

（1）佛座　花重瓣，粉红色，盛开后好似佛像的底座，俗称"莲座"。

（2）红千叶　花蕾桃形，花瓣多达150片以上，深红色。

（3）碧降雪　花重瓣，白色上带紫晕。

（4）大洒锦　花白色，花瓣边缘具玫瑰红的宽边，内瓣边缘具玫瑰红色斑。

（5）大碧莲　花重瓣，白色并带有绿色晕。

（6）重台莲　花蕾桃形，初开时粉红色，盛开后粉白色；雌雄蕊退化不能结实。

（7）并蒂莲　花重瓣，粉红色，双花背靠背开放。

（8）四喜莲　花重瓣，深红色，四朵花同时向4个方向开放。

（9）娃娃莲　花单瓣，白色，植株矮小。

（10）碗莲　叶片直径仅5.6厘米，藕细小，花也小，白色或粉色。

3. 习性　荷花要求充足的阳光，在蔽荫和疏荫下均生长不良，更不能开花。它们只能在平静的水面上生长。如果池水过深或水流过急而将荷叶冲倒，叶片就会腐烂，但不怕浊水。喜富含腐殖质的肥沃泥土，能耐轻碱和弱酸。怕霜冻。

荷花的生长发育和温度有密切关系。春季气温升到8—10℃时种藕开始萌芽，同时抽生幼小的钱叶。气温升到14℃时种藕开始萌生出指头般粗细的地下茎，我们把它叫做藕鞭。由藕鞭节部初期抽生出来的小叶不能挺出水面而浮在水面上，叫做浮叶。气温升到23—30℃时藕鞭加速生长，每长一节就由节部抽生出一片大型立叶,也就是荷叶。立叶抽生后,藕鞭上的不定芽很快萌发而长出地下分枝,这些分枝伸长后也能抽生立叶,使株丛不断扩大。当气温升到30℃时抽生花梗并陆续开花。

入秋以后,当最高气温降到25℃以下时,在每根藕鞭的最后一节抽生出一枚状似钱叶的小叶,叫做后把叶;后把叶出现后就不再抽生立叶也不再抽莛开花了。这时,藕鞭的先端顶芽向下钻入较深的泥层中转入结藕阶段。当气温降到10℃时立叶枯黄,莲藕也停止生长,开始休眠(图55)。

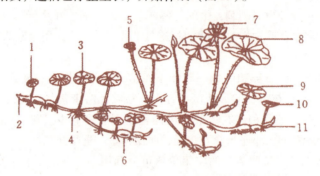

图55　荷花的生长发育状况及各部器官名称
1. 钱叶; 2. 种藕; 3. 浮叶; 4. 不定根; 5. 莲蓬; 6. 子藕;
7. 荷花; 8. 立叶; 9. 后把叶; 10. 终止叶; 11. 孙藕

4. 栽培和养护

(1) 盆养荷花　清明前3天将冬存的荷花缸搬到室外,防止因室温回升使种藕提前萌芽。在清明节过后的3—4天内将种藕从盆中脱出;脱盆时将荷花缸翻扣在土地上,把缸提掉后用水把泥坨冲散,取出种藕,剪掉藕鞭。再把种藕从分枝处剪开,每段应有3—4节,先端应带有完好的顶芽,随着将它们泡入水中,上面压上木棒,以防漂浮上来而干枯。

荷花缸的口面直径至少应在60厘米以上。为便于观赏,栽藕前先把缸放在60厘米高的砖台上,然后在缸内铺上3厘米厚的一层粘土或塘泥,上面撒上一层马蹄片或猪羊蹄角、毛发等迟效性肥料,也可用鸡鸭粪来代替,在肥料上面铺一层肥沃的田土或塘泥,铺至盆深的一半。

栽藕时沿着缸边摆放3—4根种藕,让它们头尾相接。栽时必须让种藕的先端顶芽向斜下方埋入土中,让尾部和土面相齐,叫做"藏头露尾",以防抽生出来的藕鞭拱出土面。上面再覆盖3—5厘米厚的一层泥土。上水时用喷壶自盆的中央浇灌,以防将种藕冲出土面。初期水位不要太深,以3—5厘米为宜,这样可使水下泥土多吸收一些太阳能来提高土温,可促使种藕的顶芽尽早萌发。

盆养荷花不需特殊管理，但必须保持满水。浮叶抽生后应将它们塞入泥土，否则会布满水面，影响通气和光照。花谢后千万不要停止浇水，当水深不足10厘米时立叶就会枯黄，会严重影响新藕的发育；霜降后再把枯叶剪掉。上冻前连缸移入不结冻的冷室或楼道贮存，室温不要超过8℃，缸内始终都应有水。

（2）池栽荷花　在我国南方，乡镇居民的房前屋后多有一些天然或人工池塘，可用来栽种荷花。栽藕前先把池水抽干，然后撒施有机肥料，翻耕后少灌些水让松土下沉，再按照种藕的长短挖出10—15厘米深的栽植穴，株行距1米×1.5米，将藕头朝下埋入穴内。

栽后先保持15—20厘米的水深，以后逐渐加深水位，最深不要超过60厘米，以防下雨时淹没荷叶而窒息死亡。

在我国南方，如不挖藕，入冬后可加大水深，只要水下泥土不结冻，种藕就不会受冻。等它们生长几年后，当荷叶布满水面时再挖藕重栽。北方冬季严寒，如果不能把水加到1.5—2米以上，应在入冬前挖回种藕，用干净的湿沙将它们囤放在不结冻的冷室中，或用湿麻袋分层蒙盖，或浸入水缸，来年再种。

（3）碗莲的栽培方法　随着城市建设的不断发展，广大居民不断向高楼大厦中搬迁，胡同、里弄内的院落越来越少，要想养育荷花只能在阳台上栽种碗莲来陈设观赏。

栽前先选择品种。应选株高不到35厘米，立叶直径不超过10厘米的微型品种，可将它们栽入小瓷盆或大海碗中。常见的老品种有娃娃莲、碗儿红、锦边莲、厦门碗莲等。近年来园艺工作者为家庭养花又培育出白雪公主、童羞面、霞光染脂、案头春、婴儿红等许多微型品种。

栽种碗莲应当用口径25—30厘米、高20厘米，上下口径差不多的瓷盆。栽前最好到郊外的鱼塘池畔挖些塘泥，先把它们晒干然后打成碎面，再将马蹄片、猪羊蹄角等用修枝剪剪成碎块，与打碎的塘泥相混合。每盆只栽一段种藕，每段种藕至少应有3节。栽种方法和盆栽荷花基本相同。

碗莲不能在室内培育，应放在阳台前口充分见光；每天早晨浇水一次，午后补一次水。抽莛前应当追肥，可将手指肚大小麻酱渣或豆饼块自瓷盆中央慢慢塞入泥土，以防伤害新生藕鞭。入冬后将碗莲移入冷室或楼道，注意添水和防寒，来年清明前后重新栽种。

2. 睡莲（子午莲、水浮莲）

1. 形态特征　为睡莲科宿根浮水草本植物。因种类不同，有的地下具横生的根茎，有的具块状茎。块茎呈不规整的菠萝状。叶柄肉质，长而柔软，不能挺出水面，仅叶片浮在水面上。叶圆形或心形，幼叶紫红色，出水后浓绿色，叶背暗紫色。花单生于花梗顶端，花梗似叶柄，仅花朵浮在水面上。花瓣8—15片，三角状宽披针形，有白、黄、粉红、红、浅蓝等花色品种。花谢后花萼卷缩，整个花托沉入水中结实。浆果球形，成熟后裂开将种子弹入水中；早熟的种子当年即可在水中萌芽，入冬前能形成幼小的块茎。花期很长，夏、秋两季开花不断（图56）。

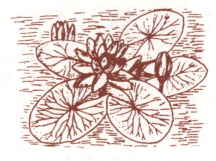

图56 睡莲的形态特征

2. 种类和品种

（1）不耐寒类 原产于非洲热带及东南亚热带地区。为常绿草本植物。地下为根状茎，花大而美丽。在我国除华南地区外，其他地区无法栽培。主要有埃及蓝睡莲、埃及白睡莲及印尼红花睡莲等。

（2）耐寒类 原产于温带及亚寒带地区。为落叶宿根草本植物。常见的有我国东北原产的厚叶睡莲、墨西哥原产的黄睡莲、北美原产的香睡莲、美国原产的块茎睡莲等等。

我国北方水池中盆栽的多为块茎睡莲，主要品种有大瓣粉、大瓣白、大瓣黄、娃娃粉等。

3. 习性 为强阳性植物，在蔽荫处只见长叶不能开花。喜通风良好、温暖和平静的水面，水质应当清洁，否则叶片容易腐烂。水深以50—80厘米为好。要求富含腐殖质的粘土，地下茎不能在结冻的泥土中越冬。

4. 繁殖方法 可播种来繁殖花苗，每年秋季落叶后将池水抽干，把种子拾回，泡在水中贮藏越冬，不能干放；来年清明前播入花盆，覆土要浅，然后把花盆浸入浅水缸中，萌芽后形成块茎，培育3年才能开花。如果繁殖量不大，应采用分割地下茎的方法来繁殖盆株。

5. 栽培和养护 在我国北方，常用睡莲来美化喷水池，这就需将块茎栽入花盆，连盆沉入池水中，入冬前连盆捞出，放在不结冻的冷室贮存，来年重新上盆栽种。

每年清明后10—15天，将去年冬存的块茎从原盆中脱出来，用砍刀自每个块茎的基部将它们切开，上面必须带有幼芽和新生小叶；砍开后的伤口虽然很大，但因块茎本身木质化，不会因浸水而腐烂。然后用加肥培养土栽入40厘米口径的桶状深盆中，把土填满，让顶芽和幼叶露出土面，用喷壶把水浇透，让盆土落实，立即将花盆沉入池水中，以防将幼叶晒枯。

池内摆放时盆距不得小于2米，也不要均匀摆放，叶片长成后覆盖的水面不得超过池水面积的1/3，叶片如果将池水遮满反而不美。初期池水不要太深，随着叶柄的加长生长再逐渐加大水深。如果池水深，可在栽种睡莲的花盆下面垫上倒置的花盆，把盆体抬高。池水一旦混浊，应在夜间换水，同时剪掉残败的花梗和枯叶。

3. 千屈菜（水柳、水枝柳）

1. 形态特征　为千屈菜科落叶宿根亚灌木类花卉。株高 1.5—2 米，地下具粗壮的木质化假根茎，地上茎直立生长，中空，多分枝，浅褐色，上被柔毛。叶三角状宽披针形，全缘无齿，基部抱茎，对生或轮生。花着生在茎秆的上半部分，多数小花组成长穗状花序，紫红色，花筒长管状，花被 6 片，花径仅 1 厘米。夏秋开花（图 57）。

2. 种类和品种　主要有紫花千屈菜、大花千屈菜、桃红千屈菜和毛叶千屈菜 4 种。

3. 习性　原产于欧亚两洲温带地区。是半水生植物，可在沼泽地、水沟旁和湿润的草丛中生长。喜阳光及湿润和通风良好的环境条件。野生植株较矮，多不超过 1 米，开花也少；人工栽在浅水中则生长茂盛，花穗大，花期也长。耐寒能力强，地下宿根可露地越冬，对土壤要求不严。

4. 繁殖方法　可播种，也可分株和扦插，以分株繁殖为主。分株应在早春进行，脱盆后用砍刀自上而下将一墩宿根劈成数份分别栽种，当年均可开花。也可在 6—7 月间剪嫩枝扦插，插条长 15—20 厘米，剪掉叶片，插入积水的盆土中，放在疏荫下养护，30 天左右生根，第二年开花。播种应在 4 月进行，下种要浅，盆土应始终处于饱和状态，在 15—20℃ 的气温下 10 天左右即可出苗。

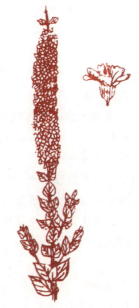

图 57　千屈菜的形态特征

5. 栽培和养护　可成片栽在阳光充足的浅水、湖畔和湿地上。家庭养花均进行盆栽，用加肥培养土栽入无排水底孔的大花盆中，填土至盆深的 2/3。栽后把水加满，放在阳光充足的地方任其自然生长，每天补水一次。10 月下旬叶落茎枯后将它们剪掉，然后移入冷室或楼道贮存，温度不要超过 6℃，盆土应始终保持湿润。

4. 凤眼莲（水葫芦、水玉兰）

1. 形态特征　为雨久花科常绿挺水草本植物。肉质根上生有短而细的根毛，能浅浅地扎在水下泥土中，也能漂浮在水中生长。具横生的匍匐茎，可扩大蔓延并萌生新的株丛。叶直立而挺出水面，株高 30—40 厘米；叶片下部膨大成气囊，在深水中可使须根脱离泥土而直立漂浮；叶片呈菱状宽卵圆形，直径约12厘米，叶脉明显下凹，有光泽。花莛单生，高约30厘米，每莛着花6—12朵；花冠堇蓝色，上部有较大的裂片，中央有蓝斑，斑中有黄点，非常美丽。蒴果卵圆形，种子无发芽力。花期7—9月（图58）。

2. 习性　原产于南美洲，在我国江南湖泊中能大量繁衍，常常阻塞河道。耐寒能力差，遇霜后叶片枯萎，根系和匍匐茎也怕冻，需保护越冬。喜阳光，也较耐阴，最适水温为18—23℃。自然繁衍力很强，在江南的水池中一棵凤眼莲一年可蔓延十几平方米的水面。

3. 繁殖方法　将匍匐茎自节间切开，带上叶丛栽在浅水泥土中或投入深水中就能生长蔓延。

4. 栽培和养护　凤眼莲适合在浅水和静水中生长，家庭培育可栽入深桶装的水盆中。每年早春将冬存的母株取出来，带根切取母株基部滋生出来的小茅，将它们投入水盆就能自然生根并抽生新叶。栽前应在盆底垫一层粘土，让根毛扎入泥土中，这样有利于生长和开花。当株丛布满全盆后应适当梳剔。入冬前移回室内贮存，盆内不得缺水。

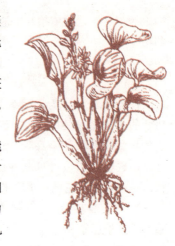

图58　凤眼莲的形态特征

5. 香蒲（水烛、尊黄、鬼蜡烛）

1. 形态特征　为香蒲科落叶缩根挺水草本植物。地下具粗壮的横生根茎；地上茎直立，细棒状，高1.5—2.5米。叶着生在茎秆基部，长条带形，细长如剑，光洁淡雅，长0.8—1.5米，宽7—12厘米，基部抱茎。雌雄同株异花，穗状花序蜡烛状，浅褐色，雄花着生在花莛上部，雌花在下部，中间间隔一小段空当，花序晒干后可做插花使用。以观叶为主，花期5—7月（图59）。

2. 种类和品种

（1）宽叶香蒲　株高1米，叶宽1—1.5厘米；雌雄花序在花莛上无间隔。

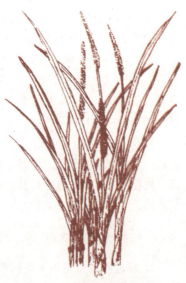

图59　香蒲的形态特征

（2）小香蒲　植株低矮，茎细弱，叶线形，不明显，具细长的大型叶鞘。

3. 习性　原产于我国东北、华北和西北地区。适应性强，耐寒不耐阴。喜充足的阳光和深厚肥沃的土壤，适宜在浅水和沼泽地中生长。

4. 繁殖方法　均采用分株繁殖。春季取出地下根茎，将它切成10厘米长的小段另行栽种。

5. 栽培和养护　应当用25厘米口径的无底孔瓷盆栽种，上面留出5厘米的沿口以便汪水。每盆可栽1—2段根茎，栽后根茎上的芽在土中水平延伸，伸长30—60厘米时顶芽才向上伸展并抽生茎叶。地下根茎则不断延伸，不断抽生茎叶，使植丛扩大。2—3年后根系和地下茎布满全盆，长势衰退，应淘汰老株进行更新。养护时应放在阳光充足的地方，盆内不能缺水，不必追肥。

蕨类观赏植物

1. 铁线蕨（铁线草、美人枫）

1. 形态特征　为铁线蕨科多年生常绿草本植物。地下具横生的根状茎，表面密被棕色披针形鳞片。叶柄细长，黑色光亮，似铁线，长15—25厘米。初期直立生长，随着株丛的不断扩大，逐渐向四周侧伏。二回羽状复叶密生在叶柄上，小羽叶互生，扇形并有小梗，深绿至褐绿色，前缘有细裂。叶背有孢子囊群（图60）。

2. 种类和品种　常见的还有鞭叶铁线蕨、楔状铁线蕨和团叶铁线蕨等。

3. 习性　原产于热带和亚热带地区。喜温暖和湿润的气候条件，不耐寒，冬季室温不得低于10℃，否则叶片变黑枯萎。忌阳光暴晒，怕干风。要求富含腐殖质的中性和微酸性土。

4. 繁殖方法　可采集叶片背面的成熟孢子进行

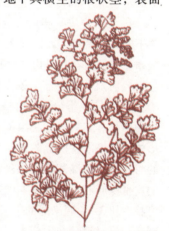

图60　铁线蕨的形态特征

播种，但手续繁杂。家庭养花应进行分株繁殖，4月份结合翻盆换土，将土团从花盆中脱出来，把连在一起的地下茎切开，每个分割单位应带有初生的卷拳状幼叶，一年后叶丛又能布满全盆。

在鞭叶铁线蕨和团叶铁线蕨的叶轴先端可长成幼小植株，上面还带有地生根，可将它们剪下来上盆栽种，就能长成一棵花苗。

5. 栽培和养护　必须用腐殖培养土上盆栽种，盆土应保持湿润。室内陈设时应见到散射阳光，5月份可移到室外或阳台上，但需用竹帘遮荫。旱季应向四周喷水来提高空气湿度，但不要向叶丛上洒水，否则叶面会失去光泽甚至发黑腐烂。每月应追施一次液肥。老叶生长一年后会枯萎死亡，由地下茎萌生出新叶使株丛得以更新，这时应剪掉老叶，少浇水，等新叶长全后再正常浇水。10月上中旬移回室内，冬季可多见阳光。

2. 鹿角蕨（蝙蝠蕨）

1. **形态特征** 为水龙骨科常绿附生性草本植物。

2. **种类和品种** 叶片有两种类型，一种是裸叶，紧紧地贴在大树上生长；另一种是实叶，直立生长，背面密生星状毛。株高约40厘米，裸叶圆形突出，径约20厘米，叶缘波状有浅齿。实叶丛生下垂，长60—90厘米，幼嫩时灰绿色，成熟后黑绿色。基部直立楔形，端部叉状分歧，似鹿角。孢子囊群生于叶背，棕色（图61）。

3. **习性** 原产于亚洲、非洲和澳洲热带地区。喜温暖的阴湿环境，怕直射阳光。在自然界都附生在大树树干的裂缝处或分杈处。生长适温为16—24℃，越冬室温不得低于10℃。

4. **繁殖方法** 鹿角蕨生长多年后，可从根状茎上萌生出幼小的株丛，把它切割下来另行栽种，就能长成一棵新株。在没有萌生幼小株丛的情况下，也可切割繁殖。方法是在6月份选生长健壮的母株，用刀延着圆盾形的裸叶底部和四周把它轻轻切割下来，上面必须带有须根，另行栽种即能成活。

5. **栽培和养护** 鹿角蕨是附生性植物，不能在土中生长。其栽培方法因陈设方式不同可分为两种形式：如果准备摆放陈设，可把它们放在一个浅浅的竹篮内，用湿苔藓或水藻把吸根盖住，将覆瓦状的扁平裸叶和鹿角状实叶露出来。如果壁挂陈设，可找一块3—4厘米厚的木板，材质越软越好，不必刨光，将吸根贴在木板上，上面蒙上湿苔藓，用龙尼绳将它们和木板绑在一起，然后将木板挂在墙壁上。这种陈设方式相当于在壁面上装饰鹿角，却具有生命力，观赏价值极高。

栽种鹿角蕨不用盆土，因此不存在浇水问题。但必须经常用小型喷雾器向植株上喷雾，让苔藓始终保持湿润，同时提高空气湿度，避开直射阳光。蕨类植物不需要过多的营养，依靠光合作用制造的同化养分就能满足生长发育的需要，因此不必施肥。但是如

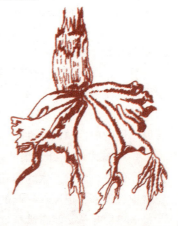

图61 鹿角蕨的形态特征

能每月喷布一次硫酸铵和磷酸二氢钾1000倍混合液,则生长更加健壮。

兰科花卉

1. 中国兰花(春兰、惠兰、台兰、建兰、墨兰、寒兰、兔耳兰)

1. 形态特征　为兰科多年生常绿草本植物,绝大多数为地生兰。各部器官的特征如下:

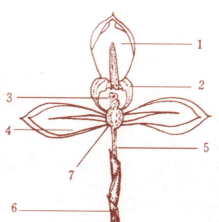

图62　中国兰花结构图

1. 主瓣(中萼片);2. 捧心(花瓣);3. 鼻(蕊柱);4. 副瓣(倒萼片);5. 花梗;6. 叶鞘;7. 舌(唇瓣)

(1) 兰根　为肉质须根系,粗细相等并且肥胖粗壮,皮层细胞发达,还有共生的根菌附在根尖的外面,并有菌丝侵入表皮细胞的间隙内,扩大了根系的吸收范围,起着根毛的作用。

(2) 兰茎　大部分兰科植物都有膨大多节的地下假鳞茎,叶和花茎均自假鳞茎上抽生而出。它的形状因种类不同有圆形、卵圆形、扁球形、柱形等等。假鳞茎内能贮存水分,因此比较耐旱。

(3) 叶　除少数种类外,每个假鳞茎上的叶片都是一次抽生出来的,并且只长一次,叶片枯黄后地下的假鳞茎也随着枯死,新叶是由新生假鳞茎生出来的。

叶片多呈剑形,革质,挺拔而坚硬,纵向叶脉明显,叶背叶脉凸出,多数无叶柄。

(4) 兰花　花被的外轮为花萼,内轮的为花瓣。花瓣中还有一枚特殊的唇瓣。雌雄蕊合生成蕊柱(图62)。

中国兰花除个别的种类外，在一支花莛上都开花数朵，由下向上数第二朵首先开放，然后是下面第一朵和上面第三朵开放，以后依次由下向上陆续开放。从花莛生长的姿态可分析出该种兰花的习性，凡花莛直立生长的都是地生兰，花莛弯曲的多是半附生兰，花莛下垂的多是附生兰。

（5）兰果　在花卉学中将兰花的果实叫做"兰荪"，兰荪为蒴果，长卵圆形，具3—6棱。果熟后蒴果自脊部裂开而将种子散出。

（6）兰籽　兰花的种子极其细微，每个蒴果含种子几万到上百万粒之多。种子内含空气，不易吸水，可漂浮在空气中，但发芽率极低。

2. 主要栽培种及其分布情况　兰属植物共有40几种，在我国主要分布在东南和西南亚热带地区。用于栽培的主要有以下7种：

（1）春兰（草兰、山兰）　叶狭线形，4—8片聚生，长20—40厘米，宽0.6—1.1厘米，叶缘有不明显的细齿。花莛直立，花单生或双生，黄绿色，也有白色和紫色品种。早春2—3月间开花。分布在浙江、安徽、河南和甘肃南部以及四川和云南的山野中（图63）。

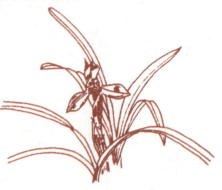

图63　春兰的形态特征

（2）蕙兰（九节兰、夏兰）　叶线形，5—7片聚生，叶缘粗糙，横切面呈"V"字形，比春兰宽且长，直立挺拔。花莛直立，高30—80厘米不等，每莛着花5—13朵。淡黄色、唇瓣白色，上具紫红色斑点，香味较淡。花期4—5月。原产于我国中部和南部，以浙江为最多（图64）。

（3）台兰（金棱边、小蜜蜂兰）　叶片短，宽而平滑，长15—30厘米。花莛斜出，比叶片短，每莛着花15—20朵或更多。花小而密聚，外瓣赤褐色，内瓣边缘带黄色，无香味。花期4—6月。原产于我国长江流域，耐寒能力强。

（4）建兰（秋兰、秋蕙）　叶宽线形，2—6片聚生，近直立生长，叶缘粗糙，长50厘米左右。花莛直立高30厘米，每莛着花6—12朵。黄绿色至淡黄褐色，上具暗紫色条纹，香味浓。花期8—9月。主要分布在华南和西南各

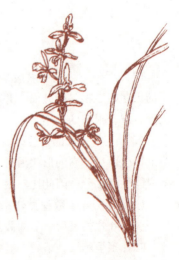

图64　蕙兰的形态特征

省（图65）。

(5) 墨兰（报岁兰） 叶长剑形，4—5片聚生，长60—80厘米，宽3厘米。表面光亮，中肋略下凹，挺拔直立。花莛长约60厘米，每莛着花5—10朵。花色较深，上面具紫褐色条斑，香味浓。花期12月至来年2月。主要分布在我国长江流域，较耐寒（图66）

(6) 寒兰图 叶狭线形，长35—70厘米，宽1—1.7厘米，直立生长。花莛细而直立，每莛着花5—7朵；外花被片窄长，内花被片短宽。黄绿色略带紫色，还有青、紫、桃红、白、黄等花色品种，具芳香。花期10—12月。主要分布在福建、广东、浙江、江西和湖南等省（图67）。

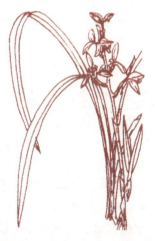

图65 建兰的形态特征

(7) 兔耳兰 叶片短，呈狭椭圆形，基部有较长的叶柄，2—4片聚生。花莛长约20厘米，每莛着花5—6朵，淡绿色；唇瓣不明显，3裂，中央裂片反卷，白色上有紫色条斑。花期5—7月。原产于我国华南、西南和台湾。

3. 习性 喜温暖和湿润的气候条件。春兰和惠兰的耐寒能力较强，寒兰、墨兰的耐寒能力居中，建兰、台兰和兔耳兰的耐寒能力差。总的来说，在其原产地可在露地生长，向北则需盆栽于室内越冬。

中国兰花大都是地生兰，只有兔耳兰为附生或半附生兰，在原产地多野生在湿润的山谷疏林下。在山岭南坡阳光较多的地方叶片发黄，但开花较多；在山岭阴坡见不到阳光的地方，叶丛繁茂，叶色油绿，但开花较少。

中国兰花要求很高的空气湿度，但对土壤含水量要求不高。土壤必须通气透水，这是因为它们的肉质根能贮存水分，假鳞茎也生长在土中。还有与根系共生的根菌的呼吸作用都比较旺盛，需要良好的通气条件，一旦通气不良，肉质根和假鳞茎就会腐烂。它们的叶片表面都被有蜡质层，能阻止水分蒸发，一时缺水也不会凋萎。要求富含腐殖质的酸性土，pH值应在5—6之间，空气的相对湿度应达到75%以上。

4. 繁殖方法 家庭养花均进行分株繁殖。盆栽兰花3—4年应分栽一次。分株应在兰花处于半休眠状态时进行，墨兰、寒兰、惠兰、春兰等冬、春两季开花的应在秋季分盆；建兰、台兰、兔耳兰等夏末和秋季开花的应在春季分株。

用于分株繁殖的母株必须生长良好，无病虫危害。分株前应停止浇水，只向四周喷水来提高空气湿度。经过一周的时间，迫使地下根茎稍稍萎蔫，变得棉软以后再脱盆分割，以免假鳞茎和肉质根受损。

脱盆后抖掉全部泥土，先剪掉老朽枯萎的老根和假鳞茎，然后再找出假鳞茎和假鳞茎相连的根状茎，这个部位叫做"马道"。以2—3个带有叶丛的假鳞茎为一个分割单位，从"马道"处剪开，分别上盆栽种，每盆可保持2—3叶片，当年即可观赏并开花。在专业园林中生产兰花时，过去多采用播种方法，必须制作培养基，保持恒温恒湿，并在无菌条件下操作，播后半年到一年才能萌芽，8—10年才能开花。目前已改用组织培养来生产试管苗，以芽为外植体，接种在培养基上以后4—6周产生小小的原球体，将原球体一分为四重新培养，1—2个月后又可重新分割原球体来扩大种原。由原球体上长出芽和根而形成花苗。因此，用很少一点材料就能生产出成千上万棵花苗来。

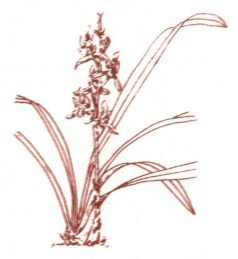

图66　墨兰的形态特征

5. 栽培和养护　栽种前先把盆底排水孔凿大，垫上3厘米厚的碎瓦片，撒上豆石将瓦片间的空隙填满。

南方种兰多用红山泥合成1.5—2厘米厚的泥饼，再趁湿把泥饼切成小块，晒干后抖开，从而做成蚕豆大小的泥丸。用这种泥丸做栽培基质，由于泥丸间的间隙较大，通气透水性能极为良好，肉质根和假鳞茎位于泥丸之间，可以正常呼吸，与肉质根共生的根菌则扎入湿润的泥块中吸收水分和无机盐类营养元素。

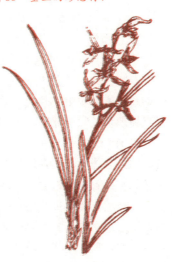

图67　寒兰的形态特征

我国北方没有红山泥，普通胶泥都呈碱性反应，不能用来种兰，需调制酸性腐殖土。取褐泥炭1份打成小块，松针土2份（可用松木锯末来代替）、小块炉渣1份、大粒河沙1份，混匀后做培养基质使用。

上盆前，先用洒壶把培养土润湿，含水量不要超过60%。栽种时切勿深栽，以假鳞茎的顶端与土面相齐为准，填土后提起花盆在土地上墩实，不要用手接压。然后放在疏荫下，暂时不要浇水，经常向四周喷水，将空气湿度提高到80%以上，一周以后再正常浇水。

兰花应蔽荫养护，但也不要完全蔽荫，否则开花不良。春、夏、秋三季最好放在室外疏荫下养护，加强通风防暑降温。室内如装有空调机，盛夏季节移入室内则更为安全。为了减少经常喷水带来的麻烦，可准备一个浅水盆，在水中放一个倒置的瓷盆，再把兰花的花盆放在瓷盆上，可使兰花四周始终保持较高的空气湿度。

南方养兰不存在水质问题，北方水质含碱，长期浇灌硫酸亚铁容易造成盆土僵化，可浇灌凉开水或经日光晒过的凉水，如果有条件并且养的兰花不多，浇灌饮用水公司送货上门的蒸馏水则万无一失。盆土应间干间湿，不能积水。

兰花忌肮脏的有机肥料，可施用硫酸铵和磷酸二氢钾1000倍液，生长旺季每半个月追施一次，每年共施5—6次。单纯施用化肥叶面不亮，开花不香；最好在抽葶前用竹块在盆土四周插孔，向孔内滴入几滴食用油，每盆施用量不要超过25毫升，仅施一次即可取得明显效果。

2. 热带兰花（卡特兰、兜兰、石斛、棒叶万带兰、齿瓣兰、美丽兜兰、蝴蝶兰、贝母兰）

1. **种类及形态特征**　热带兰花的种类繁多，它们的花型大，姿态奇妙，颜色艳丽，观赏价值极高，但没有香味。用于花卉栽培的主要有以下几种：

（1）卡特兰　原产于南美热带地区。有短根茎，根茎节部膨大呈假球茎；在假球茎的顶端生出厚革质叶片1—2枚。花轮很大，直径可达20厘米，各瓣离生，唇瓣极大，侧方的裂片包围蕊柱，蕊柱长而粗壮，先端宽。花冠红色至紫红色。秋、冬开花，花期长达一个多月，插花水养可维持10—14天之久（图68）。

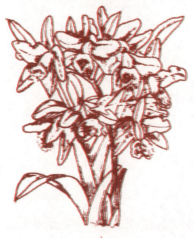

图68　卡特兰的形态特征

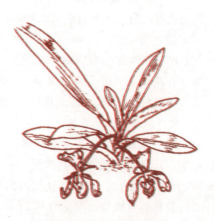

图69　兜兰的形态特征

(2) 兜兰　又名囊兰。原产于东南亚热带地区。根状茎匍匐生长。叶革质，表面有沟。花茎自叶间抽生而出，每茎着花 1 朵，个别的可着 2 朵。外花被有一片直立生长，非常耐看。唇瓣膨大呈囊状，蕊柱很短。冬、春两季开花（图69）。其中香港兜兰原产于我国华南地区，花期 6—9 月。

(3) 石斛　原产于我国云南，现广布于亚洲热带及新西兰。有地上茎，茎丛生直立而细长。叶柔软，革质，矩圆形，顶端有圆裂。花着生在茎秆上端的节部，每枝着花 1—4 朵；花径约 8 厘米，白色，顶端略带淡紫色。上花被片和内花被片形状相似，外侧的花被片与蕊柱合生，呈囊状；唇瓣宽卵状矩圆形，富于变化，唇盘上有一个紫斑，基部有鸡冠状突起。花期 8—12 月（图70）。

(4) 棒叶万带兰　原产于我国云南南部。有地上茎，茎秆木质化，具攀援性。叶棒状，在茎秆上呈两列状着生。在茎秆的叶腋间抽生花茎，每茎着花 3—4 朵。花径约 7 厘米，紫红色。内外花被相似，唇瓣上有毛，黄色，下面无突起，蕊柱短粗。花期 7—8 月（图71）。

(5) 齿瓣兰　原产于墨西哥。每个假鳞茎可抽叶 2 片，株高 8—13 厘米，叶厚革质。花茎下垂，长 30—60 厘米，每株开花 30 朵左右，红色。唇瓣玫瑰红色，被有黄色或红色斑纹。

(6) 美丽兜兰　原产于印度北部。无假鳞茎。叶色有淡绿也有深绿。花茎长 25—30 厘米，每茎着花 1 朵，很少有开 2 朵。花径可达 13 厘米。兜部特大，黄绿色，并布有褐色斑块或斑纹。9 月至来年 2 月开花。

(7) 蝴蝶兰　原产于亚洲热带地区。地上茎很短，长仅 2—3 厘米。叶大型，每株抽茎 1 至数根，呈拱形生长，有的有分枝，长 70—80 厘米，每茎着花 1 至数朵。花径约 10 厘米，花冠蜡质状；唇瓣白色，裂片大，颈部黄色带有红斑。花期 10 月至来年 1 月（图72）。

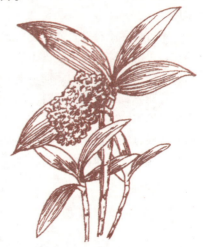

图70　石斛的形态特征

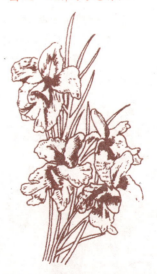

图71　棒叶万带兰的形态特征

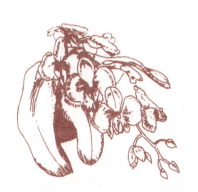

图72 蝴蝶兰的形态特征

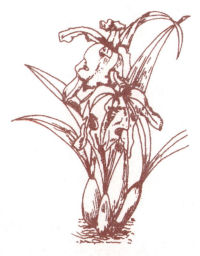

图73 贝母兰的形态特征

（8）贝母兰　原产于喜马拉雅南麓。株高5—8厘米。假鳞茎上有皱纹。花葶长约15厘米，每葶着花7朵，纯白色，花径5—7厘米，唇瓣及流苏状毛均为浅橙黄色。花期12月至来年3月（图73）。

2. **习性**　热带兰花都是附生性植物，多附着在热带雨林的大树干上生长，有的则着生在岩石及多湿的山林溪畔树桩上。春、夏两季是它们的主要生长期，雨季生长最旺，在此期间要求高温高湿；秋季生长缓慢，冬季生长停止而处于半休眠状态。

热带兰花对光照、水分和温度的要求因种类不同略有差异。卡特兰对光照的要求稍多一些，冬季需保持15—20℃的室温，要求通风良好的环境，但在早春嫩芽抽生时不能通风过多，否则新芽容易枯萎。兜兰的越冬温度比卡特兰要求低些，但花期要求的温度高，忌直射阳光。石斛对温度的要求高，夏季应蔽荫养护，冬季应见斜射阳光，并应保持良好的通风条件。棒叶万带兰对空气湿度要求极高，对栽培基质中的含水量则要求极低；冬季应保持22℃以上的室温才能把它们养好。其他热带兰花对环境条件的要求大同小异，都怕直射阳光，喜很高的空气湿度，栽培基质需疏松透气，四季均需保持高温。

3. **繁殖方法**　可播种也可分株。因种子细微，播种需要完好设备、很长的时间和复杂的技术，家庭养花只能用分株方法来繁殖花苗。

分株时用锋利的修枝剪把假鳞茎之间相连的根茎（马道）剪开，立即在剪口上涂抹硫磺粉防腐。凡是带有潜伏芽的假鳞茎可直接栽入花盆，它们很快就能抽生叶丛；没有潜伏芽的假鳞茎不要直接上盆，先集中摆放在一个浅盆中，用湿泥炭或湿锯末覆盖起来，放在25℃左右的室内催芽，待它们长出潜伏芽后再分别上盆栽种。

石斛有地上茎，在潮湿的空气中能自茎节部位抽生出幼小的植株，这些幼株既有茎叶又有幼根，把它们切下来单另栽种都能成活。也可剪茎段扦插，把它们插入褐泥炭中，保持高温和80%以上的空气湿度，不久即可生根萌叶。齿瓣兰、蝴蝶兰等的再生能力很强，可把未开花的花莛剪成2—3厘米长的小段，平置在温暖湿润的泥炭藓上，一个多月也可生根萌叶。大规模生产时均通过组织培养来生产试管苗。

4. 栽培和养护　栽培热带兰花不能使用培养土，栽培基质不需深厚，必须疏松透气排水良好，pH值在5—6之间，呈酸性反应。现将常用的配方列表如下（表1-6）。

表1-6　热带兰花栽培基质成分及配合比例表（体积比）

热带兰的种类	山毛榉叶	紫萁根	水龙骨根	泥炭藓	草皮土	干牛粪	锯末
一般热带兰花	3	2		1			
兜兰		1	1	2	1		
根系娇嫩的齿瓣兰		1		1			
石斛、通兰		1	1	2		2	
贝母兰		1	1	2	2	2	
蝴蝶兰、万带兰	2		1	1			3

栽种时应尽量使用小盆，只要能将根系容下即可。室内陈设时应经常用小型喷雾器弥雾，盆内略显湿润即可，切勿大水浇灌。蔽荫养护，避开直射阳光。不要向盆内浇灌有机液肥，可将硫酸铵和磷酸二氢钾的1000倍液用注射器注入假鳞茎或地上茎秆，效果相当显著。

仙人掌及多肉植物

1. 龙舌兰

1. 形态特征　为龙舌兰科常绿多肉植物。地下具直立粗壮的根茎，地上茎极短，由叶基抱合而成。叶片在短茎上呈轮状互生，排列紧密无间隙，基部叠迭抱合。叶肉肥厚，长剑形，长1米以上，先端渐尖，顶端具刚刺，叶缘具刺状齿，截面呈"V"字形，正反两面被有白粉，灰绿色。在龙舌兰的一生中只开花一次，开花后植株枯萎死亡（图74）。

2. 种类和品种　栽培品种有金边龙舌兰、金心龙舌兰、绿边龙舌兰、窄叶龙舌兰等。同属的花卉植物还有以下几种：

（1）鬼脚掌　植株呈莲座状，叶长三角形，坚韧粗壮，叶面深绿色，具灰白色斑纹。

（2）鬼若　叶直立生长，坚硬肥厚，长卵形，先端急尖，中央下凹，青绿色上被白粉。

（3）八荒殿　叶片向四周开展，长剑形，先端渐尖呈刚刺状，叶肉坚硬，灰绿色。

3. 习性　原产于墨西哥。性强健，较耐寒，在5℃的低温下不会受冻，也耐高温和暑热。在华南地栽时应见充足的阳光，但不能忍耐北方旱季的烈日暴晒，否则叶面会出现枯黄的斑块。金边、银边等品种在日晒下会失去彩色，但也不能全部蔽荫。要求排水良好的沙质土，耐干旱怕水涝，能耐盐碱。

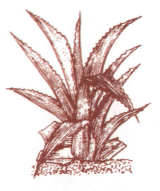

图74　龙舌兰的形态特征

4. 繁殖方法　龙舌兰的分生能力强，地下根茎上的不定芽每年都能萌生出一些根蘖苗。可用小刀自基部把它们与母株切开，同时把盆土刨松，找出根蘖苗的自生幼根，连根挖出栽入小盆。分割时不要用手硬掰，以防将幼株内的髓心抽出而不能成活。

5. 栽培和养护　龙舌兰耐干旱和瘠薄，用盆要小；用含沙培养土上盆，或直接用面沙上盆。不必施肥，也不必年年翻盆换土，以防生长过快而无处陈设。盆土不干透不要浇水。在北方，春、夏两季应适当遮荫，室内陈设时应放在南窗附近，不能完全蔽荫，否则叶片下垂并失色。秋季可多见阳光，盆内切勿积水，以防根茎腐烂。

2. 虎皮兰（千岁兰、虎尾兰）

1. 形态特征　为百合科常绿多肉植物。地下具短粗的横生匍匐茎，叶片由匍匐茎分枝上的顶芽抽生而出。叶厚革质，直立生长，基部卷成筒状，长剑形，先端尖；长30—50厘米，宽4—6厘米，深绿至暗绿色；正反两面布有灰绿色的横向波状条纹，似虎皮纹；表面有很厚的蜡质层。花茎自叶丛中抽生而出，花型碎小，淡黄色，无观赏价值（图75）。

2. 种类和品种　主要栽培品种有金边虎皮兰。同属的相似花卉还有圆叶虎皮兰、广叶虎皮兰和短叶虎皮兰。

3. 习性　原产于墨西哥。较耐寒，冬季室温不低于8℃仍能缓慢生长，降到3℃时叶片才受冻萎缩。怕暑热，生长适温为20—28℃。耐阴能力强，可常年在室内陈设，怕阳光暴晒。对土壤要求不严，在很小的土壤面积内也能正常生长。耐干旱和瘠薄，怕水涝。

4. 繁殖方法

（1）分株繁殖　分株时用小刀把叶丛间的地下根茎切开，以一个叶丛为一个分割单位，分别栽种都能成活。

（2）叶插繁殖　将生长充实的叶片自基部剪下来，按6—10厘米一段截开，插入素沙，入土深3厘米，放在蔽荫下养护。在20℃以上的气温下20天左右从叶基髓部长出幼根，随后萌生出地下匍匐茎，再由匍匐茎的不定芽抽生出新叶丛。

金边虎皮兰只能分株繁殖，如进行叶插，长出来的新叶金边消失而变成普通虎皮兰。

5. 栽培和养护　虎皮兰的叶丛直立生长，不需要很大的土壤面积；用盆越小、株丛越稠密、观赏价值越高。可用普通培养土或直接用面沙上盆，盆底施些有机肥料可使叶片肥厚油亮。盆土应间干间湿，加强通风，还要防雨。冬季多见一些斜射阳光，盆土切勿过湿。地下茎未拱曲土面不必翻盆换土。

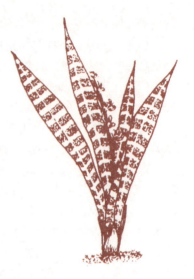

图75　虎皮兰的形态特征

3. 芦荟（狼牙掌、龙角）

1. 形态特征　为百合科常绿多肉植物，在原产地能长成树状。地上茎由紧密的轮生叶片抱合，茎内多肉并含有大量水分，有分枝，节部有明显的环痕。叶肥厚多浆，披针形，先端尖锐，长15—30厘米，宽3—6厘米，中肋下凹，两侧翘起，叶缘有狼牙状锯齿，比较锋利，正反两面均为灰绿色。花葶自植株顶端的叶腋间抽生而出，小花筒状，密聚着生在花葶上，朝下生长，黄色上带有红色斑点，非常鲜艳。蒴果三角形，成熟后自背部裂开。花期7—9月（图76）。

2. 种类和品种　同属的花卉有：

（1）翠花掌　叶轮状三出并呈覆瓦状排列。叶色深绿并有不规则的白色横纹。花红色。

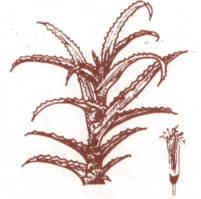

图76　芦荟的形态特征

（2）翠叶芦荟　叶片横向斜出，肥厚多肉，叶缘有稀疏的三角形刺，新叶上有条纹。花黄色。

（3）绫锦　无地上茎，叶簇生呈莲座状；叶三角状披针形，表面有白色点状斑纹；每簇有叶50多片。花橙红色。

3. 习性　原产于印度，我国海南省有野生分布。喜温暖湿润的气候，在我国华南亚热带地区可露地越冬，不低于6℃不会受冻。耐暑热，生长适温为23—32℃。喜充足的阳光，但不能忍耐北方旱季的烈日暴晒。也较耐阴，长期蔽荫茎秆柔弱容易倒伏。耐干旱和瘠薄，也耐轻碱；耐干旱，怕水涝，否则根系会腐烂。

4. 繁殖方法　可剪取株丛下部叶腋间萌生出来的小侧枝做插穗，带叶插入素沙或旧盆土中，极易生根成苗。剪取插穗时应紧贴母株的茎秆从侧枝基部切取，不要从节间断开，否则切口容易腐烂。扦插时入土的深度为3—4厘米，如果插穗较大，插后不能直立，可插设苇秆绑扎扶持。插后蔽荫养护，20天后即可生根。

5. 栽培和养护　芦荟是美容佳品，又可食用并能治疗多种病疾。如以实用目的栽培应用加肥培养土栽入大盆，以便加速生长来切取叶片。如以观赏为目的则应当用普通培养土栽入小盆，盆土不干透不要浇水，以便控制其生长量，防止倒伏。春、夏两季应适当遮荫，秋、冬两季可见阳光。冬季室温能保持在15℃以上则应正常养护；如果室温低，盆土应相对干旱，迫使它们休眠，以防受冻。

4. 条纹十二卷（雉鸡尾）

1. 形态特征　为百合科常绿多肉植物。植株矮小，无明显的地上茎，株高15厘米以下。叶片紧密轮生在叶轴上，组成莲座状。叶披针形，先端渐尖，基部较宽，表皮坚韧粗糙，呈皮革状，暗绿色，无光泽；叶面上布有明显的白色斑纹。花莛自叶丛中央的茎轴上抽生而出；花型碎小，排列稀疏，蓝紫色，无观赏价值。

2. 种类和品种　同属的相似花卉有：

（1）点纹十二卷　株型较大，叶片肥厚，卵状三角形，先端尖；叶面有细密的小白点，叶背有凸起的瘤状物。

（2）蛇皮掌　叶簇螺旋状基生；叶片短，卵状三角形，先端尖，暗绿色，表面有不规则的白色条纹。

（3）鹰爪　株型和叶形似蛇皮掌。幼株叶片开张，老株叶片抱合；叶面中央有少数白色瘤点，呈纵向排列，叶背也有白色瘤点。

（4）卷边十二卷　叶缘向内翻卷呈匙形。

（5）绿心十二卷　叶面无白色瘤点，叶心翠绿色。

（6）大叶条纹十二卷　叶片宽大，叶背散生许多白色瘤点。

（7）凤凰卷　叶片宽，略下垂，叶背的白色瘤点密聚。

3. 习性　原产于西南非洲。较耐寒，冬季室温不低于6℃不会受冻。怕夏季酷暑，气温升到30℃时生长停止，生长适温为20—26℃。喜充足的阳光，不耐阴，也怕阳光暑晒。要求排水良好的沙质土，耐瘠薄也较耐旱，怕水涝。

4. **繁殖方法** 均采用扦插繁殖。自茎轴基部常长出幼小的傍生分枝,用小刀紧贴母株的茎轴把它们切割下来,插入面沙或旧盆土中;盆土不要太湿,适当遮荫,在20℃的室温下一个多月即可生根。

5. **栽培和养护** 十二卷类花卉的株型大都很小,根系也浅,且生长缓慢,应当用面沙或普通培养土栽入12厘米口径的小盆,不必年年翻盆换土。盆土间干间湿,盆内不能积水,还要防止雨淋,否则极易烂根。室内陈设时应放在南窗附近多见阳光,最好放在阳台上。夏季应适当遮荫并防暑降温。冬季必须多见阳光。

5. 水晶掌(玻璃宝草)

1. **形态特征** 为百合科常绿多肉植物。株型微小,高仅5—6厘米,丛径约10—14厘米。叶基生并组成莲座状,无明显的地上茎。叶片肥厚,呈三角状卵形,下面浑圆,上面较平,两侧各有一道不明显的纵棱。叶面淡翠绿色,并布有隐约可见的白色线状纵条纹,内含大量水分而呈半透明状,如似玻璃制品,又像翡翠。花莛纤细,自叶丛中央的叶腋间抽生而出。花型极碎小,无观赏价值(图77)。

2. **习性** 原产于非洲南部高山上的森林中。喜夏季凉爽湿润冬季温暖的气候条件,不耐寒,冬季室温不得低于12℃,生长适温为20—25℃。因属强阴性植物,一年四季均不能见直射阳光,一经日晒叶面就会变成暗褐色并失去透明度,叶片下垂,株丛松散,时间一长还会枯萎。喜排水和通气良好的腐殖土,既不耐旱,也怕水涝。

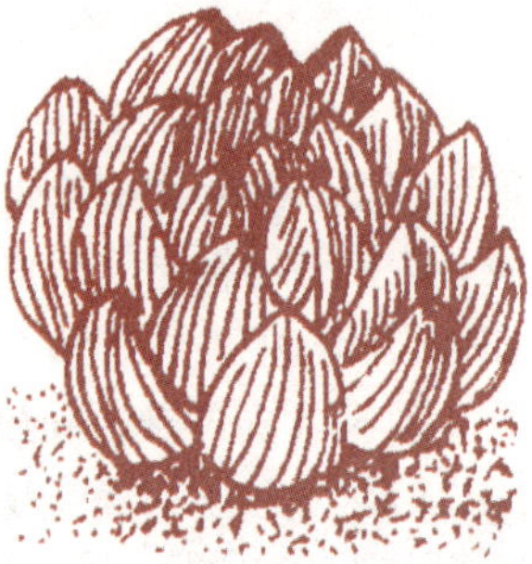

3. **繁殖方法** 一年生以上的植株可从茎轴基部长出幼小的傍生植株,实际上是老株的根蘖苗,当它们长出3片叶子时就能形成1—2条自己的根系;将盆土挖松后将它们切离母体,然后连根提出来单另栽种,极易成活。

图77 水晶掌的形态特征

4. **栽培和养护** 用腐叶土加少量面沙上盆,栽入8—9厘米口径的微型花盆中,栽时将根系埋住即可,不要把叶基埋入土中。

分株苗生长一年后莲座形叶丛就会把盆面长满,如果生长正常则不必翻盆换土。在叶丛布满盆面前可追施一些稀薄肥液,切勿将肥液滴溅在叶片上,否则会出现黄斑。盆土应保持湿润,浇水时也不要当头淋洒,可用茶壶自盆边慢慢浇入,经常淋水会使叶面失去光泽。全年都应放在背光处陈设,防止雨淋。夏季应加强通气,防暑降温;冬季注意保温。

6. 燕子掌（玉树、厚叶景天）

1. 形态特征 为景天科常绿多肉植物。在原产地可长成树木状，盆栽植株可长到50厘米。地上茎肥胖呈圆柱状，老茎基部半木质化，分枝力强，可长成对称的二歧状多层分枝。茎皮青绿至灰白色，节间短，节部有一圈明显的环痕。叶片肥厚多肉，倒卵至卵圆状匙形，长3—5厘米，宽2—3厘米，叶面灰绿至亮绿色。数十朵小花密聚着生在叶腋间，白色至粉红色；在盆栽条件下极少开花（图78）。

2. 种类和品种 同属的相似花卉还有：

（1）神刀 叶片特厚，灰绿色，基部与茎相连，形似镰刀。花深红色。

（2）青锁龙 株高约30厘米，分枝不规则，茎上被白粉。叶鳞片状，长0.4—0.5厘米，交互对生似锁链。小花白绿色。

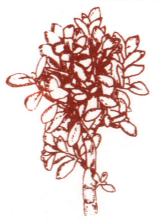

图78 燕子掌的形态特征

（3）贯叶青锁龙 茎秆多肉，分枝力强，株高50—100厘米。叶对生，呈扁平的三角状卵形，长约2.5厘米，基部贯穿相连呈锁链状，边缘有软骨质纤毛。小花黄绿色。

（4）一串连 株型小，地上茎横生并长成杈状。叶片多肉，交互对生，心脏形，灰绿色。小花黄色。

（5）绿塔 株高仅5—7厘米。叶呈四列状重叠交互对生，深绿至翠绿色。小花顶生，白色。

3. 习性 原产于非洲热带的半荒漠上。喜温暖干燥的气候，不耐寒，冬季室温低于12℃落叶，夏季温度过高时生长停止，生长适温为22—28℃。喜充足的阳光，在蔽荫环境下叶片下垂并失去光泽，株形松散。对土壤要求不严，耐轻碱和干旱，怕水涝。

4. 繁殖方法 扦插繁殖，剪取大型侧枝或未分杈的小侧枝插后都能生根。采条时应从分杈处剪取，带叶插入素沙或旧盆土中。盆土不可过湿，略显湿润即可，否则切口容易腐烂。插后放在疏荫下养护，不要暴晒，在20—28℃的气温下一个月即可形成根团。

5. 栽培和养护 燕子掌初期生长快，苗期每年翻盆换土一次，用普通培养土或面沙上盆。待株高长到50厘米时加高生长基本停止，茎秆加粗，这时可换入24厘米口径的花盆，以后不必年年翻盆换土，也不必追肥，从而控制其生长量。

夏季可适当遮荫来防暑降温，其他季节应充分见光。盆土应宁干勿湿，注意防雨，冬季盆土应相对干旱，注意通风，以防脱叶。

7. 景天（八宝、蝎子草）

1. **形态特征** 为景天科落叶宿根多肉植物。株高30—45厘米，地上茎直立丛生，少分枝，茎秆光滑，淡绿色，上被白粉。叶片无柄，2—3片对生或轮生在茎节上，叶片倒卵至椭圆形，长3—4厘米，宽2—3厘米，比燕子掌薄，灰绿色略显粉色，表面被有白粉。小花粉红至白色，多朵密聚着生在茎顶。花期8—9月（图79）。

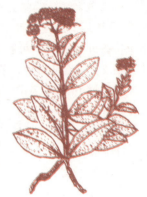

图79 景天的形态和特征

2. **种类和品种** 同属的相似花卉有：

（1）佛甲草 株高10—20厘米。叶线形多肉，长2—2.5厘米，3叶轮生。小花黄色。

（2）垂盆草 枝细长，匍匐或下垂生长，节部能生根。3叶轮生，倒披针形，长1.5—2.5厘米，宽0.3—0.5厘米，先端尖。小花黄色。

（3）景天三七 株高20—50厘米。叶互生，椭圆状披针形，长3—7厘米，宽1—2厘米，叶缘有粗齿。小花黄色。

（4）费莱 地下具半木质化的根状茎，地上茎纤细，株高15—40厘米。叶互生，狭匙形，长2.5—5厘米，上半部分叶缘有齿。小花黄色。

（5）紫景天 主根萝卜状，多条簇生。株高30—60厘米，叶互生，长圆形，长3—6厘米，宽1—2.5厘米，叶缘有齿，叶面有斑点。小花紫色至紫红色。

（6）轮叶景天 株高30—70厘米。3—5枚叶片在茎节上轮生，长圆形，长4—6厘米，宽2—3厘米，叶背苍白色，叶缘有齿。花白色至白绿色。

（7）彩叶景天 是轮叶景天的变种。叶片乳白、粉红和灰绿相间组成，如似塑料制品，观赏价值极高。

（8）金钱掌 株高20—40厘米，茎斜生或匍匐，全株被绿粉。3叶轮生，宽卵形至扇形，灰绿色略带红色，长2—3厘米，宽1.5—2.5厘米，上部叶缘有齿。小花粉红色。

3. **习性** 原产于我国华北以南的广大地区。在北方冬季落叶后茎秆枯死，根系在土中宿存，来年春季再抽生新枝新叶；在南方则四季常青。同属的相似花卉多为常绿植物，越冬室温需保持10℃以上。要求充足的阳光，不耐阴。喜疏松肥沃的沙质土，耐干旱而不耐水湿，也耐盐碱。

4. **繁殖方法** 如能在入冬前收到种子，可在来年早春进行盆播。在南方也可直播在露地花池中。盆栽时可结合早春翻盆换土将宿根分劈成几份单另栽种；也可在5月下旬至6月上旬剪当年生枝带叶插入旧盆土中。盆土不要过湿，放在疏荫下养护，很快就能生根。

5. 栽培和养护　地栽时应多施一些有机肥料，株距30—40厘米，分株苗在秋季即可布满田面。土壤不干则不必定期灌水，也不必追肥。入冬剪掉枯枝，拥土防寒并灌足冬水。

景天的分生能力强，盆栽时应栽入大盆。如用不加肥的培养土上盆，生长前期应追施2—3次液肥；盆土应宁干勿湿，但不怕雨淋，放在阳光充足的地方养护。入冬前可剪掉茎秆，放在冷室或楼道贮存。如果冬季室温高可任其自然生长；如果室内光照不足则叶片下垂，表面无白粉，茎秆也会倒伏，还不如剪掉茎秆任其休眠。

8. 莲花掌（石莲花、宝石花）

1. 形态特征　为景天科常绿多肉植物。地上茎短粗，半木质化；能萌生侧枝和大量气生根。叶片集中着生在短茎的顶端，排列紧密，交互重叠组成莲花状。叶片较厚，灰绿至蓝绿色，表面布有白粉，倒卵形，长约5厘米，宽约3厘米。基部楔形，先端平齐，中央有一个红色的突尖。花葶自叶丛中抽生而出，在花葶先端着花8—20朵；花瓣外面粉红色。里面黄色。花期6—8月，以观叶为主（图80）。

2. 种类和品种　同属的相似花卉有：

（1）白毛莲花掌　茎秆上密被褐色茸毛。叶长卵形，长3—7厘米，宽1.5—3厘米，叶片上部有疏稀的浅齿，齿尖有锈色尖毛。

（2）毛叶莲花掌　地上茎短粗多肉，叶丛近圆球形或扁圆形。叶片肥厚而鼓起，上被白茸毛；叶长3—6厘米，宽1.5—2.5厘米，先端极尖，基部渐窄。

（3）绒毛掌　茎秆直立，有少量分枝，上面密被褐色毛。叶集中着生于枝顶；叶片肥厚，深绿色，狭椭圆形，长2.5—5厘米，宽1—1.2厘米，先端尖。

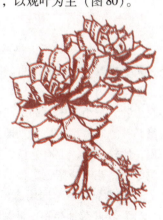

图80　莲花掌的形态特征

（4）鲜红莲花掌　地上茎不明显。叶密生而组成莲座状。叶片倒卵状匙形，长5—7.5厘米，先端急尖。花鲜红色。

（5）八宝掌　地面具横卧的茎秆，比较粗壮。叶丛着生在横茎的节部而组成莲座状。叶片倒卵形至狭倒卵状匙形，长5—7厘米，宽2—3厘米，先端有短尖，略带红色。

3. 习性　原产于墨西哥和美国南部。喜高温干燥的气候，不耐寒，冬季室温不得低于12℃，否则就会脱叶；在16℃以上的室温下才能继续生长。喜阳光，在蔽荫环境下叶片下翻，叶簇变散，叶面上的白粉消失。不怕炎热酷暑，在潮湿的环境中容易掉叶。要求排水良好的沙质土，耐旱能力强，不耐酸碱，怕水涝。

4. 繁殖方法　均采用扦插繁殖。以茎秆基部萌生出来的小叶丛为扦插材料，把它们从基部剪下来，摘掉下面的几轮小叶，露出一小段茎秆，浅浅地插入面沙或旧盆土中，盆土略显湿润即可，放在疏荫下养护，在一个12厘米口径的小花盆中只插一根，在20℃左右的室温下一周左右即可生根，生根后再把水浇透。

5. 栽培和养护　莲花掌有两种养法：一种是将花苗栽入10厘米口径小盆，作为微型盆花来玩味；如果茎秆基部长出了傍生小叶簇，应随时把它们剪掉。主茎秆上面的莲座状叶丛则越长越大而将盆面封满，好似一朵石莲。另一种是将花苗栽入20厘米口径的大盆，加强肥水管理，促使茎秆基部滋生小侧枝，当小侧枝的数目达到8个以上时把主茎顶端的老叶丛剪掉，腾出地方让小侧枝同时生长，好似朵朵石莲聚生于一盆，也相当好看。

莲花掌应在阳光充足的地方陈设，盆土应干透再浇，追肥时不要把肥液滴溅到叶片上，也不要向叶丛上喷水，还要防雨。

9. 落地生根（花蝴蝶）

1. 形态特征　为景天科常绿多肉植物。多年生老株可长成亚灌木状，茎秆中空，质地松软，叶大而沉重，因此，常匍匐或依附在其他物体上生长。叶长三角形，肥厚多肉，长20多厘米，叶缘有齿，在每个锯齿间能自然长出2枚极小的圆形对生叶，在小叶的基部还能长出一束纤细的气生根；小叶均匀地排列在大叶的边缘，一触即落，落地后立即扎根，进而长成一棵新的植株。花葶自叶腋间抽生而出，比较粗壮，上有分枝；多花聚集在花葶顶端，花梗下垂，花冠漏斗状；花萼鲜绿色，花瓣淡紫色。秋季开花（图81）。

2. 种类和品种　同属的相似花卉有：

(1) 狭叶落地生根　叶片细狭，表面有凹沟及绿色斑纹。叶缘锯齿间能萌生不定芽。

(2) 红花落地生根　叶长圆状匙形，基部渐狭，鲜绿色，叶缘具圆锯，花红色。

(3) 伽蓝菜　叶三角状卵形；由一个总叶柄上分生出3片叶子。叶片具羽状深裂，深浅不一，叶缘有粗齿。花黄色至橙红色。

(4) 宽叶落地生根　叶片宽大多肉，在叶缘未接触到地面之前，不能产生不

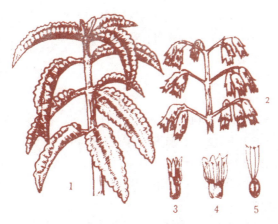

图81 落地生根的形态特征
1. 茎和叶；2. 花序；3. 花萼；4. 花瓣；5. 子房

定芽，也就是不能长出一圈幼小的叶簇，只有当叶缘触到地面或叶片折断出现伤口时，才能由中肋部位长出一对小叶并向下扎根。

（5）大花伽蓝菜　叶卵圆形，灰绿色，上面布有美丽的花纹。花型大，白色。

（6）月兔耳　叶片似长长的兔耳，肥厚多肉，白绿色，上面密布银白色的茸毛，叶缘有一圈褐色斑点；茎上也有茸毛。

3. 习性　原产于非洲马达加斯加。喜温暖湿润的气候条件，不耐寒，冬季室温低于10℃落叶，低于6℃受冻死亡。生长适温为18—22℃，不耐暑热。喜阳光，也较耐阴，在蔽荫处茎秆柔弱，常下垂倒伏，但仍能生长。喜排水良好的沙质土，比较耐旱，耐碱也耐水湿。

4. 繁殖方法　摘取叶缘锯齿间萌生出来的不定芽（细小叶簇），把它们稀稀地洒在花盆内的湿土表面，暂时不要浇水。1—2天后就能扎根生长，10天后抽生大型叶片，1个月后抽生茎秆，这时再分苗上盆。

5. 栽培和养护　落地生根生长快，因此，应当用面沙或普通培养土栽种，不必施肥；需插设苇秆襟扎扶持，以防倒伏。盆土应间干间湿，多见阳光，旱季向四周喷水来提高空气湿度。冬季如果室温不够，可提前将叶缘上的小叶簇摘下来撒在湿润的盆土上，盖上玻璃，让它们越冬而将老株淘汰掉。

10. 牛舌掌（舌叶花、绿宝）

1. 形态特征　为番杏科常绿多肉植物。株高15—20厘米，地上茎短粗柔软，匍匐生长，不能直立，能萌生很短的分枝。叶片厚胖多浆，在短茎上呈两列状对生，排列紧密。叶片长舌状，长8—12厘米，基部抱茎，淡翠绿色，表面光滑略显透明。花梗自叶腋间抽生而出，先端着花1朵，花径3—4厘米，金黄色，重瓣。花期长，自春末开花不断，每株可开数朵（图82）。

2. 种类和品种　同属的相似花卉有：

（1）长绿宝　叶片长12—15厘米，绿色，表面极光亮。花型大，花径7—9厘米。

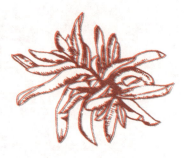

图82　牛舌掌的形态特征

（2）矮绿宝　无地上茎，叶呈两列状紧密对生，平附在地面上生长。花型小，花径仅2—3厘米。

（3）佛手掌　叶片短细，长约6厘米，稍卷曲，基部抱合，叶簇似佛手。花梗短，花瓣向外翻卷。

3. 习性　原产于非洲南部。喜冬季温暖夏季凉爽而又湿润的气候条件，不耐寒也怕暑热，冬季室温低于10℃就会受冻。夏季气温升到30℃生长停止，气温再高就会脱叶。生长适温为18—22℃。喜阳光，在蔽荫环境下叶片下垂并失去光泽，也不能开花；但不能忍耐北方春季的烈日暴晒，需适当遮荫。对土壤要求不严，能耐盐碱和干旱；怕水涝，耐瘠薄。

4. 繁殖方法

（1）播种繁殖　播种期为4月下旬到5月中旬，在室内按小粒种子的播种方法盆播育苗，在20—24℃的室温下播后10天开始萌芽。待幼苗长到3厘米时分苗栽入小盆。苗期应适当遮荫，盆土略显湿润即可，不要浇大水。

（2）扦插繁殖　二年生以上的植株，茎秆基部的叶片开始脱落，由叶痕处的隐芽萌发而抽生侧枝。扦插可将侧枝剪下来，摘掉基部的叶片并露出茎秆，插入湿润的素沙中，沙土变干时少洒些水，放在温暖的室内养护，20天后即可生根。

5. 栽培和养护　栽培时尽量使用小盆，二年生以上的植株最大栽入15厘米口径的花盆。盆底少施一些有机肥料，培养土应疏松透气，每年早春翻盆换土一次。翻盆时可将原土全部抖掉，盆土应间干间湿，水要少浇；6月底以前每隔10—15天追施一次稀薄液肥。北方春季空气干燥，应经常向地面洒水来提高湿度；夏季适当遮荫，加强通风降温，还要注意防雨；冬季应多见阳光。

11. 昙花（琼花、月下美人）

1. 形态特征　为仙人掌科常绿多肉植物。老枝扁平，茎基部褐色，嫩枝三棱形棒状，最长可达3米。昙花没有叶片，我们所见到叶实际上是变态枝，它呈椭圆形带状，边缘浓浪状，厚肉质，深绿色，中肋木质化。花单生于变态枝的边缘，无花梗；花型大，重瓣，白色，花瓣披针形，花萼红色，筒状。花期7—8月（图83）。

2. **种类和品种** 除白花品种外，还有黄、玫瑰红和橙红等花色品种。

3. **习性** 原产于墨西哥和中南美洲的热带森林中。喜温暖湿润和多雾环境，不宜在阳光下暴晒。不耐寒，除华南亚热带地区可地栽外，其他地区均作盆花培养。要求肥沃和排水良好的含沙腐殖土，比较耐旱，但在干燥的空气中生长不良。

4. **繁殖方法** 均采用扦插繁殖，5月上旬扦插的成活率高。用棒状枝或片状变态枝均能插活，最好剪二年生老枝，按2—3节一段断开，将基部剪口削平，插入干净的素沙中，沙中含水量不要过大，放在疏荫下养护，一个月后即可生根。

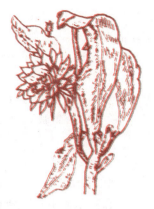

图83 昙花的形态特征

5. **栽培和养护** 4月下旬移到室外，用加沙腐殖培养土翻盆换土，放在荫棚或树下养护；盆土应间干间湿，经常向四周喷水来提高空气湿度。生长旺季每隔12天追施一次液肥，孕蕾前最好追施2次磷酸二氢钾500倍液，可促进开花。三年生以上的植株应扎设拍子绑扎固定，以防倒伏。10月上中旬移入室内，室温不得低于10℃，并应多见阳光。

昙花的特点是夜间开花，大约在22点前后开放，0点后败谢，只开2个多小时，全株上的花还同时开放，故有"昙花一现"之说。

要想让昙花在白天开放，可采用光暗颠倒的方法来处理。具体做法是：当花蕾加上花梗的总长度达10厘米时，日出前把它们移入暗室；或用双层黑布罩子把植株罩起来，放在通风良好和凉爽的地方，不要露光，日落后用40瓦日光灯就近照明，即可让它们在白天开花并能延长开花时间。

12. 令箭荷花（令箭、红孔雀）

1. **形态特征** 为仙人掌科常绿多肉植物。叶状枝和昙花相似，但中肋粗壮，肉质硬厚，坚韧挺拔而不倒伏；边缘具大型钝圆的缺刻，并生有成簇的毛刺；枝面比昙花窄，颜色较浅，多不着生棒状枝。花型大，单花着生在叶状枝上端的边缘。花筒短，多重瓣，盛开后向外翻卷，状似睡莲。花色极为丰富，有白、黄、紫、红、玫瑰红、胭脂红等花色，还有里面深红，外面洋红，喉部黄绿色的复色花冠。花期春夏，一般在夜间0点以后开放，12个小时后败谢（图84）。

2. **习性** 原产于美洲热带地区。喜阳光和通风良好的环境，但在炎热的夏季和干燥多风的春季应适当遮荫。怕雨淋，特别是北方久旱后的初雨会造成叶状枝腐烂。要求肥沃、疏松和富含腐殖质的土壤，耐旱能力强。

3. 繁殖方法　均采用扦插繁殖，6—7月份扦插成活率最高。为了尽快成形开花，可自叶状枝的基部剪取整个枝片来扦插；也可在花谢后将二年生枝片截成6—8厘米长的小段，晾上2—3天后插入素沙中。

4. 栽培和养护　4月下旬移到室外，可2年翻盆换土一次，先放在疏荫处养护半个多月，再逐渐移到阳光下；盛夏季节要适当遮荫，雨天要搬回室内，立秋后应充分见光。浇水不要过多，盆土应间干间湿。令箭荷花的耐肥力强，肥力充足则开花数量成倍增加；在生长旺季每半个月应追施一次有机液肥。冬季室温不得低于12℃。三年生以上的植株应绑扎苇秆扶持。

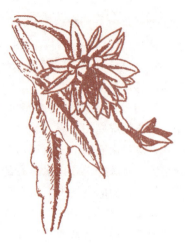

图84　令箭荷花的形态特征

13. 蟹爪兰（锦上添花、圣诞仙人花）

1. 形态特征　为仙人掌科常绿多肉植物。枝茎变态呈片状，表面暗紫红色，边缘有少数粗钝齿，节部明显，节间倒卵至矩圆形，多分枝；叶片退化消失。花着生在嫩枝顶端，有桃红、深红、白、橙、黄等花色品种。花筒淡褐色，具4个棱角；花被3—4轮，呈塔状叠生，基部2—3轮为苞片，呈花瓣状，向四周平展伸出。冬季至早春开花（图85）。

2. 习性　原产于南美巴西一带。为典型的短日照植物，只能在冬季和早春开花。喜温暖湿润和蔽荫环境，立秋以后可见阳光。经常淋雨会造成茎片逐节脱落，有时根系也会腐烂。不耐寒，越冬室温不得低于12℃。花期可在室内蔽荫陈设，但需较高的空气湿度。要求通气透水性能良好的腐殖土，在粘重和排水不良的土中无法生长。

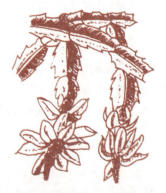

图85　蟹爪兰的形态特征

3. 繁殖方法　可直接将茎节插入旧盆土中，发根容易。但因变态枝柔软而不能直立，给管理带来极大不便，故多进行嫁接来培育盆株。可用单片仙人掌做砧木，先自仙人掌的顶部向下切出一个切口，把中心髓部同时劈开；再把蟹爪兰茎节的基部削出一个舌形切口,将它插入仙人掌的切口内,让彼此的髓心相嵌合,最后横穿一根仙人掌刺把它们固定在一起。也可用三棱剑(量天尺)做砧木,砧木高30厘米,在三个茎棱上分三层嵌接(图86)。

4. 栽培和养护　嫁接成活后,用8号铅丝绑扎一个圆形支架,下设3—4根支腿并插入盆土,让蟹爪兰的茎段越过铅丝圈后再向下垂,可防止垂落到盆面上(图87)。

蟹爪兰的盆栽植株可常年在室内养护,最好吊挂在南窗附近让它们多见一些斜射阳光,加强通风。盆土切勿太湿,浇水时不要当头淋洒;室外陈设时应当防雨。夏季应放在凉爽的地方,少浇水,立秋后再加强肥水管理,12—15天追施一次液肥。花蕾透色后停止追肥并减少浇水量。如果生长正常,尽量不要翻盆换土。

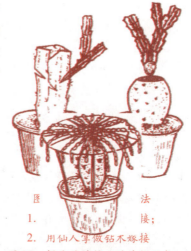

图87　蟹爪兰嫁接后的绑扎形式
1. 　　　　接;
2. 用仙人掌做砧木嫁接

14. 木叶仙人树(虎刺、叶仙人树)

1. 形态特征　为仙人掌科植物中的原始种,其叶片尚未退化成针刺,也是仙人掌科植物中唯一一种带有叶片的植物。它的茎秆虽然多肉,但仍保持枝茎的基本形态,并长成灌木状,叶片和普通树叶相似,略显肥厚,有短柄,表面光滑并被有蜡质层,深绿色。茎部光滑,节部明显,上有刚刺,略呈折角式生长。花型小,花径2—2.5厘米,黄绿色,中间杂有白色(图88)。

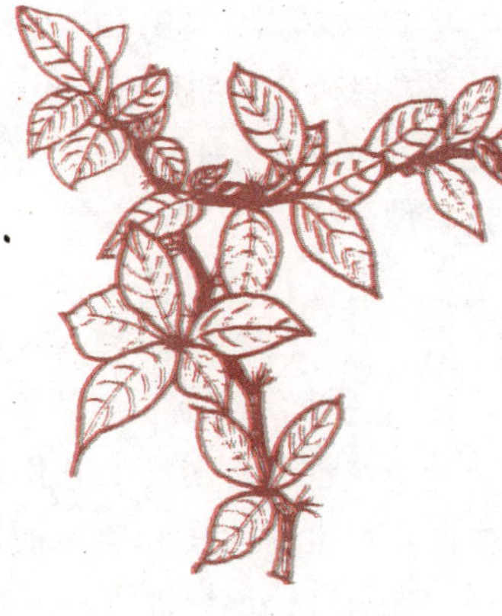

2. 种类和品种　美叶仙人树:茎叶均为橘红或紫红色。

3. 习性　原产于巴西、巴拉圭和西印度群岛。抗旱能力强,不怕阳光暴晒,也比较耐阴;不耐寒,冬季室温降到12℃以下就会落叶。对土壤要求不严,耐瘠薄,怕水涝;在沙土中生长良好。

图88　木叶仙人树的形态特征

4. 繁殖方法　扦插繁殖应在高温环境下进行。按照嫩枝扦插的方法将枝条截成5厘米长的小段插入素沙中;入土深2厘米,入土的部分必须有节,否则不能生根。插后保持50%的盆土含水量并适当遮荫,10天以后即可生根。

5. 栽培和养护 盆栽时用盆要小，可用普通培养土上盆栽种，不必施肥，也不必年年翻盆换土。养护过程中应充分见光，掌握干透浇透的浇水原则。2年生以上的盆株应扎设椭圆形拍子进行裱扎；整形时保留5—10厘米高的一段短小主干，让侧枝从主干的上部抽生出来，然后均匀地牵引到拍子上绑扎固定。

15. 白檀（葫芦拳）

1. **形态特征** 为仙人掌科常绿植物。茎变态成手指状，粗1.5—2厘米，柔软不能直立，能从地下茎盘上丛生出许多分枝，每根肉质茎上又生分枝并匍匐在地面上生长。肉质茎上密布纵棱和疣点，每个疣点上又长出一撮白色毛刺。春季开淡红色小花，昼开夜合（图89）。

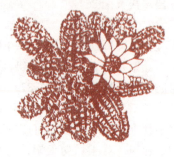

图89 白檀的形态特征

2. **习性** 原产于阿根廷和西印度群岛。在生长旺季需要充足的阳光，但在北方的夏季如果暴晒，茎段常萎缩而枯黄。不耐寒，冬季需保持14℃以上的室温，否则分枝会逐渐脱落。怕水湿，更怕雨淋。对土壤要求较严，在粘土和排水不良的土壤中无法正常生长，在沙土中生长良好。

3. **繁殖方法** 将指状分枝从基部剪截下来，浅浅地插入潮湿的素沙或旧盆土中，放在疏荫下养护，在25℃以上的气温下很快就能生根。

4. **栽培和养护** 用12厘米口径的小盆栽种，2年翻盆换土一次。夏季适当遮荫，放在通风良好的地方陈设，防止雨淋。5月下旬到6月上旬可追施2次液肥，以促使侧枝萌发，使株丛尽快布满盆面并下垂。盆土必须利水，可单纯使用面沙上盆栽种。

16. 生石花

1. **形态特征** 为番杏科常绿多肉植物。形态极为奇特，外形酷似牛蹄或卵石，开的花也非常美丽。它们的地上茎极短，上面着生两个对生的肉质叶连接而成的倒圆锥体，顶部略平，中间有一道缝隙。3—4年生的植株可从缝隙中开出黄色、白色或粉色的小花；花型酷似菊花，通常只开一朵，有时开2—3朵，午后开放，傍晚闭合，次日再开；每朵可开4—6天。花后结实，可收到细小的种子。花期9—10月（图90）。

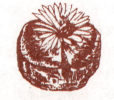

图90 生石花的形态特征

2. **习性** 原产于非洲南部和西南部。要求充足的阳光，不怕暑热；土壤应保持湿润，但又不能积水。要求较高的温度和良好的通风环境，极不耐寒，越冬室温不得低于18℃。它们的株棵很小，但根系很深，要求疏松的沙质土，夏季需降低土温根系才能生长。

3. **繁殖方法** 以播种繁殖为主。每年花谢后要保护好残花，让它们结实。入冬种子成熟后，如果凌晨室温不低于18℃，或者能用电热管在玻璃缸里增温，则应立即播种；否则需将种子妥善保管，等到来年5月中下旬再播，但发芽率会有所降低。

播种时最好用薄壁的桶状小盆，下面先垫上一层小豆石，再填入消过毒的面沙，最上面留出1厘米多的沿口。生石花的种子非常细小，撒种时用手指撮上一点点均匀地掸在盆面上，再撮些面沙把种子盖住。播后用盆底浸水法给水，上面盖上玻璃保湿，让盆面充分见光，1个月后即可出苗。

幼苗出土后把玻璃拿掉，在室内见到阳光的地方养护，注意通风；盆土略干时仍用盆底浸水法给水。当花苗快要挤满全盆时用小竹片把它们移栽到大盆中，盆内应装入湿润的面沙，株距保持3厘米，先放在蔽荫处缓苗，4天后再用盆底浸水法给水。秋后再移栽一次，从而加大株距；随着花苗的生长还要移栽，2年后可以定植，每盆1株。

少量繁殖时也可分株。开花后的成年植株每年春季从两叶之间的缝隙中长出一对新叶来更新老叶；有的老株在夏末还可更新一次，这次更新时有的可滋生出2—3棵幼株，待老叶干瘪后可把它们分开栽种。

4. **栽培和养护** 每年春季老叶开始更新脱皮，这时切勿浇大水。脱皮时首先从肉质叶的中间缝隙中长出幼小的新叶，随着幼叶的生长，逐渐把老叶胀破而伸出来，老叶也逐渐皱缩干枯。

新叶伸出后生长较快，这时盆内不要缺水，可浇灌少量稀薄肥穰，千万不要把肥液滴溅到叶肉上，并应随浇随渗，不能让叶肉浸入水中。入夏后为防止烈日把盆土晒热，应在盆壁上糊2—3层白纸，加强通风，但不要移到室外，防止雨淋。

夏季闷热是造成叶肉和根系腐烂的主要原因，遇到这样的天气应打开电风扇。如有空调应调到28℃，不要调得太低。栽苗时应凿大盆底排水孔，垫些碎瓦片和豆石再装入面沙栽种，为根系创造良好的通气透水环境。

17. 仙人球（鸾凤玉、黄翁、牡丹玉、巨鹫玉、金琥、琥头、长刺白龙丸、翁丸、花盛球）

1. **形态特征** 为仙人掌科常绿多肉植物。茎圆球形，高度可长到15厘米，淡绿或黄绿色，具纵棱12—14条，棱上刺座的间距约2厘米。每个刺座上生有4厘米长的刚刺4根，呈黄褐色；在刚刺四周生有2厘米长的短刺10枚，短刺的周围还有光亮的黄白色绵毛。花漏斗形，长18—20厘米，直径12—15厘米，白色。花期7—9月。

2. 种类和品种　常见的有以下几种：

(1) 鸾凤玉　球茎具5棱，横切面呈五角星状，表面具有白星状斑点。在每条纵棱上有一排刺座。花由球顶的刺座附近生出，花径4—5厘米，黄色。

(2) 黄翁　肉质茎呈粗圆柱状，高8—10厘米或更高，表面有细密的纵棱30多条；茎皮鲜绿色，棱上密布刺座，每个刺座上均生出一簇鲜黄色的细毛刺。小花自茎顶开出，黄色。

(3) 牡丹玉　又名绯牡丹。肉质茎高3—4厘米，最大直径5—6厘米，暗红色，并有深色的横条纹。茎上有纵棱8—12条，棱部尖锐，上有刺座，每个刺座上长有短针刺3—5枚。花径3—4厘米，橙红或淡紫色。

(4) 巨鹫玉　肉质茎的直径可长到20厘米、深绿色，棱上生有粗壮的勾环状暗褐色硬刺。茎顶开花，花黄色。

(5) 金琥　多年生老株的球形肉质茎相当巨大，直径可以长到60厘米。球体黄绿色，上面密生黄色短刚刺。当球体直径长到40厘米时才能开花，花黄色。

(6) 琥头　在原产地植株巨大，盆栽时生长缓慢。肉质茎椭圆状卵形，在每个刺座上丛生出很长的狼牙形长刺。刺体鲜红色，先端向下弯曲，它们很规则地呈网状交错生长而将球茎覆盖住；刺上还有较宽的灰白色环纹，非常美丽。

(7) 长刺白龙丸　球茎丛生，圆筒形，青绿色。在侧生小球茎的腋部生有羊毛状物，球面长有放射状白刺并向上伸展。花径仅1—1.5厘米，洋红色。

(8) 翁丸　球茎短圆柱形，上面布满了很长的白色柔毛，柔毛向下披散将球茎全部遮住，好似白发老翁。花甚小，花冠不开张。

(9) 花盛球　又名草球，多在嫁接各种仙人球时做砧木使用。球茎扁圆形，绿色，纵向棱沟规则等距，棱上刺座成单行整齐排列，上面生有茶色短刺。萌蘖力强，在茎盘处可同生萌生出一圈子球茎。茎顶开花，花小白色。

3. 习性　原产于美国南部、墨西哥、巴西和阿根廷的北部。喜充足的阳光，不耐阴，耐干旱，不耐寒，冬季需保持10℃以上的室温；怕雨淋和水涝，耐瘠薄；要求排水良好的沙质土，在砾石和粗沙中也能生长。夏季喜比较湿润的气候条件。

4. 繁殖方法

(1) 播种　金琥、巨鹫玉、黄翁、鸾凤玉……等生长多年也很难滋生子球茎供分割繁殖，只能播种。

仙人球自花授粉的能力差，必须进行人工授粉才能结实，种子寿命2年。

仙人球的种子需在高温下才能萌芽，因此，应在6月播种。播前用温水浸种

2—3天，然后播入打得很碎的砖块中；播种深度以见不到种子为准，种子间保持2厘米的粒距。播后用盆底浸水法给水，上面盖上白纸和玻璃，保持25℃左右的室温，30天后可陆续出苗。出苗后去掉白纸和玻璃，让幼苗充分见光，切勿追肥；盆土变干仍用盆底浸水法给水。幼苗生长缓慢，入冬后室温不得低于15℃，生长一年后再分苗上盆。

（2）嫁接　用草球或三棱剑（量天尺）做砧木进行嫁接，不但能加快球茎的生长，使它们提早开花，还能使球茎离开盆土，防止腐烂，使球茎更加突出醒目。砧木的粗度应大于接穗，肉质应充实肥厚，瘦弱的三棱剑和草球不能接活。

嫁接时先把砧木的顶部削平，然后把三棱剑或草球四周的茎肉和茎皮向斜下方呈30度角削掉一部分。这样做的目的是因为嫁接后砧木顶端削面上肉质多浆的茎肉会因水分蒸发而向下干缩，但四周的革质外皮却不干缩，当接穗随着砧木茎肉干缩而下陷时，砧木四周的硬皮会将接穗顶开而死亡。

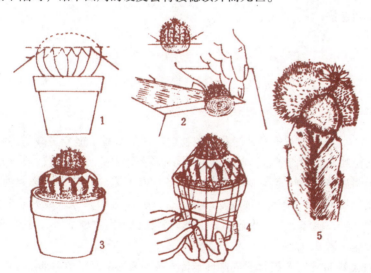

图91　仙人球的嫁接方法
1. 切削砧木；2. 切接穗；3. 砧木与接穗对合；4. 绑扎；
5. 用三棱剑做砧木嫁接后的生长情况

采集仙人球接穗时不能用手硬掰，否则会把子球中心的髓部抽出而报废。嫁接时先把子球下面约1/3的部分切掉，切面必须平齐，不能偏斜，随着把它安放在砧木的切面上，让它们的髓心对齐，最后用尼龙绳连花盆一起绑扎固定（图91）。

（3）扦插　仙人球的子球扦插后容易生根。分割子球时不要用手掰，应当用小刀自基部切取，以防抽出髓心。切下来的子球如果切口大，一定要放在室内把切口晾干，然后平置在潮湿的大粒河沙上，不要插入沙中；沙面干后可少点些水，不要大水浇灌。

插后放在20℃以上的室内养护，不必遮荫，一个月后即可生根。

5. **栽培和养护** 仙人球类花卉比较好养。可用面沙、河沙上盆栽种，不必添加其他土料，用盆要小，全年都应见充足的阳光。盆土应宁干勿湿，不干透不要浇水，生长旺季可少施一些肥液。夏季加强通风，冬季注意保温，切勿淋雨。尽量不要翻盆换土。

用三棱剑嫁接的仙人球如果养护不当，三棱剑的基部容易腐烂。这时应立即脱盆，将腐烂部分连同一段好的茎肉一起切掉，放在室内背光处晾上4—6天，待三棱剑下面的切口干涸后，将它浅浅地插在略显湿润的大粒河沙中，同时插设苇秆绑扎扶持，以防倒伏。在高温环境下，切口中央的髓部不久就能长出新根，使仙人球得到挽救。

常绿草本及亚灌木类花卉

1. 大花君子兰（长春君子兰、剑叶石蒜）

1. **形态特征** 为石蒜科常绿草本植物。叶片基部紧密抱合呈假鳞茎状，俗称叶裤，具粗壮发达的肉质根。叶片相对迭生，宽条带形，厚革质，表面光亮，平行脉极为明显突出，叶宽5—10厘米，长25—30厘米。花莛自叶腋间抽生而出，呈扁柱状，长30—50厘米。顶生伞形花序，每莛着花10多朵。花漏斗形，花被6片，基部合生，橘红色。浆果球形，成熟后紫红色，肉含种子2—3粒。秋末、冬季早春开花（图92）。

2. **种类和品种** 大花君子兰自日本传入我国吉林省后，在民间流传的品种很多，如大胜利、染厂、和尚、油匠、大老陈、黄技师、短叶、花脸和尚等等，大多是由花卉爱好者自己命名的，没有通过专家鉴定。由于君子兰大都是用播种方法培育花苗的，实生苗的可塑性大，容易发生变异，不能保持母本的原有性状，因此，上述这些所谓品种都不能被社会所公认。

与大花君子兰同属的相似花卉只有一种，叫做垂笑君子兰。它的叶片窄而长，宽仅3—4厘米，最长可达1米左右；叶片较薄，呈拱形下垂；叶面暗绿色，叶脉不够明显。花下垂生长，花冠筒状，开口不扩张，橘黄色。分蘖能力强，可养成丛状大型盆株。

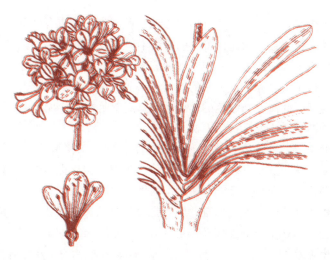

图 92　大花君子兰的形态特征

3. 习性　原产于南非，具有一定的耐寒能力，这是由原产地的气候条件决定的。当我国正处于严热的夏季时，南非的气候相当凉爽，平均气温只有10℃，因此，冬季室温不低于5℃就不会受冻，10℃以上仍能缓慢生长，15—22℃生长最快，接近0℃植株受冻，25℃以上生长缓慢，30℃以上生长停止并处于半休眠状态。因此，春、秋两季是主要生长季节，如果冬季室内供暖充足则生长旺盛。喜阳光，又怕烈日暴晒，在疏荫下生长良好。要求很高的空气湿度，在干燥的空气中叶面失去光泽，严重时干尖焦边。

君子兰对土壤要求严格，必须在极其疏松和排水良好的腐殖土中才能正常生长，不耐盐碱。因肥胖的肉质根内能贮存水分，叶面又有很厚的蜡质层，因此相当耐旱，将植株脱盆后在室内放上1—2天也不会凋萎。特怕水涝，盆土一旦积水根系就会腐烂。

4. 繁殖方法

（1）播种繁殖　为防止因近亲交配引起退化，应采集不同植株上花粉进行人工授粉。花谢后开始坐果，9个半月后果实变色，当果皮变成红褐色时说明种子已经成熟，可连同花葶一起剪下来，排在室内让种子充分后熟，半个月后再剥掉果皮，将种子洗净晾干；如果室温能达到15℃以上应立即播种。

播种前将种子浸入40℃温水，搅凉后浸泡一昼夜。用腐熟后的锯末或腐叶做播种基质，装入口面较大的浅盆中，厚度以10—15厘米为好。下种时应仔细观察，找到种子的种脐，这个部位有一个小小的黑点，播时一定要让种脐朝下，否则种子萌发后，幼根会呈水平方向伸展并钻出土面而枯萎。下种粒距不要小于3厘米；播种的深度也很重要，这是因为胚芽萌发后种壳并不脱落，随着叶裤的加长生长种壳也随着拱出土面,如果播得太深,种壳顶不出来,幼芽就会蜷缩在土中,时间一长必然死亡。因此,覆土的厚度不要超过1厘米。

播后应保持盆土湿润,冬季应将播种容器支在暖气片的上方来提高土温。当剑头状的胚芽出土后,胚根在土中的长度已长到5厘米左右,它具有很强的吸水能力,这时应间干间湿。当绿色的匙形子叶长到2厘米左右时,应追施1次液肥,真叶抽生后起苗栽入小盆,每盆1株。

(2)分株繁殖 在正常情况下,播种苗生长到第四年可长出16片叶子,并开始开花结实。从第五年开始可由茎盘部位抽生根蘖苗,把它们分割下来上盆栽种,不但成苗快,开花早,还能保持母本的优良性状不变。

分株时不能用刀深入盆土切割,应当把母株从花盆中脱出来,抖掉盆土,用小刀将根蘖苗与母株茎盘的连接部位切开,再将根蘖苗上的幼根从根团中慢慢拉出来,分别上盆栽种。

5. 栽培和养护 首先应根据株棵的大小选择口径适当的筒状深盆,以利于肉质根的垂直延伸。盆壁要薄,透水性能必须良好,盆底排水孔要大。砖红色的花盆最适合用来栽种君子兰,这种花盆叫做君子兰桶,在花市上可以买到。

花市上出售的长白山腐叶土是栽种君子兰的最佳土料,其主要成分是橡树、栎树、榛子、山杨和青冈等阔叶树的山林腐叶,还含有少量松针,不含土粒和沙粒,呈弱酸性反应。也可将硬杂木的锯末和扫来的阔叶树叶混在一起堆放在大盆中,浇上水沤上半年,再渗入1/4的煤烟灰,如有条件,最好再渗入一些干牛粪或干马粪,上盆时不必再施其他基肥。

上盆时先凿大盆底排水孔,多垫一些碎瓦片做利水层,栽苗时要把根系捋顺,不得蜷根。盆土应间干间湿,浇水前先用指甲敲击盆壁,声音发闷不必浇水,声音发脆,说明盆土已干,应当浇水;要浇就一次浇透,切勿浇"拦腰水",否则部分肉质根会枯萎死亡。

要想让君子兰旺盛生长,应供给充足的营养,最好施用麻酱渣水,也可浇灌鱼腥水、洗肉水,或将炒得半生不熟的苏子籽渗入盆土,则可长期不断地发挥肥效。应当注意的是:当气温升到25℃以上时和幼果尚未座稳前不要追肥。

要想养好君子兰,半年应翻盆换土一次,翻一次盆等于彻底松一次土,换下来的旧盆土经日光暴晒后还可再用。栽植深度也很重要,应当让土面与叶裤的基部相齐,不要露根,也不要将叶裤埋入土中。

为了提高空气湿度,可用小型喷雾器向植株四周喷雾,不要将水喷到叶片上,否则水滴一旦流入叶心,会造成叶裤腐烂。

君子兰是短日照植物,如果常年在室内陈设,晚间灯光又比较明亮,则不能进行花芽分化,生长多年也不能抽葶开花。因此,晚间应搬到不开灯的室内陈设。白天应见斜射阳光，常年蔽荫则叶片下垂并先去光泽。

2. 四季海棠（瓜子海棠）

1. **形态特征** 为秋海棠科常绿草本植物。地上茎直立，高15—30厘米，茎秆肉质状，光滑无毛，基部的分枝力强。叶卵形至宽卵形，长3—8厘米，基部略偏斜，叶缘有不规则的锯齿和睫毛；叶面青绿至翠绿色，中肋和侧脉发红，正反两面均有光泽。总花梗着生在枝顶及枝条上部的叶腋间，每朵小花还有小梗，数朵聚生在一起；花色粉红略带白色；雌雄同株异花，雄花较大，雌花较小。蒴果绿色，有果翅，种子细小。四季均可开花（图93）。

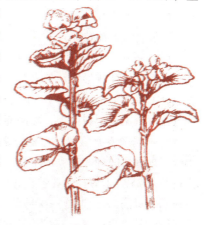

图93 四季海棠的形态特征

2. **种类和品种** 秋海棠属植物种类繁多，用于花卉栽培的主要有以下几种：

（1）毛叶海棠 株高约30厘米，茎秆红褐色，表面密生绒毛。叶片较厚，叶背红褐色，也有毛。花白色、黄色或红色。

（2）玻璃海棠 茎紫色，光滑无毛，呈半透明状。叶绿色至淡紫色。花鲜红色。

（3）银星秋海棠 植株高大，茎秆粗壮光滑。叶面不平，灰绿色，上面布满白色星斑。花粉红色。

（4）竹节海棠 茎秆坚实光滑，节部有突起的环圈，状似竹节。花鲜红色。

（5）蟆叶秋海棠 叶片自根茎上生出，无地上茎。叶片硕大，长约20厘米，状似象耳，表面起皱，深绿色，中间嵌有银白色的斑纹并长有稀疏的细茸毛，叶背紫红色，也有毛。

除上几种外，还有马蹄秋海棠、枫叶秋海棠、莲叶秋海棠、绿绒秋海棠、珊瑚海棠、深裂海棠、白色海棠等等，都具有较高的观赏价值。

3. **习性** 原产于墨西哥和巴西。喜温暖湿润的气候条件，不耐寒，冬季室温不得低于12℃；怕夏季酷暑，当气温升到32℃时生长停止，嫩枝和叶片常枯黄焦边，生长适温为18—24℃。喜疏荫环境，怕春、春两季的烈日暴晒；在干燥的空气中叶片常失去光泽。要求排水良好的腐殖土；既不耐旱，也怕水涝，在碱土中无法生长。

4. **繁殖方法**

（1）播种 秋海棠类花卉的种子极其细小，几乎呈粉面状，寿命又短，不能贮存，应在8—9月间春花上结出的蒴果成熟后立即播种。因每克种子约20万粒，并具有较高的发芽力，故应严格按照微粒种子的播种方法操作，下种量要少，播后不要覆土，盖上白纸和玻璃，用盆底浸水法给水，放在背光处养护，一周后即可出苗。

秋海棠类花卉的蒴果成熟后会自动裂开，将种子散落在盆面上，如果空气潮湿，气温合适，往往能自然繁衍出许多花苗，一撮幼苗一般能分栽十几盆。

（2）扦插　春、秋两季扦插成活率高。剪充实饱满的茎秆做插穗，最好带有先端顶芽，这样成形快。如果结合修剪来采条，剪下的侧枝又很长，应按3节一段截开，每段上必须带有1—2枚叶片。以素沙为基质，入土深2厘米，插后提高空气湿度或蒙罩塑料薄膜，蔽荫养护，20天后即可生根并抽生新枝新叶。

5. 栽培和养护　要想把秋海棠类花卉养好，必须用腐叶土上盆栽种。用盆大小应根据栽培的种类来灵活掌握。四季海棠最大栽入20厘米口径的花盆；竹节海棠可栽入25厘米口径的花盆。每年春季翻盆换土，盆土应间干间湿，切勿受旱；春秋两季每隔12天追施一次稀薄液肥。室内陈设时应见一些斜射阳光，夏季应加强通风防暑降温；室外养护时应放在疏荫下，旱季应经常喷水来提高空气湿度，还要注意防雨；冬季应少浇水，多见阳光。花谢后如不采种应及时短截茎秆，促使其萌生侧枝，一方面压低植株的高度，还可增加着花部位。对银星秋海棠和竹节海棠等植株较高的盆花，还应绑扎椭圆形拍子，以防茎秆倒伏。

3. 万年青（铁扁担、冬不凋草）

1. 形态特征　为百合科常绿草本植物。地下具短粗的根茎，无地上茎。叶从根茎上簇生而出，呈两列状相互抱合，无叶柄；宽披针形至椭圆状披针形，长30—40厘米，宽5—8厘米，先端尖，基部渐窄；叶背中肋凸出，叶色翠绿。花葶自叶丛中央抽生而出，比叶片短，上部着生椭圆形肉穗花序，小花密聚，每朵直径仅0.5厘米，淡黄色。小浆果贴在肉穗花序上，球形，朱红色，直径约1厘米。花期5—6月，入冬种子成熟（图94）。

2. 种类和品种　常见的栽培品种有金边万年青、银边万年青和叶片上洒有白色星斑的花叶万年青等。

3. 习性　原产于我国长江流域及西南各省。具

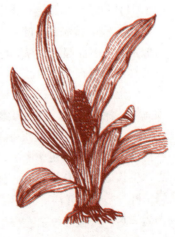

图94　万年青的形态特征

有较强的抗寒能力，在山东南部和江苏省可露地栽培，能忍耐-4℃的低温而不枯萎。喜温暖湿润的气候，怕夏季酷暑，相当耐阴，忌烈日暴晒。对土壤要求不严，不耐碱，在粘土中生长不良。

4. 繁殖方法

（1）播种　入冬的小浆果变红，不要立即采摘，让它们挂在果穗上可观赏一冬；待果穗干枯后剪截下来，搓去果皮，洗净种子晾干后，于4月中下旬用旧盆土盆播，每穴下种1粒，覆土厚1.5厘米，保持湿润，30—40天后苗可出齐。出苗后应立即遮荫防晒，第二年春季再分苗上盆，培养2年才能成形。

（2）分株　多年生老株能从地下根茎上长出一些萌蘖苗，可结合翻盆换土将它们分割下来。每个萌蘖上都应带有幼根，先用素沙栽种，待长出大量根系后再用腐叶土栽入较大的花盆中。

5. 栽培和养护　在江南各省可栽在庭院的林荫下或建筑物的北侧，株距60—100厘米，穴深15厘米，施入少量有机肥料，栽后灌水。偏北省份需包草保持越冬。

盆栽时应当用酸性腐殖土栽入24厘米口径的花盆，每隔2年翻盆换土一次。盆土应保持湿润，但不能积水；春、秋两季应追施一些液肥；夏季加强通风，以防介壳虫危害；冬季可继续在室内陈设，四季常青。

4. 倒挂金钟（吊钟海棠、灯笼海棠）

1. 形态特征　为柳叶菜科常绿亚灌木。植株高30—60厘米，茎光滑，侧枝细弱下垂。叶对生或3叶轮生，卵状披针形，叶脉明显，叶缘有齿，叶面疏生透明细毛。花单生于嫩枝顶端的叶腋间，花梗细长而下垂；萼筒圆锥形，萼片4裂，椭圆状披针形，向下翻卷，有粉红、紫红、杏红和乳白等色；花瓣宽倒卵形，垂直抱合向下生长，有粉红、红、紫、杏黄、乳白等色；雄蕊8枚，长长地伸出花冠之外。果为浆果，成熟后酱紫色，内含种子数粒。春、秋两季开花最盛（图95）。

2. 种类和品种　主要栽培品种有：

（1）珊瑚红倒挂金钟　植株较矮，叶色深，花型大；花萼绯红色，花瓣暗紫色。

（2）球型倒挂金钟　叶脉和叶柄均为红

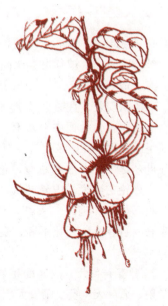

图95　倒挂金钟的形态特征

色；花瓣宽大，淡紫色，花萼绯红色，比花瓣长出一倍。

（3）异色倒挂金钟　植株较矮，嫩枝紫红色，每节轮生小叶3枚。花型小，着花多，萼筒短，花萼赤红色；花瓣短，先端钝。

3. 习性　原产于墨西哥、秘鲁、智利和西印度群岛的高山林下。喜夏季凉爽、冬季温暖、空气湿润的气候条件，经不起阳光照射，极不耐热，当气温升到30℃时开始落叶。如果这时土壤湿度过大、通风不良，根系常腐烂死亡；多年生老株对高温的抵抗力更弱。冬季室温不低于14℃仍能生长开花，5℃时枝叶受冻。要求疏松和排水良好的沙质土，能耐轻碱，不耐旱，也怕水涝。

4. 繁殖方法　扦插繁殖极易生根，用一年生枝做插穗成活率最高，扦插适温为15—20℃，最好剪取枝顶做插穗，长3—4节，保留生长点部位的2片小叶，将其余的叶片剪掉，插入素沙中，将基部一节埋入土中即可。放在蔽荫处养护，喷水保湿，10天后即可生根。

5. 栽培和养护　幼苗应栽入18厘米口径的花盆。上盆后应及时摘心，否则不易抽生侧枝。每年早春应进行一次强修剪，然后翻盆换土，并把四周的老根剪掉，仍栽入原来的花盆。夏季应放在有穿堂风的地方，或放在北侧阳台上防暑降温。春、秋两季每隔10天追施一次液肥，以促进开花。

幼苗抗暑热的能力较强，因此，每年5月应扦插一些花苗，盛夏到来时把老株弃掉，新苗到立秋后即可开花。

5. 天竺葵（绣球、洋蝴蝶）

1. 形态特征　为牻牛儿苗科常绿亚灌木。幼株呈草本状，老株茎秆粗壮而中空，节部明显，上被茸毛；株高40—60厘米，全株具有一股特殊的气味。单叶互生，圆形至肾脏形，具掌状浅裂，直径5—7厘米，叶缘有波状钝齿，表面粗糙，叶面中部常有一圈褐色晕环，疏生柔毛。花聚生在嫩枝顶端，有很长的花序总梗，挺出叶丛之上；花序有总苞，苞内含花数朵至十多朵，外轮花瓣大，内轮花瓣小，呈皱折状；有白、粉、桃红、肉红、大红、淡紫等多种花色。花期长，自春至秋开花不断，夏初开花最盛（图96）。

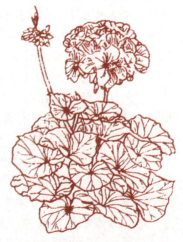

图96　天竺葵的形态特征

2. 种类和品种　同属的相似花卉主要有大花花竺葵、盾叶天竺葵、蹄纹天竺葵。

3. 习性　原产于非洲南部。喜充足的阳光，但在北方的烈日暴晒下往往生长不良，叶片常枯黄脱落，在疏荫下则生长良好。不耐寒也不耐暑热，夏季生长缓慢，开花稀少。要求肥沃和排水良好的土壤，耐肥力强，不耐瘠薄，耐干旱，怕水涝。

4. 繁殖方法　扦插繁殖，可于春季结合修剪在室内扦插；5月份以后扦插因气温高，插条常会腐烂。

选一年生健壮的枝条做插穗，长7—9厘米，顶端保留1—2枚小叶，插入素沙，深3厘米，放在疏荫下养护。在20—25℃的气温下大约一个月即可生根。

5. 栽培和养护　天竺葵生长快，每年早春应翻盆换土；翻盆前先进行强修剪，每枝保留2节后短截；脱盆后把周围老根撕掉，用加肥培养土重新上盆。

新侧枝抽生后，从4月上旬开始每隔10天追施一次液肥，5月上旬即可开花。7月上旬开花终止，这时应适当遮荫，喷水降温，8月下旬又能开花。入冬前移入室内，如能保持20℃左右的室温仍可生长开花，但必须多见阳光，否则将停止生长而处于半休眠状态。每周浇水一次，不干透不要浇水。

6. 一品红（圣诞花、猩猩木）

1. 形态特征　为大戟科常绿亚灌木植物。盆栽植株高50—80厘米，在亚热带地区地栽时可长到6米以上。茎直立而平滑，质地松软，髓部中空，全身含有乳汁。单叶互生，卵状椭圆形至宽披针形，长10—15厘米，先端渐尖，叶缘无齿呈波浪状，叶柄紫红色。开花时枝条顶端的节间变短，上面簇生红色苞片，向四周平伸展形；苞片和叶片极相似，是主要观赏部位。小花着生在苞片中央的杯状花序内；雌花单生于中央，雄花多数着生在四周。元月开花，因雌花先开，雄花后开，冬季又无昆虫传粉，因此多不结实。

2. 种类和品种　常见的栽培品种有一品白、一品粉和重瓣一品红。

3. 习性　原产于美洲中部。不耐寒，除华南地区可露地栽培外，其他地区均做盆花栽培；当气温降到0℃时开始落叶休眠，气温回升后又能抽生新枝。一品红是典型的短日照植物，只有在短日照环境下才能分化花芽。对土壤要求不严，耐瘠薄；喜阳光，不耐阴。

4. 繁殖方法　扦插应在5月上旬进行，老枝嫩枝都能插活，按3节一段将插条截开，留下一片叶子并剪掉1/2，随着将剪截好的插条浸入水中泡上1小时，以防切口处流出的乳汁干涸后堵塞导管，否则会妨碍插条吸水。扦插基质以素沙为好，蔽荫养护，待新梢

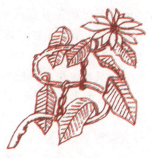

图97

长出10厘米左右时再分苗上盆。

5. **栽培和养护** 每年早春花谢后首先进行强修剪，每根侧枝仅保留基部2节，如果侧枝过密还应进行疏剪，并用草木灰把剪口封住，以防乳汁外溢。然后翻盆换土，脱盆后剪掉外围老根，用加肥培养土栽入24厘米口径的花盆中。

4月下旬移到室外，放在阳光充足的地方养护，20天追施一次液肥；待枝条长到30厘米时用绳拉法把它们捏成"S"形弯，捏形前一天应停止浇水，让枝条弯软，脆嫩的枝条容易折断（图97）。

要想让一品红在国庆节开花，需提前2个月进行短日照处理，每天见光时间不要超过12小时。要想让它们在圣诞节和元旦开花，可任其自然生长，入冬后室温应保持18℃以上，否则不能开花。

7. 八仙花（斗球、阴绣球）

1. **形态特征** 为虎耳草科常绿亚灌木植物。盆栽植株高约60厘米，茎秆粗壮，但质地松软；侧芽对生而肥大，萌发后先长出叶丛，再抽生嫩枝，分枝力强。叶大型，椭圆形，长10—20厘米，宽8—16厘米；叶脉明显有光泽，叶柄短粗，叶缘有齿。顶生大型扁球状花序，最大直径可达30厘米，小花密聚，着生在多分枝的花序小梗上；花萼4枚，呈花瓣状，初开时为白色，以后变成淡绿至淡蓝紫色，最后变成淡粉红色。花后不结实。花期6—10月（图98）。

2. **种类和品种** 主要栽培品种有大八仙花、紫茎八仙花、齿瓣八仙花、蓝边八仙花、银边八仙花和粉色八仙花等。

3. **习性** 原产于我国华南亚热带地区，主要用于盆栽观赏。冬季室温低则落叶休眠，室温高则呈常绿状态。喜温暖湿润的气候条件，耐阴能力强，不耐旱，怕阳光直射。要求富含腐殖质的酸性土壤，在碱土中叶片黄化。

4. **繁殖方法** 扦插繁殖。可于春季剪取主干或侧枝上萌生出来的小枝做插穗，保留生长点部位一枚小叶并剪掉1/2，插入素沙中；如果空气干燥应蒙罩塑料薄膜保湿，蔽荫养护，20天后可全部生根。

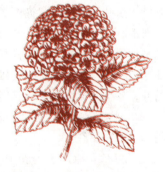

图98 八仙花的形态特征

5. **栽培和养护** 扦插苗上盆后，头两年应每年换盆换土，由20厘米口径的花盆换入24厘米的，最大栽入30厘米口径的花盆。换盆前应进行强修剪，促使萌生新的侧枝才能开花，并可压低植株的高度。生长旺季至少15天追施一次液肥，盆土应保持湿润，经常喷水来提高空气湿度，以防干尖焦边。4年生以上的老株长势衰退,应提早扦插培育新株来代替老株。

8. 鹤望兰(极乐鸟花)

1. 形态特征 为芭蕉科常绿草本植物。地下茎肥胖,组织坚实呈半木质化;无地上茎,叶片自地下茎抽生而出,呈2列状对生,长38—66厘米,椭圆状披针形,叶肉革质状,深绿色,侧脉明显而细密,叶缘无齿。花茎自叶腋间抽生而出,花着生在花茎顶端,外面有一个独木舟形的笸包,里面含花数朵。花萼3片,黄色,狭披针形,先端有长尖,向水平方向伸展,长6—10厘米;花瓣3片,其中1片较小,其他2片结合成一个剑形的器官,叫做花舌,花舌和萼片等长,两侧有耳,暗蓝色,雌雄蕊藏在里面不外露。整个花冠似仙鹤仰首遥望,鲜艳夺目。蒴果三棱形,成熟后自背部裂开。秋初开花,花期长达50—60天(图99)。

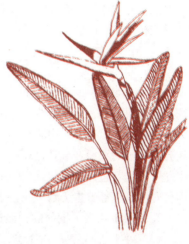

图99 鹤望兰的形态特征

2. 种类和品种 同属的相似花卉有:

(1)尼可拉鹤望兰 植株高大,有地上茎;叶柄长,叶片大。花蓝白两色相间。

(2)大鹤望兰 有地上茎,花白紫两色相间。

(3)无叶鹤望兰 叶片卷成棒状,似茎秆。花型大,深橙色和紫色相间。

3. 习性 原产于非洲热带地区的高山上。喜冬季温暖夏季凉爽而又湿润的气候条件,不耐寒,3—10月份的生长适温为18—24℃,10月到翌年3月的生长适温是13—18℃,能忍耐短时间6℃的低温,再低就会受冻。喜阳光,但不能忍受北方春夏两季的烈日暴晒,也不能全部蔽荫。在干燥的空气中叶面粗糙,叶片常于尖焦片。要求通气和排水良好的含沙腐殖土,在粘土中地下茎容易腐烂。较耐旱,怕水涝,不耐盐碱,也不耐酸。

4. 繁殖方法 鹤望兰是鸟媒花,在原产地有一种极小的蜂鸟,用它尖尖的长嘴探入花心吸食花粉,同时帮助传粉授粉,才能结实;我国没有这种蜂鸟,故不结实,家庭养花只能进行分株繁殖。

多年生老株萌蘖后能长出许多叶丛,当一盆长出5个叶丛后,可在春季脱盆,抖掉外围泥土,用菜刀自叶丛间把相连的块状地下茎切开,用草木灰将切口封住,用不加肥的培养土分别上盆栽种,把水浇透,放在无风的疏荫下养护,每天向叶喷水2次，盆土不干透不要浇水，一个月后再见直射阳光。

5. **栽培和养护** 分株苗生长到第二年春季应当用加肥腐叶土栽入24厘米口径的花盆，凿大盆底排水孔并多垫碎瓦片，以利于地下茎呼吸。春、夏两季应放在疏荫下养护，立秋后和冬季应多见阳光。盆土应间干间湿，生长旺季每周追施一次液肥并加强通风，在叶丛没有挤满盆面前不要分株和翻盆换土，从而增加每盆的花枝数量。

9. 花叶芋（两色芋）

1. **形态特征** 为天南星科常绿草本植物，在北方冬季落叶。地下具很小的扁球形肥胖块状茎，叶从根茎的芽眼上抽生而出，具很长的叶柄。植株小，叶片较大，盾状，叶缘有皱；中肋和侧脉均为翠绿色，叶边淡绿色，叶脉间乳白色，并间有不规则的淡绿和乳黄色斑纹，叶质很薄而脆弱。花莛自叶丛中抽生而出，顶生一个佛焰状苞片，苞片外侧为绿色，内侧为白绿色，基部为淡紫色，内含一个肉穗花序，上部着生无数小花。小浆果绿色。秋季开花，以观叶为主（图100）。

2. **种类和品种** 同属的相似花卉有：

（1）小叶花叶芋 叶片小，呈线状椭圆形，长6—8厘米。叶脉处具纯白色不规则斑纹。

（2）彩叶芋 叶脉两侧有放射状的鲜红色条纹，并和绿色、乳白和米黄色的斑块间杂镶嵌在一起。

3. **习性** 原产于巴西等美洲热带雨林中。喜凉爽湿润的气候，极不耐寒，地下茎在15℃的室内才能安全越冬，生长适温为20—28℃。当气温降到18℃时落叶休眠，气温回升后，由地下茎上的芽眼萌发再抽生新叶。怕直射阳光，在干燥的空气中叶片焦边并皱缩。要求肥沃疏松并具有保水能力的腐殖土，不耐盐碱和干旱。

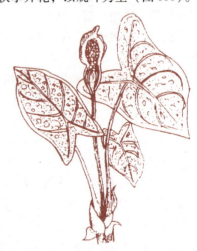

图100 花叶芋的形态特征

4. **繁殖方法** 用分栽地下茎的方法来繁殖花苗。每年3月中下旬将越冬的块茎脱盆后抖掉泥土，把老块茎周围的小块茎掰下来，先放在室内晾上2—3天，然后分别栽入18—20厘米的花盆，每盆可栽2—3枚块茎；放在温暖的室内养护，盆土不要过湿。

5. **栽培和养护** 栽种块茎时最好使用面沙，或用不加肥的培养土，以防块茎腐烂。萌芽抽叶后应经常向四周喷水来提高空气湿度，否则新叶容易干缩；喷水时不要淋洒在叶片上，以防烂叶。养护时既不能叫阳光直射，又不能长期蔽荫，更不能受风，也经不起雨淋。春季展叶后应追施几次液肥。如果夏季闷热，常会脱叶，这时应少浇水，秋后又能长出新叶。

10. 非洲紫罗兰（非洲苦苣苔）

1. **形态特征** 为苦苣苔科常绿草本植物。全身呈柔嫩的肉质状并密被白色绒毛，有很短的地上茎。叶自地上茎上生出，轮状平铺生长而组成莲座状；叶片卵圆形，先端稍尖，长约6厘米，宽约5厘米。花梗自叶腋间抽生而出，红褐色，常高出叶丛2倍；花单朵顶生或2朵交错对生在花莛上；花被5瓣裂，组成圆盘形，花径约3.5厘米。蓝紫或深紫色，花萼红褐色，5深裂。花期长，夏末到来年早春开花不断（图101）。

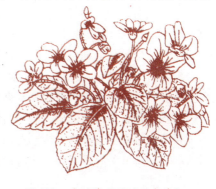

图101 非洲紫罗兰的形态特征

2. **种类和品种** 据不完全统计，目前培育出来的优良品种已达上千个之多，花色极为丰富，大体上可分为三大类：一类是白、粉红和红色品种；一类是蓝色品种；还有一类是紫色品种。花径有大有小，有单瓣也有重瓣；在同一花色中颜色有深有浅，还有复色品种。

3. **习性** 原产于非洲热带地区的坦噶尼喀和印度洋沿岸，天然生长在海拔30—50米的森林中，耐阴性极强。喜温暖湿润的气候条件，怕直射阳光，特别适合室内培养，但怕暑热。生长适温为18—26℃，冬季室温以15℃为宜，不得低于10℃；在香港特区因家家户户都安装了空调机，特别适合非洲紫罗兰生长，因此栽培极盛。

非洲紫罗兰喜疏松、肥沃、排水良好并富含腐殖质的中性和微酸性土；要求较高的空气湿度，夏季室内相对湿度不得低于70%，冬季不得低于40%，否则叶面粗糙，绒毛也不光亮。

4. **繁殖方法**

（1）播种 要想收到种子，必须在花期进行人工授粉，最好在不同花色品种间杂交授粉，可使后代的花型、花色更加丰富。可秋播也可春播，秋播应在9月下旬到10月上旬进行，这时播种发芽率高，来年春季即可开花。春播应在春节过后尽早进行，但冬季室内温差大，不但出苗率低，幼苗也比较细弱，8月份虽能开花，但着花数量少。

非洲紫罗兰是微粒种子，应严格按照微粒种子的播种方法操作，覆土要浅，以刚刚看不到种子为准。在20—25℃的室温下15—20天即可出苗，从播种到开花需180—250天。

（2）扦插　选充实健壮的叶片做扦插材料，留下3厘米长的叶柄，将叶柄基部切口微微晾干后插入素沙或蛭石中；或蒙罩塑料薄膜，或保持相当高的空气湿度，蔽荫养护；在20—25℃的室温下，20天后叶柄基部可以生根，然后萌叶，老叶也逐渐枯萎。

（3）分株　每年春季结合翻盆换土对多年生老株进行分株，脱盆后将地下块状茎切割成2—3份，每份上应带有叶丛，分开后单另栽种。待新叶抽生后尽早将老叶剪掉，使植株得到更新。

5. 栽培和养护　栽培非洲紫罗兰一定要用腐叶土上盆，栽入12—15厘米口径的小盆中。养护的技术要点是根据季节的变化来灵活掌握浇水量，冬季和早春如果室温偏低应干透再浇，否则容易烂根烂叶。入夏以后不但要经常浇水，还要经常喷水来提高空气湿度，否则花梗下垂，花期缩短。喷水时不要将水滴溅到叶片上，以防烂叶。春秋两季盆土应间干间湿，秋季雨水多，空气湿度大，不必再向四周喷水。

非洲紫罗兰虽属阴性植物，但是如果连日阴雨或室内光线过暗，叶柄会伸得很长，使植株松散，花期推迟，花色也暗淡无光。

非洲紫罗兰的生态习性有一点与众不同，当夜间室温超过白天室温时生长特别良好，花大而繁多。冬季和早春如能用电热器将夜间室温提高到24℃，每周追施一次稀薄液肥，白天加强通风，使室温不超过20℃，就能培育出与众不同的盆花来。

11. 非洲菊（扶郎花、太阳花）

1. 形态特征　为菊科常绿草本植物。叶基生，长椭圆形，叶缘有羽状浅裂和稀疏锯齿，长约20厘米，具长柄。花梗自叶丛中抽生而出，常超出叶丛一倍以上；花头顶生，上面着生舌状花2轮，也有多轮重瓣品种；花瓣倒披针形，以太阳红色为主，还有红、粉红、橙、黄等花色品种；筒状花极小，位于花头中央，乳黄色；最大的花头直径可达8厘米。春末夏初和秋季开花最盛（图102）。

2. 习性　原产于非洲南部的德兰士瓦。喜温暖、阳光充足和通气良好的环境，生长适温为20—25℃，

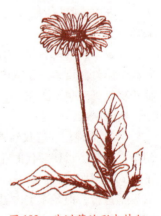

图102　非洲菊的形态特征

冬季适温为12—15℃，低于10℃生长停止，但具有较强的抗寒能力，不低于0℃地下根系不会受冻死亡。要求疏松肥沃、排水良好和富含腐殖质的含沙培养土，在粘土中容易烂根，在碱土中叶片黄化，在弱酸性土中生长良好。

3. 繁殖方法

（1）播种　要想收到种子，花期必须进行人工授粉。种子寿命只有3—4个月，采收后立即播种时，发芽率也只有30%—40%。播种基质最好和腐叶土2份、褐泥炭1份、面沙1份相混合，在20—25℃的气温下2周后即可出苗；待子叶完全展开后分苗移栽一次，真叶抽生后再移入小盆培养。

（2）分株　4月下旬结合翻盆换土进行分株繁殖。过老的植株发育不良，开花数量逐年减少，因此至少3年分株一次。分株时应将老株的根团切开，每份带上4—5枚叶片另行栽种。上盆时栽得不要太深，应将根颈部位微微露出土面，否则新生幼叶不容易出土。

4. 栽培和养护　华南地区可露地栽培来生产鲜切花；华东地区也可地栽，冬季需覆盖保护越冬；华北地区如果冬季室温低可任其落叶休眠，放在2—5℃的冷室或楼道贮存。

家庭养花以盆栽为主，春、夏、秋三季应放在室外阳光充足的地方或阳台南口。因花芽怕水湿，浇水时切勿将水淋洒在叶丛中央，否则花芽容易腐烂。幼苗期一定要控制浇水量，盆内不能积水，一旦积水就会发生猝倒病。

非洲菊要求比较干燥的空气，如果长期高温高湿，不但生长停滞，开不了花，还会发生立枯病和茎腐病。因此，在江南地区的梅雨季节如不采取防护措施，往往会成片死亡。

12. 旱伞草（伞竹、风车草）

1. 形态特征　为莎草科常绿草本植物。地下茎块状短粗，茎秆自地下块茎上丛生而出，呈革质状中空。叶片退化成鞘状，包裹在茎秆基部。花序着生在茎顶，总苞片共10—20片，2片一组上下对生，呈放射状平伸而出，似轮状排列。苞片狭剑形至线形，状似叶片，每片长10—20厘米，宽0.6—1厘米。小花序穗状扁平，具细长的线形总梗，自苞片的腋间生出；在总苞片的顶部尚着生一组无柄的扁平穗状花序，由20多个小花穗组成大型伞形花序，非常均匀地排列在苞片之间；小花白色至黄色，无花被，花期不定。种子成熟后自然脱落，能自行繁衍。

2. 种类和品种　用于盆栽的品种有：

（1）矮旱伞草　植株矮小，高仅20—25厘米，茎秆细弱。

（2）花叶旱伞草　茎秆和叶状苞片上都有白色条纹，观赏价值较高。

3. 习性　原产于西印度群岛的马达加斯加和热带非洲的湿地上。喜温暖湿润的气候条件，不耐寒，冬季需保持10℃以上的室温才能安全越冬，能忍耐短时间5℃的低温，生长适温为20℃。耐阴能力强，在直射阳光下叶状苞片会干尖枯黄，在蔽荫环境下鲜嫩翠绿。要求较高的空气湿度和土壤含水量，不耐旱，耐水湿。不需要深厚的土层，耐瘠薄，在轻碱土中也能生长。

4. 繁殖方法

（1）播种　秋末瘦果成熟应立即采收，翌年春暖后用旧盆土盆播。覆土要薄，保持湿润，在15—18℃的气温下10天左右出苗；花苗长到5厘米时分苗栽入小盆，每盆栽3—4株，使株丛显得丰满。

旱伞草的自然繁衍能力强，成熟的种子落入盆土后能自然萌芽出土，可把它们移出来栽种，就不用再播种了。

（2）分株　播种苗生长一年后，地下茎蔓延很快，可结合翻盆换土以3—4根茎秆为一丛，将相连的地下茎剪开分别栽种。待萌生新芽后将老叶全部剪掉，使植株得到更新。

5. 栽培和养护　盆栽时最好栽入椭圆形或长方形浅盆的一侧；另一侧配上小块山石，置于室内，好似山野间生长的翠竹，相当别致（图103）。

为了控制旱伞草的生长量，应当用普通培养土上盆，填土要少，不必施肥，但必须保持土壤湿润，也不要让阳光暴晒，否则叶状苞片就会干尖。入冬后如果室温低于10℃可将茎秆剪掉，让地下茎休眠，来年春暖后仍可抽生新的茎秆；越冬室温不低于3℃就不会受冻。

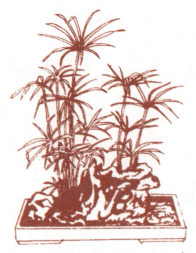

图103　旱伞草配石盆景

13. 酢浆草（三叶草、太阳花）

1. 形态特征　为酢浆草科常绿草本植物。株高10—20厘米。叶从地下根茎上稠密地丛生而出，叶柄细长而柔软，在叶柄顶端着生小叶3枚，小叶倒心形，三角状排列。花序着生在总花梗的顶端，花被5片，基部连合，玫瑰红色；萼片呈覆瓦状排列。花后结出蒴果，成熟后自背部裂开将种子弹出。如果冬季温暖，四季均可开花；白天和晴天开放，阴天和夜晚闭合（图104）。

2. 种类和品种　常见的栽培品种有白色酢浆草和紫花酢浆草。

3. 习性　原产于美洲巴西。喜温暖湿润的气候和充足的阳光，不耐寒，冬季室温高、阳光充足仍可开花；室温低于14℃叶片枯黄，来年春暖后可萌生新叶。

对土壤要求不严，在排水良好和富含腐殖质的土壤中开花繁茂。

4. **繁殖方法** 酢浆草的地下块状茎的分生能力强，生长一年后会挤满全盆，使根系无地自容，原来的老叶会大量枯萎。每年春季可结合翻盆换土将根团切成数份，分开栽种都能成活。

5. **栽培和养护** 可用普通培养土将分株苗栽入20厘米口径的花盆，剪掉去年的老叶，放在阳光充足的地方，很快就能抽生新叶并开花。盆土应保持湿润，春秋两季各追肥3—4次，盆内不能积水，否则叶柄基部容易腐烂。

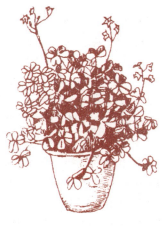

图104 酢浆草的形态特征

14. 虎耳草（金丝荷叶）

1. **形态特征** 为虎耳草科常绿草本植物。全株被有亮晶晶的茸毛。叶基生，具细长的叶柄，叶圆心脏形，直径5—6厘米，状似小小的荷叶；叶面深绿，延叶脉处有白色条纹，叶背和叶柄为暗紫红色。从地下茎上能抽生细长的匍匐枝，匍匐枝的先端能长出幼叶株丛，垂到地面遇到潮湿的泥土很快就能长出新根。花梗细长，上面着生白色小花。花后结出蒴果，成熟后裂开。花期6月，以观叶为主（图105）。

2. **习性** 原产于我国长江和珠江流域。具有一定的耐寒能力，冬季气温不低于5℃则保持常绿状态；当叶片受冻枯萎后只要土壤没有结冻，根系就不会受冻，来年还能萌生新叶。耐阴能力强，可常年在室内陈设；在干燥的空气中叶片常焦边失色。对土壤要求不严，不耐干旱而耐水湿。在肥沃的土壤中匍匐枝蔓延很快。

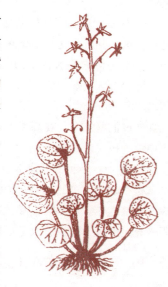

图105 虎耳草的形态特征

3. **繁殖方法** 可剪取匍匐枝先端萌生出来的小叶丛栽入花盆，极易成活。蒴果成熟裂开后，种子散落在地面上能自然繁衍。

4. **栽培和养护** 在江南各省可栽在庭院的房屋北侧或树坛中，做地被植物使用。北方应栽入16厘米口径的小盆，在室内吊盆陈设，让匍匐枝自然向下垂挂，先端的幼小叶丛则朝上生长，好似朵朵彩花，极其别致。盆土应保持湿润，夏季应加强通风，5月上旬可追施2次液肥。

15. 凤尾兰

1. 形态特征　为百合科常绿草本植物。地上茎很短，叶从短茎上簇生而出，先端渐尖，长可达75厘米，厚革质，蓝绿色，上被白粉。花莛自叶腋间抽生而出，高出叶丛，相当粗壮。多花侧生于花莛四周，具短梗；花冠杯状，乳白色，下垂生长，状似成串吊铃。花期8—10月（图106）。

2. 种类和品种　常见的同属花卉还有丝兰，和凤尾兰的形态极相似，只是叶片稍窄，叶缘有卷曲状白丝。

3. 习性　原产于北美洲。耐寒能力强，喜阳光，不耐阴，耐旱也耐水湿。在华北地区可露地保护越冬。对土壤要求不严，能耐盐碱，也耐瘠薄。

4. 繁殖方法　多年生老株在靠近主茎的根际处可长出根蘖苗，这些根蘖苗在割离母体后生长缓慢，最好待它们长到25厘米左右时再分割下来栽种。大量繁殖时应采用埋茎法，将多年生老茎切成5—6厘米长的小段，去掉叶片，直立埋

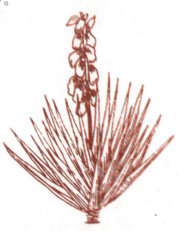

图106　凤尾兰的形态特征

入素沙或旧盆土中，在高温季节15天左右即可生根，然后萌芽。还可将茎段插入水中，生根后栽入盆土。

5. 栽培和养护　可地栽也可盆栽，北方应栽在背风向阳的处所，北京地区需包草保护越冬，东北和西北的大部分地区入冬后应将它们挖掘出来，囤放在不结冻的冷室越冬。盆栽时应栽入42厘米以上口径的大盆，多施一些有机肥料，放在阳光充足的地方陈设，入冬后连盆移入室内。

16. 一叶兰（蜘蛛抱蛋）

1. 形态特征　为百合科常绿草本植物。叶丛从根状茎上簇生而出，具细长而又挺拔的叶柄；叶片长椭圆形，平行脉明显，加上叶柄的总长度在40厘米以上，宽约10厘米。地下的横生根茎分段凸起并露出土面，形成一个个褐色椭圆形球体，球体表面凹凸不平，很像许多蜘蛛聚在一起；一叶兰的果实为蓝黑色发亮的小球，很像蜘蛛蛋，成熟后落在凸出于土面的根茎上，好似蜘蛛抱蛋，因此得名。

花莛很短，自根茎上抽生而出，位于叶下并在土面上。花被合生呈钟状，直径约2厘米，外卜被膜质苞片。春季开花（图107）。

2. 种类和品种　盆栽的名贵品种有叶面上布有淡黄色星状斑的洒金一叶兰和叶片中央镶嵌着黄白色条纹的白纹一叶兰。

3. 习性　原产于我国西南山区，具有很强的耐寒能力，能忍耐零下9℃的绝对低温，在0℃左右的环境下叶片仍保持翠绿。在原产地多生长在森林边缘及溪流两旁，属半阴性植物，不能忍受北方春、夏两季的烈日暴晒，也不能常年蔽荫。要求疏松湿润的腐殖土，不耐盐碱和干旱；在干燥的空气中叶面会失去光泽，也会干尖焦边。

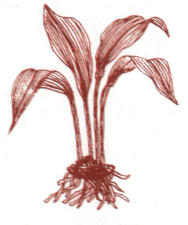

图107　一叶兰的形态特征

4. 繁殖方法　播种苗生长缓慢，家庭养花应进行分株繁殖。分株应结合翻盆换土进行，将母株脱盆后抖掉外围泥土，以3—5片叶子为一个分割单位将相连的根茎剪开；先用素沙栽入20厘米口径的花盆，以防切口腐烂，待抽生新叶后再用加肥培养土换入较大的花盆。

5. 栽培和养护　在江南地区可露地栽种，北方均盆栽观赏，最好栽入24厘米口径的花盆，2年翻盆换土一次。生长旺季应保持盆土湿润，冬季间干间湿；春、秋两季半月追施一次液肥。夏季应放在室外疏荫下，加强通风，以防发生介壳虫，春季注意防风，冬季应多觅斜射阳光。

17. 火鹤花（花烛、红掌）

1. 形态特征　为天南星科常绿草本植物。株高40—50厘米，叶自根颈上抽生而出，具长柄，心形。花单生，具长梗；花型奇特，佛焰状苞阔心脏形，直径10厘米以上，表面有皱并被有蜡质，鲜红色，闪闪发光，很像蜡制品或塑料制品，十分美丽。在佛焰状苞片的中央还挺出一根约6厘米长的柱状肉穗花序，淡黄至亮黄色。在20℃以上的温度下全年都可开花，切花水养时间可达半个月之久，是当今世界上极为时新的花卉之一（图108－1）。

2. 习性　原产于中南美洲的热带雨林中。喜高温高湿环境，夏季生长适温为25℃，冬季不得低于15℃，在干燥的空气中生长不良。根系对土

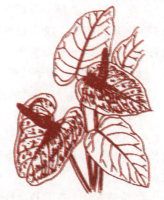

图108－1　火鹤花的形态特征

壤水分要求不高，土壤必须通气透水，否则容易烂根。因属阴性植物，可常年在明亮的室内陈设；在直射阳光下叶面失色干尖焦边，严重时还会凋萎，更不能开花。

3. 繁殖方法　在盆栽条件下很难收到种子，大量生产时均通过组织培养来生产试管苗。家庭养花可将多年生老株脱盆后，以3片叶子为一个分割单位，将地下根茎剪开，先栽入锯末或木屑中，放在温暖的地方，蔽荫养护，一个月后再上盆栽种。

4. 栽培和养护　上盆前先把盆底排水孔凿大，多垫一些碎瓦片，为肉质根呼吸创造良好的通气条件。用腐叶土上盆，春秋两季半个月追施一次液肥，及时剪掉残败的花梗，经常向四周喷水来提高空气湿度；冬季可见斜射阳光，注意保温。

18. 豆瓣绿（椒草）

1. 形态特征　为胡椒科常绿草本植物。株高约20厘米，有地上茎，多分枝。叶互生，肉质肥厚，有光泽，椭圆形，长5—7厘米，具短柄。小花白绿色，多花组成穗状花序，无观赏价值，以观叶为主（图108-2）。

2. 种类和品种　用于花卉栽培的主要有：

（1）西瓜皮椒草　叶面被有半月形的银白色条纹，和西瓜皮极相似。

（2）皱叶豆瓣绿　叶片呈波浪状皱褶，皱褶基部颜色极深，几乎呈黑色。

（3）灰绿豆瓣绿　叶面银绿色，有轻微的皱褶；叶缘波浪状，叶脉凹陷。

（4）花叶豆瓣绿　有很短的地上茎，叶面被有黄白色的花纹。栽培品种还有在一棵当中长有红、黄、绿三种颜色叶片的三色豆瓣绿，以及叶片边缘为深红色的变种。

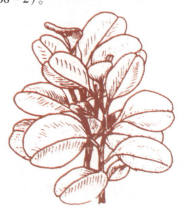

图108-2　豆瓣绿的形态特征

（5）蔓生豆瓣绿　地上茎初期匍匐生长，稍后逐渐直立，生长一年后茎蔓下垂。叶面上有乳白色的斑纹。可做吊盆陈设。

3. 习性　原产于美洲热带地区。喜高温和半阴环境，生长适温为25℃，冬季必须保持10℃以上，否则就会落叶，低于8℃受冻枯死。要求疏松透气的腐殖土，在粘土中无法生长。

4. 繁殖方法　在盆栽条件下豆瓣绿很难结实，均进行扦插繁殖。有地上茎的可剪取茎段扦插，插穗长5—6厘米，每段应带有1枚叶片，插入素沙中。无地上茎的可进行叶插，剪取生长充实的肥厚叶片，带上1—2厘米长的一段叶柄，插入泥炭、河沙或蛭石中，在25℃左右的室温下，蔽荫养护，3周后叶柄基部即可生根，40天后可萌生幼叶，待长出4片新叶时上盆。

5. 栽培和养护　春、夏、秋三季一定要蔽荫养护，冬季可见斜射阳光。因叶片肥厚，上面又被有很厚的蜡质层，既能贮存水分，蒸发量又小，因此盆土应间干间湿；但应提高空气湿度，可向叶面上喷雾。夏季应加强通风，在装有空调机的室内生长良好，否则容易脱叶。

19. 竹芋（麦伦脱）

1. 形态特征　为竹芋科常绿草本植物。株高可达1米，地下根茎多肉。叶卵状矩圆形至卵状披针形，长15—30厘米，宽10—12厘米，绿色至青绿色。花莛自叶腋间抽生而出，花穗长约10厘米，小花白色，每朵长1—2厘米。以观叶为主（图109）。

2. 种类和品种　用于花卉栽培的主要有：

（1）波叶竹芋（箭羽竹芋、花叶葛郁金）　叶披针形，长50厘米以上，形似羽毛，呈波浪起伏状。在侧脉间嵌有深绿色斑纹，叶背棕紫色。

（2）孔雀竹芋　叶长约20厘米，表面密集着丝状斑纹，从中央主脉伸向叶脉，好似孔雀尾羽。叶背紫色并带有同样的斑纹；叶柄深红色。

（3）美丽竹芋（桃羽竹芋）　叶柄很长，叶卵圆至披针形，长10—16厘米，宽5—8厘米。在老叶侧脉间有几对象牙形的白色斑纹，纹理清晰。叶背紫红色。

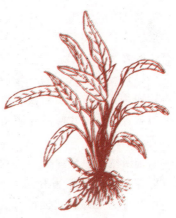

图109　竹芋的形态特征

（4）玫瑰竹芋（彩叶竹芋）　叶长15—20厘米，表面有玫瑰红色的斑纹，与侧脉平行分布；叶缘还有一条玫瑰红色的条纹。上述斑纹老化后均变成银白色。

（5）斑马竹芋（斑纹竹芋）　叶长圆形，表面有发亮的天鹅绒质光泽，叶色由浅绿和深绿等距相间交错，似斑马纹。老叶变成红色。

（6）双色竹芋（豹斑竹芋）　无地下根茎。叶椭圆形，底色浅绿。在叶脉间出现深绿色图案式斑纹，相当于两种颜色镶嵌在一起。

（7）可爱竹芋　叶柄长，叶片大，长卵形；正反两面均为灰绿色，正面有草绿色横向斑纹，排列均匀。

3. 习性　原产于美洲热带地区，喜半阴和温暖多湿环境。生长适温为20—25℃，冬季室温保持15℃以上仍能继续生长，低于8℃就会脱叶。春、夏、秋三季需蔽荫养护，但室内必须明亮，否则植株松散，叶片下垂。冬季应见斜射阳光。

4. 繁殖方法　均采用分株繁殖。多年生老株可于春季结合翻盆换土进行分株，以2—3个新芽为一个分割单位，将地下根茎剪开单另栽种；无地下根茎的竹芋可将根团撕开，分成数份栽种。

5. 栽培和养护　盆土必须疏松透气，以腐叶、泥炭、锯末为好，国外出售的竹芋多栽在水藓中。

要想把竹芋养好，关键是提高空气湿度，可向叶面上喷雾，或将盆株放在浅水盆的上方，以减少喷水的麻烦。冬季如果室温低，盆土应间干间湿；如果室温高，应多见斜射阳光。夏季加强通气，降低室内温度，防止闷热。

20. 花叶万年青

1. 形态特征　为天南星科大型草本植物。地上茎粗约2厘米，叶片聚生于茎秆顶端。叶柄长10—15厘米，相当粗壮，基部1/2处长有叶鞘。叶片长椭圆至长卵形，长15—30厘米，宽约15厘米，主脉粗壮，叶面绿色，上面布有白色或淡黄色斑纹（图110）。

2. 种类和品种　目前培育出来的优良品种有白柄花叶万年青、白纹花叶万年青、斑点花叶万年青、乳斑花叶万年青等，均为室内观叶花卉中的珍品。

同属植物中最为时新的观叶花卉叫做大叶花叶花年青，近年来开始进入我国千家万户。它的叶片为黑绿色，但没有花纹，只是叶丛紧凑，叶片硕大，叶柄粗壮。在花卉市场上把它叫做"绿巨人"。

3. 习性　原产于巴西和几内亚。喜温暖湿润和半阴环境，冬季需多见阳光，但也不要让阳光整日直射。生长适温为20℃左右，冬季室温不低于15℃仍能生长，低于6℃开始受冻。喜酸性腐殖土，在碱土中叶片很快变黄。

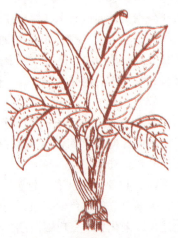

图110　花叶万年青的形态特征

4. 繁殖方法　扦插繁殖。将地上茎带叶切割下来，按10厘米一段截开，再用水藓将切口包好，置于花盆中；也可插入素沙或浸入水中，在25℃以上的气温下都能生根。也可进行分株。

5. 栽培和养护　栽培基质以腐叶土和河沙相混合，也可单纯用水藓栽种。生长旺季应保持盆土湿润，经常喷水来提高空气湿度。冬季应少浇水，当室温降到

6℃左右时应停止浇水，不会因盆土变干而凋萎。每年春季翻盆换土时如施入饼肥或马蹄片，全年不必追肥。春季注意防风，夏季应放在通风处，否则易受介壳虫危害。

21. 观赏凤梨（水塔花）

1. 形态特征　为凤梨科常绿草本植物。叶长可达50厘米，宽约6厘米以上，带状披针形，叶缘有细刺，叶背有横纹，叶基相互抱合成筒。花茎自叶筒中抽生而出，高约30厘米，上面长出许多披针形红色苞片。花瓣红色，先端蓝色，花萼淡红色。花期9—10月，但开花时间很短（图111）。

2. 种类和品种　作为花卉进行盆栽的主要有以下10种：

（1）姬凤梨　株高仅8—10厘米，冠幅15—20厘米。叶宽披针形，先端尖并向下反曲，表面红褐色间有绿色斑纹。花冠基部合成筒状，白色。

（2）筒凤梨（西洋万年青）　叶片基部相互抱合呈筒，下雨后可以存水。叶近长三角形；叶面青绿色的叫青筒凤梨，叶面有红色斑块的叫红筒凤梨。花梗很短，花萼血红色，花被堇紫色，颗粒状的红色苞片紧密排列在花梗上，外观酷似珊瑚，相当鲜艳。

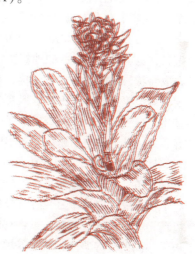

图111　观赏凤梨的形态特征

（3）垂花凤梨　叶坐生，狭披针形，叶缘有小齿，先端下弯。花茎多数自叶丛中抽出，长30—40厘米，先端着生穗状花序并下垂生长，每穗着花6—12朵。上部苞片淡红色，下部苞片绿色；花瓣3片披针形，淡红色，先端呈蓝、紫、绿三种颜色。

（4）蜻蜓凤梨　为附生性植物。叶长约50厘米，宽约6厘米，先端下弯，叶缘有硬刺，先端钝圆也有刺。叶色灰绿，并布有银白色条纹。花序圆锥状金字塔形，上面被有多层粉红色苞片；小花蓝色，后期变成淡紫色。花期长达2—3个月。

（5）曲叶凤梨　为附生性植物，也可地生。叶狭矛形，向外侧反曲，长达70厘米，宽仅4厘米，叶尖嫩红色，叶缘具细密的钩刺，叶丛抱合得比较松散。花小，粉红色。

（6）金边凤梨　叶片多，每株可长出30—50片；叶剑形，长约50厘米，宽仅3厘米；叶缘黄色有刺。花茎直立，每茎着生小花上百朵。

(7) 斑纹凤梨　为附生性植物，株形很小，株高和冠幅均不到10厘米。叶丛呈平展的莲座状，叶面有色彩鲜明的美丽花斑；叶缘有齿并呈波浪状。一生只开一次花，花小，白色，无观赏价值，花后植株枯死。

(8) 彩叶凤梨　株高20厘米。叶披针形，长20—30厘米，宽3—3.5厘米，绿色，开花前期中央的叶片变成红色。花的苞片鲜艳夺目，花期长达2个月之久。

(9) 雷葆凤梨　株高30—60厘米。叶长30厘米以上，宽5厘米。花莛很长，从叶丛中抽生而出，由多花组成穗状花序，上有卷曲状苞片；花朵管状，着生在苞片周围，蓝色。

(10) 彩苞凤梨　叶长20—30厘米，宽5—8厘米，表面绿色有光泽。穗状花序长10厘米左右，苞片洋红色，小花黄色，花瓣先端黄绿色。

3. 习性　原产于巴西的热带雨林中。其中一部分可附着在潮湿的大树树干上生长，也可地生在林间隙地的腐殖土上。除垂花凤梨外，其他凤梨的叶片基部均卷成筒状，筒内能够贮水，植株可吸收这些贮水和水中溶解的营养元素来生长，因此对土壤湿度要求不高，但要求很高的空气湿度和疏松透气、排水良好的栽培基质。生长适温为20—28℃，冬季室温不得低于10℃，室温降到5℃则受冻死亡。春、夏、秋三季应当遮荫，冬季应见斜射阳光。

4. 繁殖方法　在原产地花后可以结实，在人工栽培条件下结实困难，均进行分株繁殖。丛生性强的垂花凤梨生长2年后，叶丛会布满全盆，可结合翻盆换土将1株分成许多株单另栽种，极易成活。其他筒状凤梨生长2—3年后，可从根际处萌生出幼小的根蘖苗，可将它们分割下来栽入湿润的素沙，保持25℃左右的室温和很高的空气湿度，蔽荫养护，半个月后即可生根。

5. 栽培和养护　盆栽时应精心调制培养土。在南方可直接使用水藓栽种；北方可用松针土加泥炭上盆，盆土应呈酸性反应。养护时除遮荫外，一定要加强通风；生长旺季每半个月追施一次液肥，也可将硫酸铵和磷酸二氢钾配成1000倍液，倒入叶心中央的叶筒中供植株吸收利用。冬季和旱季应经常向叶面喷水，盆土略显湿润即可，不得积水。用盆不要太大，最大栽入20厘米口径的花盆；每隔2年翻盆换土一次。

22. 百子莲（百子兰）

1. 形态特征　为百合科常绿草本植物。地下根茎呈短棍棒状。叶片相对二列状生长，宽条带状，上部下弯，长30—45厘米，宽3—4厘米。花莛自叶丛中抽生，顶生伞形花序，每序着花10—40朵。花被6片，基部联合呈狭漏斗状，蓝色至淡蓝色。每年开花2次，2—5月在室内开花，8—9月第二次开花（图112）。

2. 习性　原产于南非好望角。不甚耐寒，冬季保持12℃以上的室温才能生长，降到5℃时受冻死亡。因原产于南半球，因此怕暑热，在炎热的夏季叶片常发黄下垂，影响开花。耐阴能力强，怕阳光暴晒。对土壤要求不严，耐轻碱；不耐旱，也怕水涝。

3. **繁殖方法** 百子莲的种子很难萌芽，幼苗生长也极为缓慢，播种苗培养6年才能开花，因此均进行分株繁殖。

百子莲的根蘖苗是由横生的地下茎上各分枝的顶芽萌发后形成的，它们和母株叶丛分离生长，因此容易分割。只要将各个分蘖苗地下相连的根茎切开单另栽种，都能成活。

4. **栽培和养护** 在华南亚热带地区可栽在露地花坛，其他地区需用疏松肥沃的腐殖土栽入25厘米以上口径的大盆。秋季分栽的花苗，入冬后应放在阳光充足的室内，室温不得低于10℃。第二年春暖后加强肥水管理，盆土应保持湿润，10—14天追施一次液肥，注意提高空气湿度。春、夏两季应适当蔽荫，防止阳光暴晒。

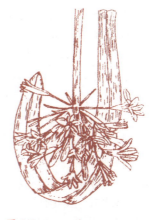

图112 百子莲的形态特征

23. 绿蔓（黄金葛）

1. **形态特征** 为天南星科蔓性草本植物。茎蔓长达10米，节部膨大，并生有气生根；节间具纵向槽沟。叶卵形，先端尖，叶面光亮，绿色，并具有黄色斑块。主要用于观叶（图113）。

2. **种类和品种** 常见的有小叶绿蔓和大叶绿蔓两个品种，一年生以上的植株都能出现黄色斑块。还有褐斑绿蔓，叶长约15厘米，叶鞘短，表面具褐色斑块。用于花卉栽培的还有银星绿蔓，叶面具银白色斑点。

3. **习性** 原产于中、南美洲的热带雨林中。喜温暖湿润的气候条件，不耐寒，又怕暑热，生长适温为18—28℃。耐阴能力极强，怕直射阳光，在阴暗的室内也能生长。要求疏松透气的腐叶土，耐水湿，不耐干旱。

4. **繁殖方法** 扦插繁殖极易生根。剪一年生

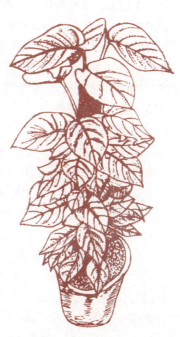

图113 绿蔓的形态特征

以上半木质化的茎蔓做插穗，按3节一段截开，将基部一节插入土中，蔽荫养护，在20—28℃的气温下，10天左右即可生根。

5. 栽培和养护　小叶绿蔓应栽入小盆进行吊盆陈设，也可放在立柜或几座上，让茎蔓垂挂下来；或可将茎蔓牵引到墙壁上进行室内垂直绿化。大叶绿蔓应进行桩栽，先找一根直径8—10厘米粗的竹筒，长度不小于1米；在竹筒外面包上3—4层棕皮（建材商店可以买到），用塑料绳将棕皮紧紧地绑在竹筒上，再把竹筒栽入较深的花盆，然后将已经扦插生根的花苗栽在竹筒的四周，每盆至少栽4株。初期将茎蔓牵引绑扎在竹筒上，生长一段时间以后，节部萌生出来的气生根可扎入棕皮而自然攀援生长，从而形成柱状植株。

盆栽时应使用保水能力强的腐殖土，盆土应宁湿勿干，蔽荫养护，冬季也不要见直射阳光。要想使叶面油亮，应增加空气湿度。因气生根可直接吸收空气中的氮，不追肥也能正常生长。

24. 红宝石喜林芋

1. 形态特征　为天南星科蔓性草本植物，与绿蔓相似。但茎蔓较粗壮，新梢红色，以后变成灰绿色，节部生有气生根。叶片长心形，长20—30厘米，宽10—15厘米，叶质较薄，具紫红色的光泽；叶柄和叶鞘紫红色。在人工培养下很少开花，一旦开花，花后则植株枯死（图114）。

2. 种类和品种　主要栽培品种还有绿宝石喜林芋，其株形、叶形和红宝石喜林芋相同，但叶面上没有紫色光泽，茎蔓、叶柄、叶鞘、嫩梢均为绿色。

3. 习性　原产于中、南美洲的热带雨林中。耐阴能力极强，可常年在室内陈设，在无窗的厅堂内只要有灯光照明就能生长。生长适温为20—30℃，越冬室温不得低于14℃。空气相对湿度应达到70%，否则叶面枯燥并失去光泽。

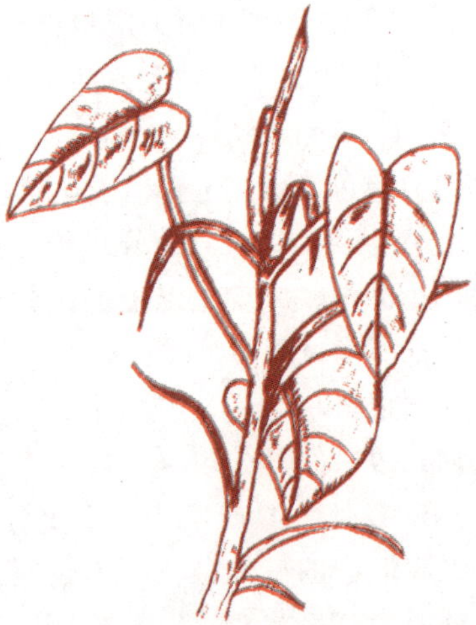

4. 繁殖方法　扦插繁殖容易生根。剪截充实的茎蔓，将基部一节埋入土中，蒙盖塑料薄膜保湿，在20—24℃左右的土温下很快就能萌生新根。大量繁殖时可采侧枝上的嫩芽扦插。茎蔓扦插时如节部已萌生气生根，可剪截下来直接栽种，很快就能成株。

图114　红宝石喜林芋的形态特征

5. 栽培和养护　喜林芋的叶片大，叶质薄丽脆嫩，如果吊盆陈设，叶片经不起碰撞，容易破碎。因此，均采用桩栽方法，具体做法和绿蔓相同，这里不再重复。生长旺季应天天浇水，一旦缺水叶片会立即枯黄。北方的冬、春两季空气干燥，每天至少向叶片喷一次水；每隔2周追施一次液肥，冬季应用温水浇灌。

25. 合果芋

1. 形态特征　为天南星科蔓性草本植物。茎蔓细弱，节部生有气生根，攀援性强。叶具长柄，盾状心形；表面绿色，叶脉及其周围黄白色（图115）。

2. 种类和品种　常见的栽种品种还有银白合果芋，又名白蝴蝶。叶盾形，呈蝶翅状；叶色黄绿，叶缘绿色较深，中央颜色较浅。茎蔓的节间短。

3. 习性　原产于中南美洲的热带雨林中。喜高温、高湿和疏荫环境，生长适温为20—25℃之间，冬季室温不得低于10℃，忌直射阳光。要求酸性腐殖土，可常年在室内陈设。

4. 繁殖方法　剪一年生以上的茎蔓插入素沙或泥炭中。如果带叶扦插，应将叶片剪掉2/3，并蒙盖塑料薄膜保湿，注意提高土温，才能提早生根。

5. 栽培和养护　盆土应宁湿勿干，每天都应向植株上喷雾，以防干尖焦边。吊盆陈设的观赏价值不高，最好用棕筒进行桩栽；为了使茎蔓尽快抱满棕筒，除盛夏季节外每周应追施一次液肥。一年以后，当茎蔓超过棕筒并下垂后应停止追肥，从而控制其生长量。

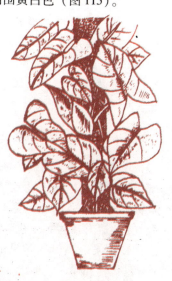

图115　合果芋的形态特征

三年以上的植株基部老叶脱落，应短截茎蔓，促使其抽生新蔓并长出新叶，使植株得到更新。如果侧蔓过于稠密，应结合翻盆换土进行疏剔，以叶片布满棕筒为准。

26. 冷水花（透白草、白雪草）

1. 形态特征　为荨麻科常绿草本植物。地下有横生的根状茎，株高30—60厘米，地上茎丛生，呈细弱的肉质状，节部膨大。叶对生，椭圆状卵形，长3—6厘米，宽2.5—4厘米，有3条主脉，叶脉处略下凹，青绿色，主脉间灰白至银白色，叶缘有小齿。花型碎小，以观叶为主（图116）。

2. 习性　原产于印度支那热带国家。冬季室温不低于10℃不会受冻，在15℃以上的室温下可继续生长。怕阳光暴晒，在疏荫环境下叶色白绿分明，节间短而紧凑，叶面透亮并有光泽；在全部蔽荫的环境下常常徒长，节间变长，茎秆柔弱，容易倒伏。对土壤要求不严，但必须疏透气，耐水湿，不甚耐旱。

3. 繁殖方法　扦插繁殖。5月上旬剪取头年生的充实茎秆，按3节一段截开，保留先端1—2枚叶片并剪掉1/3，用刀片自基部一节的下方约0.5厘米处削平，插入纯净的素沙，入土深2厘米，放在室内养护；20天左右即可生根，40天后分苗上盆。

4. 栽培和养护　盆栽时应栽入20厘米口径的花盆。可用普通培养土，也可使用面沙。每年春季翻盆换土，同时进行短截。三年生以上的老株株形松散，应当淘汰。春、夏、秋三季应在疏荫下养护，5—6月共追肥3次；冬季应见斜射阳光。盆土应间干间湿，不得积水。

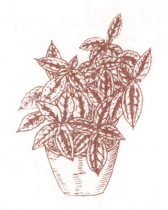

图116　冷水花的形态特征

27. 吊竹梅（花叶鸭跖草、吊竹兰）

1. 形态特征　为鸭跖草科常绿草本植物。地上茎细长，柔软而不能直立，匍匐生长并下垂，长1—2米，分枝力强。叶单生在茎节上，基部抱茎无叶柄，卵状椭圆形，长4—5厘米，宽1.8—2厘米，上有柔毛，具紫色或灰白色条纹，叶背紫红色。花序腋生，小花紫红色，夏季开花（图117）。

2. 种类和品种　常见的还有白花紫露草（白花紫鸭跖草）。匍匐茎上带有紫红色晕；叶互生，卵状披针形，具乳白色条纹。小花白色。

3. 习性　原产于美国南部和墨西哥，在原产地多匍匐在阴湿地上生长，怕阳光暴晒。能忍耐8℃的低温，14℃以上可正常生长。要求较高的空气湿度，在干燥的空气中叶片常干尖焦边。不耐旱而耐水湿，对土壤的酸碱度要求不严。

4. 繁殖方法　扦插繁殖，剪粗壮的茎蔓按3节一段截开；将基部一节埋入土中，很快就能生根抽梢并展叶。

5. 栽培和养护　盆栽时用盆不要太大，最大栽入20厘米口径的花盆。可常年在室内

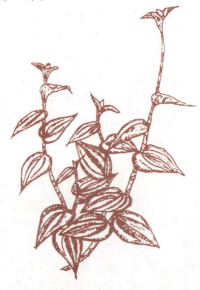

图117　吊竹梅的形态特征

吊盆陈设,最好能见到斜射阳光;盆土应保持湿润,经常喷水来提高空气湿度。当茎蔓开始下垂后应停止追肥。春季结合翻盆换土短截茎蔓,促使其抽生新的侧蔓,才能保持完美的株丛。

28. 扁竹蓼(扁竹、竹节蓼)

1. 形态特征　为蓼科常绿草本植物,多年生老株可长成亚灌木状。它的地上茎扁平呈条带状,节部明显,分枝力强,青绿色,宽约0.6—1.5厘米,节间等距,状似竹节。叶片退化,残在茎节的两侧,以扁茎代替叶片进行光合作用。由于株形紧凑,状似翠竹,特别适合家庭培养(图118)。

2. 习性　原产于南太平洋的所罗门群岛。喜夏季凉爽冬季温暖的气候条件,冬季室温应在12℃以上,生长适温为18—26℃,在炎热的夏季生长停止并处于半休眠状态。惧怕北方春、夏两季的烈日暴晒。喜疏松肥沃的沙质土,能耐轻碱,比较耐旱,也耐水湿,在干燥的空气中扁枝粗糙并失去光泽。

3. 繁殖方法　可扦插也可分株。扦插应在5—6月间进行;剪二年生充实的侧枝做插穗,从基部将它们剪截下来,不要分段,立即插入素沙中,入土深3—4厘米,同时绑扎苇秆扶持,以防倒伏。插后蔽荫养护,盆土不要过湿,在20—24℃的气温下1个月后才能生根。

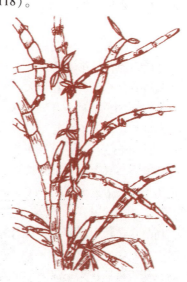

图118　扁竹蓼的形态特征

多年生老株的株丛越长越密,可在翻盆换土时抖掉外围泥土,用修枝剪从基部将相连的根际剪开,将一株分成数株单另栽种,都能成活。

4. 栽培和养护　盆栽时可用普通培养土上盆,最大栽入25厘米口径的花盆。换盆时应切掉外围的老根,以便添入新土。春、夏、秋三季应蔽荫养护,但要加强通风,否则易受介壳虫危害。10月中旬移入室内,应多见阳光。旱季应经常喷水来提高空气湿度。全年共追施液肥4—6次。

29. 香石竹(康乃馨、麝香石竹)

1. 形态特征　为石竹科常绿亚灌木。株高30—60厘米,茎秆基部半木质化。叶对生,线状披针形,基部抱茎无叶柄。花单生或2—5朵簇生;花色丰富,有白、水红、紫、黄、深红等色,还有复色品种,具微香;苞片2—3层,萼筒先端

5瓣裂，裂片广卵形；花瓣倒广卵形。花期5—7月，温室栽培可四季开花（图119）。

2. **种类和品种** 过去栽培的老品种花型小，花色单调，花梗短而柔软，开花后向下弯曲倒伏，必须拉上绳索牵引绑扎，否则会匍匐在地面上，更不适合插花水养。

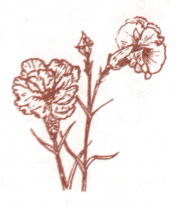

图119 香石竹的形态特征

现代栽培的香石竹都是从美国和西欧各国引进的。这些新品种的特点是植株高大，花梗挺拔直立而粗壮，花朵硕大，花色丰富。常见的有以下三大类：

（1）大红品种 花色有大红、粉红以及带条纹的复色品种；开花较晚但花期长，香味浓。茎秆的节间短，叶片小。

（2）紫色品种 花型大，紫色，香味淡，花梗红色。

（3）肉色品种 有玛瑙色、淡黄色和黄色。花型大，花梗长，开花早但花期短。叶片较宽，草绿色。

3. **习性** 原产于欧洲南部及地中海沿岸。要求充足的阳光、干燥和通气良好的环境。在富含腐殖质的肥沃土壤中生长良好，怕水涝，耐肥力强。喜凉爽，忌炎热，生长适温为20—26℃，冬季夜间室温应保持在10℃以上。

4. **繁殖方法** 家庭养花应进行扦插繁殖，以4—5月份扦插的成活率最高。扦插时从植株中部的老茎秆上掰取4—6厘米长的新生侧枝做插穗，插穗基部最好带有踵状物。扦插基质可用面沙和细炉灰相混合；采条后先放入水中浸泡半小时，然后再插；入土深为1厘米，深插不易生根，插后蔽荫养护，经常喷水来提高空气湿度，但盆土不要过湿。在16—24℃的室温下，一个月后可全部生根。

5. **栽培和养护** 露地栽培时，4月中下旬先将扦插菌分苗移栽一次，6月中旬再起苗定植。盆栽的于花苗长到15厘米左右时分苗上盆。不论地栽还是盆栽，都应施足底肥，土壤应间干间湿，并应充分见光。

为了增加着花部位和提高花头质量，首先应对主枝进行摘心，然后疏剪过密的侧枝并剥掉副蕾。具体做法是：当花苗长到15厘米时，在第4片叶子的上方进行第一次摘心，抽生侧枝后保留2根，将多余的剪掉；待一级侧枝长出4片叶子时进行第二次摘心，然后保留6根健壮的侧枝让它们开花。

香石竹的生长习性是：每个叶腋间都能抽生侧枝，每根侧枝的顶端都能进行花芽分化并孕育花蕾而开花，开花过多必然影响花朵质量。枝条先端的顶蕾开花后花头最大，下面小侧枝上孕育的花蕾很小，应尽早把它们剥掉。

30. 珊瑚豆（珊瑚樱、寿星果）

1. 形态特征　为茄科常绿亚灌木。株高40—60厘米，分枝力强。叶互生，长披针形，长4—6厘米，叶缘疏生锯齿。花单生或数朵疏生于叶腋间，小花白色，5瓣裂，花径0.8—1.2厘米。小茄果球形，橙红色或黄色，直径约1.5厘米。夏末秋初开花，10月果熟，一冬不落。主要用于观果（图120）。

2. 习性　原产于欧亚两洲的热带及亚热带地区。喜阳光和温暖的环境条件，不耐阴，也不耐寒，在华南和西南地区可露地越冬，如遇低温常落叶休眠，其他地区只能盆栽。要求肥沃和排水良好的土壤，较耐旱也耐水湿。

3. 繁殖方法　播种繁殖。果实充分着色后采下来，剥去果皮和果肉，洗净种子晒干后贮存。早春播种后如果室温高，一周后即可出苗；苗出齐后分两次间苗，然后分苗上盆；当年冬季即可开花结果。

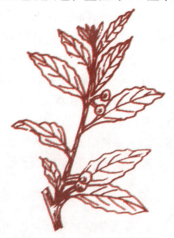

图120　珊瑚豆的形态特征

4. 栽培和养护　珊瑚豆虽为多年生常绿植物，但因其繁殖容易，成苗快，可作为二年生盆花培养，以免植株过大而不便陈设。

当播种苗长到20厘米时进行摘心，同时抹掉主茎秆基部的侧芽，让它形成一小段光秃的主干，让侧枝从主枝的上部分抽生出来。对侧枝也要摘心，促使其萌生二级和三级侧枝，从而增加着果部位。一年四季都应充分见光；花谢以后半个月追施一次液肥，以促使果实发育。如欲作多年生培养，待开春果实干瘪后应翻盆换土，同时短截果枝并疏剪过密的枝条，让它们萌生新枝，才能保持完美的株形。

31. 虾衣花（狐尾木）

1. 形态特征　为爵床科常绿亚灌木。株高50—70厘米，茎柔软，节部膨大，丛生而直立。叶对生，长椭圆形，长约5厘米，宽2.5—3厘米，表面较粗糙。顶生穗状花序，苞片多数而重叠，砖红色，状似虾衣，又像狐尾。花被很小，白色，上有紫色晕纹。全年开花，花后不结实（图121）。

2. 习性　原产于墨西哥。喜温暖湿润的环境，不耐寒，除华南地区外均作盆花培养。怕阳光暴晒，耐暑热，但要加强通风。越冬室温不得低于8℃，并应多见阳光。要求富含腐殖质的沙质培养土，较耐水湿。

3. 繁殖方法　扦插繁殖。在高湿季节采生长充实的当年生枝做插穗，按 3—4 节一段截开，将基部一节插入素沙，15—20 天后即可生根。

4. 栽培和养护　虾衣花丛生性强，新梢容易徒长，应及时摘心，使其形成低矮紧凑的株形。每年春季结合翻盆换土，对花后的枝条进行短截，促使其抽生新的侧枝来增加着花部位。盆土应保持湿润，春、秋两季 12—15 天追施一次液肥；春、夏两季应半遮荫，10 月上旬移入室内，放在南窗附近多见阳光；如果室温低则停止生长而进入休眠，盆土不干透不要浇水，以防烂根。

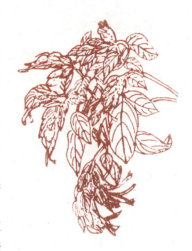

图 121　虾衣花的形态特征

32. 珠兰（金粟兰、鱼子兰）

1. 形态特征　为金粟兰科常绿亚灌木。株高 30 厘米左右，茎丛生，多平卧生长，节部膨大。叶对生，倒卵状椭圆形，长 4—8 厘米，宽 3—5 厘米；叶缘有齿，叶柄长 1—2 厘米，托叶细小。顶生复穗状花序，小花黄绿色，成串着生，无花被，很像鱼子；香味浓，可用来熏茶。花期 5—6 月（图 122）。

2. 习性　原产于我国华南地区。喜温暖阴湿环境，怕直射阳光，不耐寒，在长江流域及其以北地区均作盆花培养。要求排水良好和富含腐殖质的酸性土，在碱土中叶片黄化而脱落；根系特怕水湿，盆内一旦积水就会烂根。

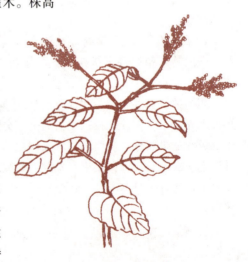

图 122　珠兰的形态特征

3. 繁殖方法　植株的丛生性强，可从根际处萌生根蘖，使植丛不断扩大，因此可进行分株繁殖。也可扦插，于 9 月上旬剪当年生健壮枝条做插穗，剪成 10—15 厘米长的小段，保留先端 1—2 枚叶片并剪掉 1/2，将基部一节插入素沙或泥炭中，蔽荫保湿，10 月中旬即可生根。

4. 栽培和养护　盆栽时必须使用酸性培养土，以松针土为最好。因耐肥力差，又怕水湿，因此用盆要小，盆土应间干间湿，春、秋两季可追施一些稀薄液肥，可增加着花数量，使香味更加浓郁；不必年年翻盆换土。夏季应加强通风防暑降温，春季应当喷水来提高空气湿度，但不要喷洒在叶片上。冬季室温不低于10℃就不会受冻。

33. 广东万年青（竹节万年青）

1. **形态特征** 为天南星科常绿草本植物，有地上茎，株高40—70厘米，茎秆直立，无分枝，表面光滑有光泽，节部有一圈凸起的环痕，状似竹节。叶互生，每节着生一片叶子，有长柄，叶柄基部呈鞘状而抱茎。叶卵状披针形，先端渐尖，叶面隆起，常斜扭生长。花茎自叶腋间抽生而出，顶端抽生一个青绿色的佛焰状苞片，内含一个短棒状肉穗花序。花后结出青绿色小浆果。夏末秋初开花，以观叶为主（图123）。

2. **种类和品种**

（1）爪哇万年青 茎秆短，基部有分枝。叶长椭圆状卵形，中肋处为白色，叶面也有白色斑点。

（2）斑叶万年青 节间短，有分枝。叶长椭圆形，基部锐尖，中肋两侧有灰白色斑点。

（3）三色万年青 叶面上有银白和灰白色斑点。

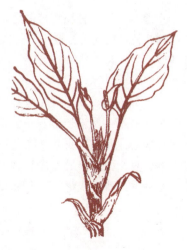

图123 广东万年青的形态特征

3. **习性** 原产于亚洲热带及亚热带地区。不耐寒，也怕暑热，冬季需保持12℃以上的室温才能安全越冬，一旦落叶就会死亡；生长适温为20—28℃。喜阴湿环境，怕直射阳光，可常年在蔽荫处生长；在干燥的空气中叶片发黄并失去光泽。喜保水力强的酸性腐殖土，耐水湿，不耐盐碱和干旱。

4. **繁殖方法** 扦插繁殖，应在5—6月和9月进行，自节下0.6—1厘米处把茎秆的上半部分剪下来，保留先端1枚叶片并剪掉2/3，插入素沙，入土深4—5厘米，放在蔽荫处养护，在20℃的气温下2—3周即可生根。

也可结合翻盆换土，抖掉外围泥土，将茎秆间相连的地下根茎剪开分别栽种，都能成活。

5. **栽培和养护** 盆栽时应使用酸性腐殖土，可直接栽入瓷盆或塑料盆中，2—3年翻盆换土一次，始终保持盆土湿润，蔽荫养护。春秋两季适当追肥，夏季加强通风，冬季应保持15℃以上的室温，注意提高空气湿度。

34. 红缨花（珊瑚花）

1. 形态特征　为爵床科常绿亚灌木。株高可达1米，幼小植株也能开花。茎四棱，叶片对生，长椭圆形，先端渐尖，叶面不平展。穗状花序着生在枝顶，长10厘米以上；花筒长约5厘米。唇形，上唇顶端略凹，下唇反转，顶端三裂；花冠淡紫红色。花期6—8月（图124）。

2. 习性　原产于南美巴西。喜温暖湿润的气候条件，不耐寒，越冬室温不得低于12℃，否则就会落叶。忌我国北方的阳光暴晒，但也不能全部蔽荫，在疏荫下生长良好。要求富含腐殖质和排水良好的含沙培养土，耐湿能力强，但盆内不能积水。

3. 繁殖方法　扦插繁殖极易生根。剪取开花后的健壮枝条做插穗，按4节一段截开，插入素沙或泥炭中，蔽荫养护，在20℃的气温下，一个月左右即可生根。

4. 栽培和养护　上盆时应施一些底肥，生长旺季2周追施一次液肥。花苗长到15厘米左右时进行摘心，促使其抽生侧枝，以免长成独秆植

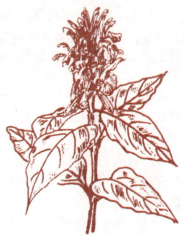

图124　红缨花的形态特征

株。春、夏、秋三季最好放在室外树荫下养护，盛夏季节应经常向四周喷水降温。花后立即剪掉残花，防止因结实而消耗营养。秋末和冬季少浇水，以防烂根。

常绿木本和藤本花卉

1. 杜鹃花（鹃花）

1. 形态特征　为常绿或半常绿灌木。枝条较细，嫩枝上常有棕褐色茸毛。单叶互生，卵形或披针形，表面疏生硬毛，全缘无齿。花2—6朵簇生于枝顶或叶腋间，花冠漏斗状，直径2—6厘米不等，有白、黄、粉、橙、青莲、红、玫瑰红色。花期因种类不同而异（图126）。

2. 种类和品种　世界各国共有杜鹃花属植物800多种，我国就有600种；用于花卉栽培的主要有以下7种：

（1）云锦秆鹃　株高可达3—4米，叶长12—18厘米。花序着生于枝顶，每序着花8—11朵。花冠钟形，表面淡红色，里面黄绿色。花期5月。

(2) 毛白杜鹃　株高 1—2 米，春叶披针形，秋季脱落；夏叶长圆形，当年不脱落。花顶生，每簇着花 1—3 朵。花冠宽钟形，白色，还有玫瑰红、紫或具红色条纹的变种。花期 5 月。

(3) 闹羊花（黄杜鹃）　为落叶灌木，株高 1 米，叶长椭圆至倒披针形。花序顶生，每序着花 3—9 朵，金黄色。基部有绿色斑点。花期 4—5 月。

(4) 马银花　株高约 50 厘米。叶卵形至椭圆形，表面光精无毛。花单生，有白、粉红、淡紫等色，上面有红色条纹和斑点。花期 5—6 月。

(5) 映山红　耐寒力强，在华北南部可露地越冬。株高 1—3 米。叶上有棕色扁平的粗糙毛。花顶生，每簇着花 2—6 朵。鲜红色，基部有深红色斑点。自然花期 4—6 月，冬季于室内培养，2 月份即可开花。

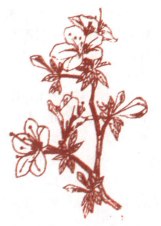

图 126　杜鹃花的形态特征

(6) 石岩杜鹃（朱砂杜鹃）　株高 1 米左右，分枝早卧生长。叶片小，椭圆形，互生，叶质厚并有光泽。花 2—3 朵聚生于枝顶，漏斗状，红色、紫色或白色。花期 4—5 月。

(7) 锦绣杜鹃　植高 1—2 米。叶椭圆状披针形。花 1—3 朵着生于枝顶，花冠大，宽漏斗形，直径可达 6 厘米，有白、玫瑰紫等色，上面具有深色斑点。

3. 习性　杜鹃花在自然界多野生在海拔 1000—3000 米的高山上，喜疏荫环境，怕阳光暴晒。要求夏季凉爽而湿润的气候。

耐寒能力因种类不同而异，华南地区可露地栽种自然越冬。北方因气候干燥，水土含碱，只能进行盆栽。

4. 繁殖方法　扦插应在花谢后进行。选充实的初生侧枝做插穗，从基部切取下来，保留生长点部位几片小叶，插入泥炭中，蔽荫养护。扦插基质不要太湿，经常向四周喷水来提高空气湿度，或蒙盖塑料薄膜保湿。如用萘乙酸进行处理可大大提高成活率。

在我国华南地区多进行高枝压条，在 10 月下旬到翌年 2 月间的这段时间里，先在二年生枝的中下部位削出一个雀舌形切口，然后包上泥球和塑料薄膜，4 个月后即可生长，然后剪离母体栽种。

对那些发根困难的优良品种可用白毛杜鹃做砧木进行嫁接。嫁接应在 5 月份进行；如果砧木小可进行切接，剪新枝的顶梢做接穗，长 4—6 厘米。如果砧木苗粗壮，分枝又多，可用嵌芽接的方法在每根侧枝上接一个接芽，接活后把砧木的枝头剪掉。

5. 栽培和养护 杜鹃花为典型的酸性土花卉，必须使用酸性土上盆栽种，以松针土为最好。又因根系生长缓慢，须根稀少，因此用盆不要太大，盆底多垫碎瓦片以利排水。起卤上盆和翻盆换土时必须带有完整的土团，土团一旦散落则很难栽活。可3—4年翻盆换土一次。

春、夏、秋三季都应放在疏荫下养护，旱季应向四周喷水，但不要喷洒在叶片上，否则容易烂叶。杜鹃花的抗旱能力强，盆土应间干间湿，定期浇灌硫酸亚铁500倍液；施肥应少施勤施，可用沤草水代替肥液浇灌，对生长和开花极为有利。入冬后如能保持10℃以上的室温，可在早春开花。

杜鹃花的叶片集中着生在短枝的顶端，花谢后抽生新枝新叶，原来的老叶自然脱落，再由新枝的顶芽分化花芽，为来年开花做准备。因此，花后不能短截花枝，应任其自然生长。

2. 白兰花（把儿兰、缅桂）

1. 形态特征 为木兰科常绿乔木，株高可达8米，分枝多斜向生长。单叶互生，长椭圆形，长15—22厘米，质地薄，略有光泽，用于搓叶片后有香味。花单生于侧枝的叶腋间，花瓣6—12枚，长披针形，排列成2轮，长3—4厘米，开后向外翻卷，乳白色，具浓香。花期长，可从5月一直开到10月，如果冬季室温高可继续开花（图127）。

2. 习性 原产于喜马拉雅山南麓及马来半岛，除华南亚热带地区可露地栽种外，其他地区只能盆栽于室内越冬。喜阳光，但不能忍耐北方的日光暴晒。要求较高的空气湿度，以及富含腐殖质和排水、通气都相当良好的酸性沙质土；属肉质须根系植物，根系的呼吸作用旺盛，在含碱和捧水不良的土壤中根系容易腐烂，叶片黄化而落叶死亡，更怕水涝。

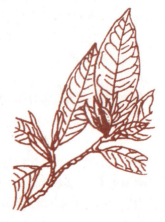

图127 白兰花的形态特征

3. 繁殖方法 扦插繁殖不易生根，多采用高枝压条和嫁接来繁殖花苗。高枝压条应在6月份进行，60天后即可生根，剪离母体后连同泥球一起上盆。也可用木笔的扦插苗做砧木进行靠接，5月下旬靠接成活率高。

4. 栽培和养护 华南地区可栽在住宅小区的道路两侧或庭院中，夜间芳香四溢。其他地区盆栽时应调制酸性培养土，最好用松针土加泥炭和河沙相混合，不要施入碱性肥料；如果没有松针土和泥炭，也可单纯使用面沙上盆。盆底的排水孔要凿大，多垫碎瓦片和豆石，让多余的水快速排出以防烂根。

春、夏两季应放在室外疏荫下养护，经常喷水来提高空气湿度，盆土必须间干间湿。5—6月可追施麻酱渣水，一旦发现叶片变黄应立即浇灌硫酸亚铁500倍液。立秋后如果雨水多可移到阳光下，秋季不要追肥，以防徒长而降低抗寒能力。越冬室温不要低于10℃，并应多见阳光。春季出室后对侧枝进行短截，可使株形丰满，防止树膛中空。

3. 桂花（岩桂）

1. 形态特征　为木樨科常绿乔木，在原产地的地栽植株株高可达10米，枝叶丰满。冬芽2—3枚叠生在叶腋间。单叶对生，长椭圆形，长3—5厘米，厚革质，表面光亮。花型碎少，多花组成聚伞花序着生于叶腋间，每序着花5朵左右，白色至黄色，具浓郁的芳香。花期9—10月（图128）。

2. 种类和品种

（1）金桂　叶宽披针形至卵圆形，先端有齿。花金黄色，香味浓。着花数量多；花期9月下旬。

（2）银桂　生长势弱。叶椭圆形，叶缘有齿。花乳白色，开花多，香味浓；花期比金桂晚一周。

（3）丹桂　生长势强。叶片宽大粗糙，锯齿稀疏。花橙红色，香味淡；花期9月下旬。

（4）四季桂　植株呈丛状生长，分枝力强。叶长椭圆形，叶缘无齿或稀少。花黄白色，着花少，香味淡但花期长，除冬季和盛夏外，大约2个月开花一次，以秋季开花最盛。

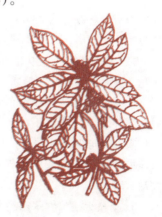

图128　桂花的形态特征

3. 习性　原产于我国长江流域和西南地区。喜充足的阳光，温暖湿润和通风良好的气候条件。在我国北方，春、夏、两季需适当遮荫。在原产地多生长在石山上，故名岩桂；因此要求排水良好的沙质酸性土，不耐盐碱、积水和烟尘。

4. 繁殖方法　可扦插，也可进行高枝压条和嫁接。扦插应在4月份进行，采一年生枝做插穗，按照嫩枝扦插的方法带叶扦插，最好使用生根激素和蒙盖塑料薄膜，立秋前可全部生根。高枝压条应在地栽母株上进行，选树冠上的两年枝做高压对象，先在枝条基部一个节间自下而上切削一刀，然后在枝梢上绑上一根绳子，用绳向切口的反方向把枝条拉弯，迫使切口裂开；再用泥炭加山泥合成泥条把切口裹住，包上塑料薄膜保湿，秋后剪离母体栽种。

大量繁殖时可用女贞的两年生实生苗做砧木，在早春新芽萌发前进行切接。在北方最好于早春将砧木苗移入花盆，于夏至和盆栽桂花靠接，秋后剪离母枝。

5. 栽培和养护　地栽时必须选择地势高燥和排水良好的地段，如果土质粘重，应开挖1米见方的定植穴，填入沙土把粘土换掉，同时施入有机肥料。栽苗时必须带有完好的土团；每年入冬前应在树冠下开挖环形沟，增施有机肥料，3月下旬再施一次氮素化肥，7月份追施一次磷钾肥料，雨季排水防涝，秋季即可采到大量鲜花，用来酿制桂花酱。

盆栽时应使用大盆，10年以上的植株应栽入木桶，注意凿大盆（桶）底排水孔，用酸性腐殖土上盆栽种。在北方旱季应提高空气湿度，否则叶片极易焦边；如果叶片发黄应立即浇灌硫酸亚铁500倍液。对嫁接苗应及时剪除根蘖；冬季移入不结冻的冷室，多见阳光。雨天要把花盆放倒，以防盆内积水。

4. 米兰（米仔兰、碎米兰）

1. **形态特征**　为楝科常绿灌木，株高1.5—2米，分枝稠密。奇数羽状复叶互生，上具小叶3—7片，小叶具短柄，倒卵形，长约2厘米。小型圆锥花序腋生，长5—10厘米，花极小，状似小米，黄色，香味浓。四季开花，夏、秋两季开花最盛（图129）。

2. **习性**　原产于亚洲东南部的亚热带地区。喜温暖和多湿环境，在疏荫下生长良好，比较耐阴，不耐寒，除华南地区可露地栽种外，其他地区均作盆栽观赏。要求疏松、肥沃和湿润的酸性腐殖土，忌盐碱，不耐旱，较耐水湿。

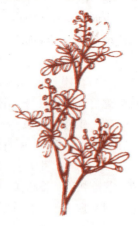

图129　米兰的形态特征

3. **繁殖方法**　在华南均采用高枝压条法繁殖，4—5月间压条，50—60天后生根，秋后再剪离母体，先放在蔽荫处集中假植，待新根发育充实后再上盆栽种。

北方多进行扦插，5月上旬用泥炭加面沙或用蛭石做扦插基质，进行嫩枝扦插；如用激素处理并蒙盖塑料薄膜保湿，成活率可达60%以上，幼苗生长缓慢。

4. **栽培和养护**　不论盆栽还是地栽都应带有完好的土团，否则不易栽活。北方盆栽时应使用酸性腐殖土上盆，放在疏荫下养护，春季向四周喷水来提高空气湿度。除盛夏和严冬季节外，每隔10天应追施一次液肥，如能间隔追施磷酸二氢钾500倍液则开花更加繁茂。越冬室温不得低于10℃，也不要超过16℃，水要少浇，以防冬季抽生嫩梢，这些嫩梢在春季出室后遇到干风会全部抽干。

从苗期开始就应注意整形修剪，首先选留一根主枝，将多余的丛生枝条从基部剪掉。然后保留15—20厘米高的一段主干，让侧枝从主干上部抽生出来。每年早春出室后，结合翻盆换土短截侧枝，同时剪掉衰老的过密枝条，才能增加着花部位，防止树膛中空。

5. 栀子花（黄枝、白蟾花）

1. **形态特征** 为茜草科常绿灌木。株高1—2米，小枝呈三杈分歧生长。单叶对生或三叶轮生，卵形、长圆形或阔披针形，长10厘米左右，革质，表面光亮无锯齿。单花着生于枝顶或叶腋间，花冠高脚碟状，白色，6瓣裂，香味浓郁。花期6—8月（图130）。

2. **种类和品种** 常见的栽培品种有：

（1）大花栀子（荷花栀子） 花大叶大，多为重瓣，香味极浓。

（2）水栀子 叶片和花较小，为重瓣花。

（3）卵叶栀子 叶小，倒卵形，先端圆。

（4）核桃纹栀子 叶片大，叶脉突出呈斑纹状，花大但香味较淡。

3. **习性** 原产于我国长江流域。喜阳光，也很耐阴，怕艺方的烈日暴晒，在疏荫下生长良好。喜温暖湿润的气候，不甚耐寒，长江以北均作盆栽培养。要求排水良好、疏松而又肥沃的酸性土，当pH值超过6.5则叶片发黄，逐渐干枯而脱落。

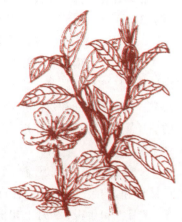

图130 栀子花的形态特征

4. **繁殖方法** 南方可于夏季进行水插繁殖。先用竹皮编一个圆形竹筐，按照插穗的粗度将竹筐编孔，然后剪一年生嫩枝做插穗，每穗带上1枚叶片插入竹筐的孔隙中，下面露出3厘米，再将竹筐漂浮在池塘的水面上任其自然生长，在18—20℃以上的水温一个月可全部生根。北方可在5月和9月进行嫩枝扦插，也可在室内进行水插，插条长10—15厘米，插入泥炭或蛭石中，蔽荫保湿，40天左右即可生根。

5. **栽培和养护** 江南地区地栽时需带有完好的土团，北方盆栽时必须使用酸性培养土。首先凿大盆底排水孔，多垫碎瓦片以利排水。养护时浇水量不要太大，盆土略显湿润即可，但要向空中喷水来提高空气湿度，生长旺季每周浇一次透水即可。开花前必须追施酸性肥液，每隔半个月浇灌一次硫酸亚铁500倍液，早春翻盆换土。冬季室温不要太高，注意通风。

从苗期开始应培养3根主枝，把这3根主枝基部的小侧枝剪掉，让花枝从主枝的上半部分抽生出来。从6月中旬开始，对开过花的枝条应及时短截，不让它们结实，同时促使其抽生新枝。当新生侧枝长出3节后摘心，同时抹掉1枚侧芽，只让它们抽生2根二级侧枝；8月份对二级侧枝摘心，阻止其加长生长，让腋芽充分发育,来年春季由这些腋芽抽生出来的枝条都能开花。

6. 含笑(香蕉花)

1. **形态特征** 为木兰科常绿灌木。株高可达2—3米,小枝和叶柄上密被褐色茸毛。叶椭圆至长椭圆形,长4—6厘米,厚革质,叶缘无齿。花单生于叶腋间,花萼和花瓣都是6枚,花瓣似半个卵壳,乳白色,具香蕉香味。花期4—6月(图131)。

2. **习性** 原产于我国华南地区。不甚耐寒,在江南各省可栽在背风向阳的场地,防寒保持越冬。北方均作盆栽观赏。喜温暖湿润和疏荫环境,怕北方的烈日暴晒。要求肥沃和排水良好的酸性土壤。

3. **繁殖方法** 可压条、扦插,也可播种和嫁接。5月上旬进行高枝压条,7月上旬生根,9月上旬剪离母体栽种。扦插时最好从实生母株上剪取插穗,于6月份花谢后剪嫩枝扦插,3个月后才能生根,3年后开花。如欲播

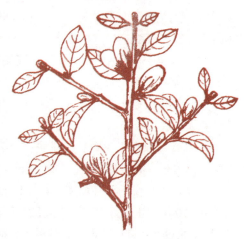

图131 含笑的形态特征

种,需从地栽植株上采种,于11月进行沙藏,来年春季种子扭嘴后盆播,幼苗长出4片真叶时起苗上盆,5年后才能开花。广东多在春节前用黄兰做砧木进行腹接,接穗上应带有2枚腋芽,成活率可达90%。

4. **栽培和养护** 地栽时应栽在土质疏松和排水良好的地段,最好有大树遮荫。盆栽时必须使用酸性腐殖土,凿大盆底排水孔。每年开谢后翻盆换土,适当遮荫,注意提高空气湿度,每月追肥一次。立秋后多见阳光,10月中下旬移入室内,多见阳光。

7. 广玉兰(荷花玉兰)

1. **形态特征** 为木壮科常绿乔木。地栽植株高达30米。单叶互生,长20—28厘米,长椭圆形,厚革质,极光亮,叶背密生锈色细茸毛。花单生于枝顶的叶腋间,花型极大,直径可达20—30厘米;花被6片,白色多肉,萼片3枚呈花瓣状,状似荷花,具浓香。花期5—6月(图132)。

2. **习性** 原产于美国东南部及密西西比河流域。属于半阴性植物,怕阳光暴

晒。喜湿暖湿润的气候，能忍耐短时间零下5℃的低温，在长江流域可露地栽培。要求富含腐殖质和排水良好的酸性土，不耐旱，也怕水涝。

3. 繁殖方法　可播种，也可压条和嫁接。种子内含有大量油脂，不能贮藏过夏，在华南地区于9—10月间种子成熟，应随采随播。高枝压条成活率也很高；压条苗上盆后，可自盆面向上10厘米处进行短截，剪口下面保留1枚侧芽，让它萌发抽梢后长成新的树冠，使植株彻底更新，从而增强树势。还可用木笔做砧木，于3月下旬至4月上旬进行切接，成活率可达80%左右。不论采用哪种繁殖方法，都应进行遮荫。

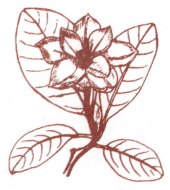

图132　广玉兰的形态特征

4. 栽培和养护　地栽时应栽在高大建筑物的北侧，或与其他乔木树种混栽，不要用来栽种单行行道树，否则生长不良。

广玉兰生长快，一年生苗盆栽后，当年即可长到1.5米，生长4—5年需换入木桶，否则会提早衰老。全年均应在疏荫下养护，北方冬季可移入冷室越冬；盆土应保持湿润，2年翻盆换土一次，并应适期浇灌硫酸亚铁500倍液，以防叶片黄化。

8. 茉莉花

1. 形态特征　为木樨科常绿小灌木。地栽植株可长到0.8—1.8米，分枝呈拱形生长，节部扁平。单叶对生，椭圆至广卵形，长5—9厘米，宽3—5厘米，表面光亮，但叶质较薄。聚伞花序顶生，每序着花3—7朵，花白色，具浓香。花期长，可从6月开到11月，6—7月为盛花期（图133）。

2. 习性　原产于印度、伊朗和波斯湾一带。喜充足的阳光，不耐阴，在长日照环境下才能进行花芽分化；生长适温为25—30℃，不耐寒，气温降到5℃时枝条开始枯萎死亡。根系的耐寒力较强，气温回升后能萌生新的根蘖。要求肥沃湿润和排水良好的土壤，喜酸性和中性土，耐肥力极强。

3. 繁殖方法　扦插繁殖。江南应在3月下旬至4月上旬扦插，北方应在5月下旬到6月上旬扦插。选一二年生充实枝条做插穗，插入素沙，深3—5厘米，蒙盖塑料薄膜蔽荫保湿，在高温环境下1个多月才能

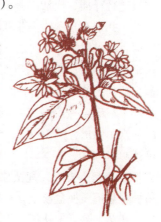

图133　茉莉花的形态特址

生根。

家庭养花可进行压条。先在一根二年生枝条的中部刻伤，然后将其按倒并埋入旁边的小花盆中，不用遮荫，2个月后剪离母体，大都能够成活。

4. 栽培和养护　华南地区可成行成片地栽，每年秋末追施一次有机肥料，用来生产鲜花。北方盆栽时应用加肥培养土上盆，栽得要浅；生长旺季每周应追施一次有机液肥，肥水有足才能大量开花，并且适应肮脏的粪肥，所谓"清兰草，浊茉莉"就是这个道理。花后应立即短截花枝，促使其萌生新的侧枝才能连续开花。冬季应放在温暖的室内或装有玻璃窗的阳台上。如果室温低应减少浇水，迫使其休眠。

9. 夹竹桃（柳叶桃）

1. 形态特征　为夹竹桃科常绿灌木。栽培时常整成小乔木状。株高可达3—4米，分枝力强，多呈三杈式生长。叶披针形，3叶轮生，厚革质，长16—25厘米，宽1.5—3厘米，全缘无齿；枝、叶内含有少量乳汁，有剧毒。聚伞花序顶生，花冠漏斗状，粉红至深红色，也有白花品种，多为重瓣花。花期6—10月（图134）。

2. 习性　原产于印度、伊朗和阿富汗。喜充足的阳光、温暖湿润的气候条件，具有一定的抗寒能力；在华北南部可露地越冬，北京地区可放在背风向阳的小型庭院中越冬。耐干旱和瘠薄，对土壤要求不严，在偏碱的土壤中也能正常生长。

3. 繁殖方法　剪取主干基部萌生出来的小侧枝进行扦插，成活率高；这些小侧枝组织相当充实并带有顶芽，发根后成形快。采集插穗时应紧贴母树的干皮切取，使基部带有踵状物，这个部位容易产生愈伤组织和生根。然后将插

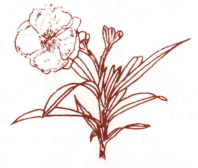

图134　夹竹桃的形态特征

穗先端的大部分叶片剪掉，仅保留几片小叶，按10根一捆绑成一束，放入清水中浸泡，2天换一次水；如果水温合适，半个月后切口处开始产生愈伤组织，这时应从水中取出，按5—6厘米的间距插入素沙，深2—3厘米，蔽荫养护，成活率可达90%以上。

4. 栽培和养护　起苗移栽时应带有土团，2年翻盆换土一次，6年生以上的植株尽量不要换盆换土，以便控制其生长量。

花苗上盆后，从第二年开始定干整形。首先保留一根粗壮的主枝，将其余的

枝条从基部剪掉，然后保留30—40厘米高的一段主干，将上部枝梢剪掉，让剪口下面的3枚侧芽萌生出3根侧主枝，将多余的侧芽抹掉。以后每年秋末都应短截侧枝，使其形成三杈九顶的株形，才能使其层次分明，株形完美。

10. 扶桑（朱槿牡丹、佛桑）

1. 形态特征　为锦葵科常绿灌木。盆栽株高可达2米以上，分枝力强。叶互生，阔卵形，叶缘有齿。单花着生于枝顶的叶腋间，花梗细长，花径约10厘米，有单瓣也有重瓣；花色丰富，有鲜红、粉红、大红、橙、黄、白等许多品种。花期很长，全年开花不断，但每朵仅开1—2天（图135）。

2. 种类和品种　扶桑的品种繁多，除有单瓣和重瓣以及不同花色品种外，同属的相似花卉还有拱手花篮（风铃扶桑）；叶片小，呈狭椭圆形。单花着生于叶腋间，具细长的花梗，向下垂挂；花径约7.5厘米，花瓣具深而细的裂刻并向上反卷；花蕊很长，突出于花冠之外，下垂生长，开花稀少。极不耐寒，越冬室温不得低于15℃。

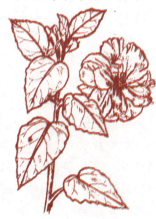

图135　扶桑的形态特征

3. 习性　原产于华南亚热带地区。属于强阳性植物；喜温暖，不耐寒，更不耐阴。要求富含腐殖质的肥沃土壤，对土壤酸碱度不甚敏感。

4. 繁殖方法　扦插繁殖，老枝嫩枝均能插活，生根适温为20—25℃，在北方以6月上旬扦插的成活率高。采条时最好剪带有顶芽的枝梢做插穗，长10—15厘米，先端应带有1—2片小叶并剪掉1/2，入土深3厘米，蔽荫保湿，30天左右生根。

5. 栽培和养护花　苗生根后先用素土栽入小盆，生长一个多月后再用加肥培养土换入20厘米口径的花盆。扶桑喜大水大肥，上盆时应施入有机肥料，1—2年翻盆换土一次。春秋两季每隔10天应追施一次液肥，才能连续不断地开花。冬季室内养护阶段应多见阳光。

扶桑生长快，为防止株形紊乱应将其整成小乔木状。首先选留一根粗壮主枝并保留20—25厘米高的一段主干，让侧枝从主干上萌生出来。每年春季出室后应短截侧枝并疏剪过密的枝条，以利通风透光；如果修剪过晚会使花期推迟。

11. 发财树（马拉巴栗）

1. **形态特征** 为木棉科瓜栗属常绿小乔木。枝干柔软而直立，外皮灰色，较光滑，新生枝为青绿色。叶为掌状复叶，具细长的叶柄，每片复叶呈放射状分生出5—7片小叶，小叶披针形，复叶着生在枝条顶端。果实可食，味似板栗；在盆栽培条件下，应将3—5根茎秆盘绕在一起，以便控制其生长量，从而适合盆栽，因此多不开花结实（图136）。

2. **习性** 原产于墨西哥，在当地叫做美国土豆。喜温暖湿润的气候条件，不耐寒，在我国均做盆栽培养，越冬室温不得低于12℃。喜阳光，又相当耐阴，怕烈日暴晒，可常年在明亮的室内陈设。要求疏松的腐叶土，不耐旱，怕盐碱。

3. **繁殖方法** 可扦插也可播种。华南地区多从国外引入种子播种繁殖；家庭养花繁殖困难，如果扦插需剪截干茎的顶梢，必然破坏原有的株形，因此均购买盆株陈设。

4. **栽培和养护** 盆栽时用盆要小，在很小的土壤面积内也能正常生长。如栽入大盆，肥水供应过于充足，必然徒长，以至植株过高而占地过多。

从市场上买来的发财树为多株主干盘绕造型，经过截干，促使剪口下面的隐芽萌发而长出复叶，老叶衰退后又有萌生新叶，一般不易抽生新梢，茎秆加粗生长的速度也很慢。养护时应放在南窗附近多见一些散射光，全部蔽荫叶片容易发黄；应经常向植株上喷水来提高空气湿度，加强通风，以防蔗扁蛾危害，还要预防茎腐病。

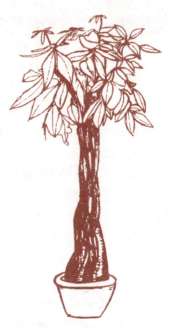

图136 发财树的形态特征

12. 富贵竹（竹蕉、虎斑木）

1. **形态特征** 为百合科常绿灌木。在自然界生长的植株株高可达1.2—2米，茎秆光滑，嫩茎翠绿色，节部等距明显，粗1—2厘米。叶长披针形，先端渐尖，中肋下凹，基部抱茎，叶缘无齿，长10—20厘米，宽2—3厘米，浓绿色有光泽，叶片边缘镶有黄白色的宽边。花葶自叶腋间抽生而出，花形碎小而组成穗状花序，小花白绿色，无观赏价值。

2. **种类和品种** 常见的栽培品种有金边富贵竹、银边富贵竹、斑纹富贵竹和条纹富贵竹等。

3. 习性　原产于西非喀麦隆，喜高温高湿，生产适温为18—24℃，要求70%以上的空气相对湿度。怕直射阳光，可在明亮的室内常年陈设。越冬室温不得低于13℃。喜疏松的腐殖土，不耐旱，较耐水湿。

4. 繁殖方法　扦插繁殖极易生根。剪长枝的上半部分做插穗，截成10厘米长的小段，插入湿润的面沙中，入土深3—4厘米，在20—24℃的气温下3—4周可全部生根。

5. 栽培和养护　家庭培养时可购买不带根的茎秆进行水插培养，将4—5根带叶茎秆插入大型花瓶，1周后可陆续生根，每隔3天换水一次，不必添加肥液。如果茎秆长得过高，可将下半部分剪掉，让它们重新萌生新根。

盆栽植株长大后，可对丛生茎秆进行短截，刺激剪口下面的隐芽萌发能抽生出许多新芽，待这些新芽长长后自基部切割下来，按其长短分成3组，先把最长的捆成一束，再在它的外围捆上高矮不等的2圈茎秆，从而组成由低到高的三层，形成塔状，外面用红绳缠绕绑紧，最后将它们蹲放在浅水盘中上水。待新叶抽生并包满茎秆后，则能长成一尊小小的绿色尖塔。这种水培形式在香港极为盛行，说是能给家庭带来鸿运，并能招财进宝，大富大贵，故名富贵竹（图137）。

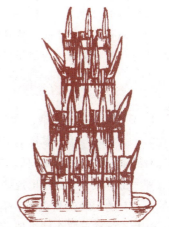

图137　富贵竹嫩枝水培模式图

13. 狗尾红（狗尾巴花）

1. 形态特征　为大戟科常绿灌木。地栽植株可长到3米，盆栽植株都在1米以下，枝条柔软分枝多，内含乳汁。叶互生，椭圆形，长10—20厘米，宽4—14厘米，叶缘有粗齿，质地柔软。穗状花序着生于叶腋间，花型碎小无花被。雌花序稠密，呈圆柱状下垂生长，直径约1.5—2厘米，长约20厘米，鲜红色，是主要的观赏部位；雄花序顶生，松散并直立生长，浅灰褐色，无观赏价值。花期长，可从5月开到10月（图138）。

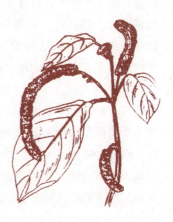

图138　狗尾红的形态特征

2. 习性　原产于马来西亚。喜阳光，在北方干燥的夏季应适当遮荫。耐寒能力极差，冬季室温如低于12℃就会落叶。对土壤要求不严，不耐旱，对土壤酸碱度的反应不甚明显。

3. 繁殖方法　扦插极易成活，以6月份扦插成活率最高。选一年生充实枝条做插穗，按照嫩枝扦插法插入素沙或泥炭中，插前需将切口处流出的乳汁冲洗干净，保持20℃以上的土温。扦插苗在当年秋季即可抽生1—2根花穗。

4. 栽培和养护　狗尾红的根系发达，生长速度快，因此用盆不能太小，以便保持足够的营养面积。每年春季应翻盆换土一次，脱盆前对所有的侧枝进行短截，每枝保留3节；脱盆后抖掉外围泥土，同时修剪根系。

养护时不能缺水，否则叶片就会凋萎。除严热的盛夏季节外都应充分见光。春季应追施肥料；冬季必须放在温暖的室内，多见阳光。多年生老株用盆越来越大，不适合家庭陈设，应尽早扦插来培育新苗，将老株淘汰掉。

14. 变叶木（洒金榕）

1. 形态特征　为大戟科常绿灌木。地栽植株可长到2米，枝条近直立生长，内含乳汁。单叶互生，具短柄，叶片厚革质，表面光亮。叶形因品种不同变化多端，有线形、披针形、椭圆形、戟形、长椭圆形等等；细叶种的叶面大都平展，宽叶种大都起皱，有的还出现缺刻或扭曲；叶缘无齿，叶色极为丰富，有的为黄底绿点，有的为绿底黄白点，有的在浓绿或紫褐色的叶面上洒有红色或黄色斑纹；叶片在侧枝上成簇状排列，相当稠密。总状花序单生于枝顶叶腋间，长12—20厘米，雌雄同株异花，无观赏价值，主要用于观叶（图139）。

2. 种类和品种　常见的栽培品种有柳叶变叶木、重叶变叶木、戟叶变叶木、琴叶变叶木、鹅掌变叶木等；其中大部分品种的叶片都是多种颜色组合相间，从而构成色彩斑斓的斑块，显现出一个五彩缤纷的植物景观。

3. 习性　原产于南洋群岛及澳大利亚的热带地区；在当地生长在阳光充足的地方，但不能忍受我国北方的烈日暴晒。喜温暖湿润的气候，极不耐寒，除华南沿海可露地栽培外，其他地区只能盆栽，越冬室温不得低于14℃；幼苗的耐寒力更弱。对土壤要求不严，喜疏松肥沃的中性至微酸性土。

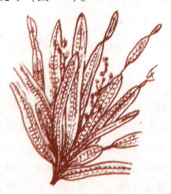

图139　柳叶变叶木的形态特征

4. 繁殖方法　扦插繁殖容易生根，剪1—2年生的枝梢做插穗，于6月中旬插入泥炭或蛭石中，插前需将切口处流出的乳汁冲掉，稍稍晾干后再插，入土深3厘米，蔽荫保湿，1个月后可陆续生根。

5. 栽培和养护　用腐叶土或泥炭加沙上盆，2年翻盆换土一次，盆土应保持湿润，冬、春两季应经常喷水来提高空气湿度。每年10月上旬应移入室内，春季出室要晚。出室后应适当遮荫，室内陈设必须见到斜射阳光。5—7月每半个月追施一次液肥，可使叶片肥厚光亮，色彩鲜明。

15. 红桑（红叶桑）

1. 形态特征　为大戟科常绿灌木。株高可达2米，丛生性强。单叶互生，阔卵形，长10—18厘米，宽6—12厘米，叶面起伏，叶缘有齿；叶色以砖红色为主，间杂有绿、红和紫色条斑。穗状花序淡紫色，柔软下垂，无观赏价值，主要用于观叶（图140）。

2. 习性　原产于亚洲热带地区。喜阳光，也耐半阴，在强光下叶面呈红色或砖红色，在疏荫下叶面底色暗绿，并呈现出浅绿至浅红色条纹。不耐寒，气温降到14℃以下时中下部叶片开始脱落。对土壤要求不严，不耐旱，一旦缺水叶片会立即凋萎，也怕水涝。

3. 繁殖方法　夏季扦插容易成活，扦插方法同变叶木，老枝也能插活。

4. 栽培和养护　不需要特殊管理，只是常年需要较高的温度，盆内不能缺水。如因气温骤然下降而落叶，应立即进行短截，同时减少浇水，然后移到南窗附近多见阳光，还可挽救。如果茎秆也因受冻而干枯，可将受冻部分剪掉，将盆株移到暖气附近，根际上的不定芽可望萌发而抽生新枝。

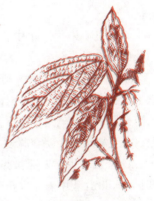

图140　红桑的形态特征

16. 朱蕉（千年木、铁树）

1. 形态特征　为百合科常绿灌木，因分枝力弱，叶片又集中在干茎顶端，故状似小乔木。在盆栽条件下株高可达2—3米。叶型大，长披针形，长30—60厘米，叶缘无齿；叶面紫红，间有玫瑰红色条斑；叶柄长10—15厘米，在茎秆上呈螺旋状紧密排列。大型圆锥花序自叶腋间抽生而出，花型碎小，白色，无观赏价值，主要用于观叶（图141）。

2. 种类和品种　因品种不同，叶形和叶色变化多端。已经引入我国进行栽培的有以下几种：

(1) 大叶青朱蕉　叶阔椭圆形，先端突尖，叶色淡绿。植株高大。

(2) 狭叶青朱蕉　叶狭椭圆形，浓绿色。植株低矮。

(3) 红叶朱蕉　叶阔披针形，先端渐尖；叶面由砖红、鲜红和紫红色相间组合。植株较矮。

(4) 可爱朱蕉　叶面底色深绿，中间嵌有白色和粉红色的斑纹。

(5) 三色朱蕉　叶面由绿、黄、红三种颜色的条纹相间组合，相当美丽。

(6) 剑叶朱蕉　叶片长剑形，基部抱茎无叶柄。

图141　朱蕉的形态特征

(7) 红心朱蕉　叶片窄，深红棕色，叶面中央鲜红色。

(8) 杂种朱蕉　叶色深绿，叶缘红色。

3. 习性　原产于澳大利亚及印度等亚洲热带地区。冬季如能保持10℃的气温就不会受冻，并能忍耐短时间5℃的低温。生长适温为20—25℃，不耐高温酷暑，怕阳光暴晒，在疏荫环境下生长良好。喜保水力强的腐殖土，不耐盐碱，也不耐酸，一旦缺水叶片就会凋萎。

4. 繁殖方法　朱蕉虽是常绿灌木，但分枝力弱，扦插时只能剪截干茎做插穗；由于叶片集中着生在干茎顶端，剪截后的母株需培养一年后待抽生出新的侧枝才能陈设。采条时可自盆面向上约50厘米处短截，然后按20厘米一段断开，插入素沙或蛭石中，入土深6厘米，蔽荫养护，在20—25℃的气温下30天左右可生根抽叶。采条母株短截后，可从剪口下面萌生出4—5根侧枝，在侧枝长出前一定要控制浇水，否则容易烂根。

5. 栽培和养护　朱蕉是大型观叶花木，用盆不要太小。为了控制其生长以免不便陈设，可单纯使用面沙上盆。如果空气干燥，应经常喷水来提高空气湿度，但要加强通风。盆土应保持湿润，春、秋两季可施些薄肥，夏季注意防暑降温，如果室内闷热，应放在室外蔽荫处度夏；冬季应多见阳光。

17. 叶子花（三角花、九重葛）

1. 形态特征　为紫茉莉科常绿藤本植物，人工栽培时可整成小乔木状。株高

1—2米，茎秆上长有较长的针刺。单叶互生，卵圆形，长3—5厘米，表面无光泽，叶背生有茸毛。花着生在枝条的顶端，观赏部位实际上是花的苞片，苞片3枚，椭圆形，先端尖，呈三角形排列并向上直立生长，状似叶片，紫红或鲜红色；小花含在苞片内，每个苞片的基部着花一朵，浅绿色。花期很长，在原产地可从11月一直开到来年6月（图142）。

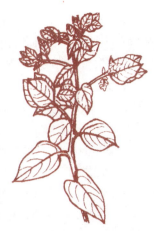

图142　叶子花的形态特征

2. 习性　原产于南美热带地区。为短日照阳性植物，在长日照环境下不能进行花芽分化，也不耐阴。喜温暖湿润的气候，不耐寒，除华南亚热带地区可地栽外，其他地区只能盆栽。越冬室温低于12℃就会落叶，低于8℃枝条枯萎。对土壤要求不严，极不耐旱。

3. 繁殖方法　扦插繁殖，夏季扦插的成活率高。选一年生半木质化枝条做插穗，按照嫩枝扦插法操作，在30℃的气温下20天左右可望生根，40天后分苗上盆，第三年的早春即可开花。

4. 栽培和养护　叶子花生长快，苗期应每盆翻盆换土一次。为避免株形紊乱，盆栽时应选留一根粗壮的主枝，将它培养成一段短粗的主干，让侧枝从主干上生出，从而整成头形或伞形树冠。夏季新生侧枝生长快，往往因徒长而破坏树形，也影响通风透光，应及时短剪并疏去内膛的密枝。因属阳性植物，春、夏、秋三季应放在室外阳光充足地方，夏季每天应浇水2次；秋末应尽早移入暖室，多见阳光。如果因室温低而落叶，应停止浇水，盆土略显湿润即可，等到来年春暖后进行一次强修剪，还可萌生新枝新叶。

18. 鸳鸯茉莉（二色茉莉）

1. 形态特征　为茄科常绿灌木。冠丛圆浑，分枝力强，幼枝上有长刺。单叶互生，矩圆形，全缘无齿。花单生或数朵组成聚伞花序，花被5瓣裂，状似梅花，花径3—4厘米；初开时淡紫色，以后变成白色，在同一棵上有的先开有的后开，好似两色花同时开放，又具有茉莉花的香味，故各鸳鸯茉莉。冬春开花，花期较长，有时可从元旦开到5月上旬（图143）。

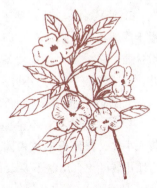

图143　鸳鸯茉莉的形态特征

2. 习性　原产于南美热带地区。冬季需要高温才能正常生长和开花，气温降到12℃以下叶片发黑而脱落，生长适温为24℃以上。喜疏荫环境，怕烈日暴晒。要求富含腐殖质的肥沃酸性土；在北方干燥的空气中叶片焦边，特怕大风侵袭。

3. 繁殖方法　扦插繁殖。5月下旬剪一年生木质化枝条做插穗，土温需保持24℃以上，蔽荫养护，过细的枝条不易插活。家庭养花还可进行压条，成活率很高。

4. 栽培和养护　鸳鸯茉莉既不耐寒，又怕干风，因此春季出室要晚；室外养护应放在背风疏荫处，必须使用酸性土上盆，每年翻盆换土一次，同时进行短截。抽生新梢后追肥3—4次，盆土应保持湿润，同时喷水来提高空气湿度。9月下旬移入室内，这时再追肥2次，元旦前即可陆续开花。如果冬季室温较低，花期将推迟到来年4月下旬至5月上旬，一直能开到6月中下旬，花谢后再翻盆换土和修剪。

19. 五色梅（三星梅、马缨丹）

1. 形态特征　为马鞭草科常绿灌木。枝条稠密，常向下生长，叶对生，卵形，叶面粗糙，叶缘有齿，叶背疏生柔毛，全身有一种特殊的气味。伞形花序顶生或腋生，具总梗，上面簇生许多小花；花色富于变化，初开时为黄色、杏黄色和粉红色，后期变成橘红和鲜红色，中间还夹杂有蓝色，小浆果蓝黑色。盛夏开花，秋后结实（图144）。

2. 习性　原产于美洲热带地区。喜充足的阳光和温暖湿润的气候条件，在干燥的空气中叶面灰色；不耐寒，冬季需保持10℃的室温才能越冬。对土壤要求不严，在疏松肥沃的土壤中开花繁茂。

3. 繁殖方法　秋末种子成熟后在华南地区可直播于露地花坛，来年9月即可开花。北方可于5月份扦插，采一年生充实枝条做插穗，按3节一段剪开，保留先端1—2片小叶，插入素沙，蔽荫保湿，1个月后即可生根并萌生新梢。

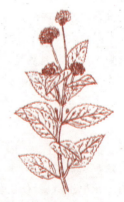

图144　五色梅的形态特征

4. 栽培和养护　不论地栽还是盆栽，成苗后先栽入小盆，待新根形成根团后再脱盆定植。盆栽时应使用腐叶土，用盆不要太大，以便控制其生长量；生长旺季应保持盆土湿润，5—7月追肥4—5次，促使其大量开花。10月上旬短截侧枝，然后移入室内，尽量不要浇水，第二年晚霜过后再移到室外。

20. 南迎春（云南黄馨、迎春柳）

1. 形态特征　为木樨科常绿灌木。枝条细长，四棱形，呈拱形下垂生长。三出复叶对生，长2—3厘米，小叶卵状椭圆形，全缘无齿，表面光滑。花单生于叶腋间，花冠高脚碟状，鲜花色，花被6瓣裂。早春开花，花期长达50天左右（图145）。

2. 习性　原产于我国华南、西南亚热带地区。喜阳光，稍耐荫，不耐寒，在北方均作盆栽观赏，于室内越冬。喜温暖湿润的气候条件，疏松、肥沃和排水良好的沙质土，在碱土中叶片黄化，枝条枯萎，更不能开花。

3. 繁殖方法　春、秋两季扦插或压条都能生根，成活率极高。北方应剪一年生充实枝条，带叶扦插，第二年都能开花。

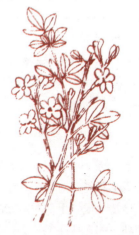

图145　南迎春的形态特征

4. 栽培和养护　南迎春是在当年生新枝上分化花芽的，第二年早春开花，因此在谢后应对所有花枝进行短截，促使其抽生新的侧枝为来年开花做准备，同时加强肥水管理。

盆栽时为了防止枝条下垂到地面上，应扎设拍子，把枝条牵引绑扎在拍子上。10月下旬移入室内，放在阳光照射到的地方，来年春节前后即可开花。如果室内无供暖设备，可移入冷室，室温不低于0℃不会受冻，来年春暖后移到室外时开花。

21. 夜丁香（夜来香）

1. 形态特征　为茄科常绿灌木。侧枝柔软下垂。叶互生，宽披针形，长7—10厘米，全缘无齿。聚伞花序顶生或腋生，有总梗，小花疏散而下垂，长2厘米，细管状，先端开口，黄色，夜间放出浓香。夏秋开花，花后开出成串的白色小浆果（图146）。

2. 习性　原产于南美。不耐寒，怕霜冻，喜阳光，不耐阴。冬季室温降到10℃以下开始落叶休眠。对土壤要求不严，不耐旱，在轻碱土中也能

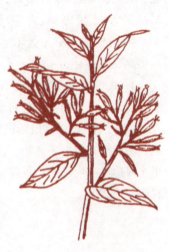

图146　夜丁香的形态特征

生长。

3. 繁殖方法 可播种也可扦插。种子在冬季陆续成熟，可于4月上旬盆播育苗，第二年即可开花。扦插应在5月中下旬进行，采二年生枝做插穗，截成10厘米一段，上面应带上1—2枚小叶，插入素沙，40天后生根。

4. 栽培和养护 夜丁香的枝条一年可长到1米多长，如不短截不易萌生侧枝，因此应在早春修剪，每枝保留10—15厘米后短截。4月中下旬移到室外翻盆换土，放在阳光充足的地方养护。新梢抽生后追施2次液肥，夏季天天浇水，一旦受干后就凋萎。早霜到来前移入冷室或楼道贮存越冬，室温不得低于5℃。

22. 素馨花（大花茉莉）

1. 形态特征 为木樨科常绿灌木。枝条细长，呈拱形下垂生长，枝上有棱。奇数羽状复叶对生，长5—6厘米，每枝复叶上有小叶3—7枚，长椭圆形。聚伞花序顶生或腋生，花冠高脚碟状，白色，开口直径可达3厘米，具茉莉花的香味。花期5—10月（图147）。

2. 习性 原产于我国华南和西南地区，生长在海拔1300—2800米的高山峡谷及山坡的灌木丛中。喜阳光，也耐半阴，不耐寒，畏暑热，盛夏季节生长停止，怕北方的烈日暴晒。冬季需保持10℃以上的室温。要求富含腐殖质、排水和保水性能均较良好的酸性土。

3. 繁殖方法 可扦插也可压条。选二年枝做插穗，舍去顶端的枝梢部分，按3节一段截开，保留2—3片小叶插入素沙，蔽荫保湿；5—6月扦插后30—40天生根。压条时不必刻伤，初夏压条，立秋后剪离母体栽种。

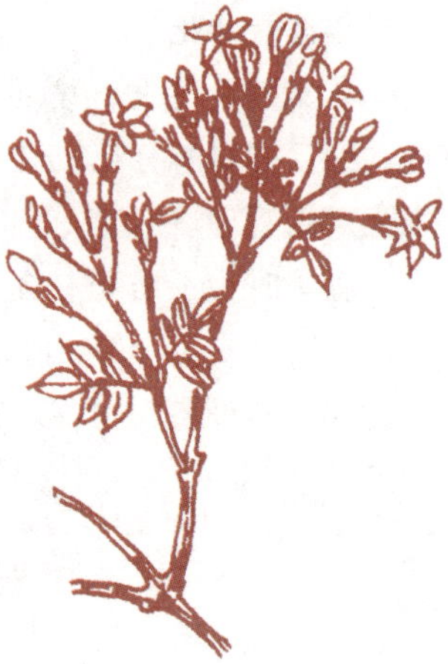

图147 素馨花的形态特征

4. 栽培和养护 在南方多栽种在庭院的疏林地上，任其生长。每年早春对长枝进行短剪，同时疏剪过密的内膛枝。北方均盆栽观赏；扦插苗上盆后当年秋季即可少量开花。每年早春翻盆换土，同时进行短截，然后放在疏荫下养护，这时空气比较干燥，应经常喷水来提高空气湿度，每半个月追施一次液肥，可促使其开花不断；立秋后可移到阳光下养护，10月下旬移入室内越冬。

23. 南天竹（天竹、天竺）

1. **形态特征** 为小檗科常绿灌木。株高1米，枝条直立，分枝规整，层次分明。叶为2—3回羽状复叶，复叶对生，基部具膨大成鞘状的总叶柄，长30—50厘米；小叶椭圆状披针形，长3—7厘米；在阳光下养护叶面呈暗红色，在疏荫下养护叶面呈蓝绿色，冬季变成砖红色。圆锥形花序着生在枝顶，长15—30厘米，小花白色；花后结出球形小浆果，鲜红色。花期5—7月，9—10月果熟（图148）。

2. **种类和品种** 栽培品种有小叶呈细丝状的锦丝南天竹、叶片先端扭曲呈涡轮状的涡叶南天竹、叶片大的栗木南天竹、叶面有光泽的光叶南天竹、叶面凸凹不平的龟叶南天竹；还有圆叶南天竹、白果南天竹、紫果南天竹、黄果南天竹等等。

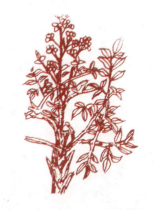

图148 南天竹的形态特征

3. **习性** 原产于我国长江流域及广西、四川和陕西南部，生长在湿润的山谷杂木林中。耐寒力强，在零下5—零下3℃的气温下不会受冻死亡。忌高温酷暑，生长适温为20—30℃。喜阳光，也相当耐阴，怕北方的烈日暴晒。耐干旱和瘠薄，喜湿润，怕干风。

4. **繁殖方法** 可播种，在南方于12月种子成熟，应随采随播，不能干藏，否则会失去发芽力。开沟条播，覆土3厘米，播后盖草保墒，到8月下旬到9月上旬才能出苗；出苗后搭设苇帘遮荫，2年后起苗栽种。

扦插应在4月下旬至5月上旬进行，按照嫩枝扦插法带叶扦插，入土深5—6厘米，2个月后生根。

5. **栽培和养护** 在长江流域及其以南地区可在庭院中地栽。北方盆栽可用普通培养土，2年翻盆换土一次。春季注意防风，经常喷水来提高空气湿度，盆土不要太湿；夏季应当蔽荫，加强通风，否则易受介壳虫危害。10月下旬移入冷室越冬。

24. 万字茉莉（络石、白花藤）

1. **形态特征** 为夹竹桃科常绿藤本植物。茎蔓长2—10米不等，蔓上密生气生根，幼枝上有茸毛。单叶对生，阔披针形，长2.5—6厘米，革质，表面光滑，叶背有毛。聚伞花序着生在叶腋间，具长梗；花萼极小，筒状，花瓣5枚，白色，排列成螺旋形，状似卍字，有香味。花期6—7月（图149）。

2. 种类和品种　常见的栽培品种有小叶络石、大叶络石和紫花络石等。

3. 习性　原产于我国华中地区。耐寒力强，在华北南部可露地越冬。喜阴湿环境，怕直射阳光；对土壤无严格要求。

4. 繁殖方法　可压条，也可扦插和播种。老枝压条应在早春进行，埋土要浅，节间和节部均可生根。如果准备盆栽，也可将一根长枝连续压入几个花盆，立秋以后把它们剪开，即可繁殖出好几盆花苗。还可在6月份采带叶嫩枝扦插，成活率极高。

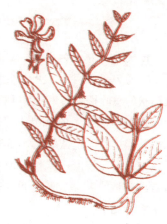

图149　万字茉莉的形态特征

5. 栽培管理　在亚热带和暖温带地区可露地越冬，但必须栽在蔽荫处，栽时必须带有完好的土团。北方盆栽时应扎设拍子进行蟠扎造型，可常年在室内陈设，盆土应保持湿润。冬季可放在冷室或楼道贮存越冬，如放在居室可继续生长。

25. 鸡蛋花

1. 形态特征　为夹竹桃科常绿灌木。茎秆相当粗壮并且多肉，表面浓绿色，节部明显，并有很大的叶痕，内含乳汁，分枝力不强。叶片很大，长椭圆形，集中聚生在茎秆的顶端。花单生，花瓣5片，基部联合呈圆盘状；花瓣中央为蛋黄色，外围为蛋白色，好似切开的鸡蛋，故名鸡蛋花。花期7—8月，有幽香（图150）。

2. 习性　原产于西印度群岛和美洲中部，在原产地可长成高大的树状。要求肥沃的腐殖土，忌盐碱和板结。喜阳光，也比较耐阴。冬季室温如能达到20℃仍可生长，不低于10℃不会受冻。

3. 繁殖方法　埋茎繁殖。将一根粗壮的肉质茎从基部切取下来，不要分段，将切口泡入水中，将流出的乳汁泡掉，用草木灰将切口封住，放在背阴处晾上半天，然后直立栽入泥炭或素沙中，入土深6—8厘米；同时捆扎苇秆扶持，以防倒伏。插后蒙盖塑料薄膜，夜间将薄膜拿

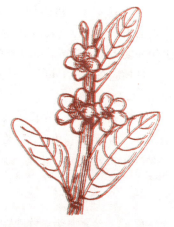

图150　鸡蛋花的形态特征

掉，基质不干不要浇水，保持20℃以上的土温，1个多月可望生根。

4. 栽培和养护　除华南亚热带地区可地栽外，其他地区均作盆栽观赏。春、夏两季应放在疏荫下养护，否则叶片容易焦边；立秋后应多见阳光，全部蔽荫容易落叶。用盆不要太小，土壤面积小对开花不利；盆内不能积水，应间干间湿。冬季如果室温偏低就会落叶，这时盆土应保持相对干旱，以防烂根，来年气温回升后还可萌生新叶。5—6月间应追施几次液肥，可促进开花；夏季应加强通风，如果天气闷热，通风不良也会落叶。

26. 鸭嘴花

1. 形态特征　为爵床科常绿灌木，经过修剪可长成小乔木状。茎秆直立，分枝力弱。叶对生，宽披针形，先端渐尖，长8—15厘米，叶背有软毛，全缘无齿。穗状花序顶生或着生于枝顶的叶腋间，长4—7厘米，花的苞片椭圆至广卵形，长1.5—2厘米；花冠白色上有紫纹，长约2.5厘米，外被短柔毛，二唇形，状似鸭嘴。花期7月。室内越冬可提早开花（图151）。

2. 习性　原产于亚洲热带地区，喜温暖湿滑的气候条件，比较耐阴，不耐寒。要求疏松、肥沃和排水良好的沙质土。

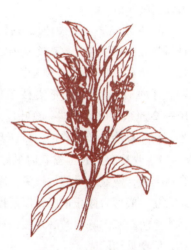

图151　鸭嘴花的形态特征

3. 繁殖方法　扦插繁殖。剪一年生充实枝条做插穗，5月上旬扦插，成活率可达75%左右。

4. 栽培和养护　华南地区可露地栽培，其他地区只能盆栽，冬季入室越冬，室温不低于6℃不会受冻。春风过后移到室外疏荫下养护，2年翻盆换土一次，同时短截侧枝。秋末入室前应疏剪一部分老枝，枝条过密开花反而稀少。

27. 枸骨（老虎刺、鸟不宿）

1. 形态特征　为冬青科常绿灌木，栽培时多整成小乔木状，在原产地株高可达4—8米。叶片为坚硬的革质状，单叶对生或互生，呈长方状五角形，在叶片的顶端和四角各伸出一个尖刺，相当锐利；叶片长4—8厘米，宽3—4厘米，表面隆起，极为光亮。花型碎小，由多花组成聚伞花序着生于二年生枝的叶腋间，无观赏价值。果实球形，直径0.8—1厘米，成熟后鲜红色。花期4—5月，8—9月果实成熟（图

152）。

2. 习性　原产于我国长江中下游地区。比较耐寒，在南方可露地越冬，能忍耐零下6℃的低温。喜湿润的气候条件，怕炎热酷暑，在32℃以上的气温下生长停止。喜阳光，也相当耐阴。要求排水良好的酸性腐殖土，不耐盐碱和瘠薄，抗旱力强。它的寿命长，生长缓慢，但小枝的萌发力强，耐修剪。

3. 繁殖方法　可播种也可扦插。10月下旬采种后与湿沙相混合，放在冷室内贮藏一冬，来年3月下旬播种；出苗后必须遮荫，培养3年才能栽种。扦插时采一年生充实枝条做插穗，插条长10—12厘米，保留先端一枚叶片，入土深4—5厘米，插入素沙，蔽荫养护，45天后可陆续生根。

4. 栽培和养护　盆栽时最好用腐叶和泥炭混

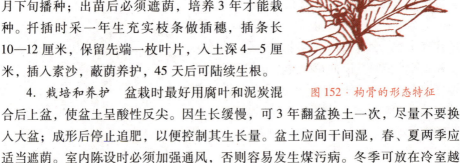

图152　枸骨的形态特征

合后上盆，使盆土呈酸性反尖。因生长缓慢，可3年翻盆换土一次，尽量不要换入大盆；成形后停止追肥，以便控制其生长量。盆土应间干间湿，春、夏两季应适当遮荫。室内陈设时必须加强通风，否则容易发生煤污病。冬季可放在冷室越冬，但要见到阳光。

28. 八角金盘（手树）

1. 形态特征　为五加科常绿小乔木，因干茎的分枝力强，常长成丛生灌木状。在原产地株高可达5米，茎上有明显的环状叶痕。叶片大，掌状深裂，互生或轮生，横径约25厘米，共有7—9裂，叶柄粗壮。花型小，由多花组成伞形花序着生在枝顶的节部，长30—40厘米。果实小球形，直径约0.8厘米，成熟后黑色。11月开花，翌年3月果实成熟（图153）。

2. 种类和品种　八角金盘为室内观叶植物，常见的名贵品种有白边八角金盘、白斑八角金盘、黄斑八角金盘、波缘八角金盘、黄网纹八

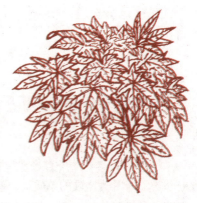

图153　八角金盘的形态特征

角金盘和分裂叶八角金盘等。

3. 习性　原产于日本南部。为强阴性植物，具有一定的抗寒能力。怕直射阳光，也怕夏季酷暑，在阳光下1—2个小时叶片就会枯黄；当气温升到35℃时叶缘也会焦边。冬季能忍耐短时间零下5℃的低温，生长适温为18—25℃。在湿润的空气中生长良好，怕干风。喜湿润肥沃和保水力强的腐殖土，不耐干旱而耐水湿，在轻碱土中也能生长。

4. 繁殖方法　可播种，但实生苗生长缓慢，不便管理，故多进行扦插。可切取主干基部滋生出来的小侧枝做插穗，也可剪取侧枝先端带有顶芽的枝梢做插穗，插条长10—12厘米，只保留生长点部位的卷曲小叶，按照嫩枝扦插方法插入泥炭或素沙，蔽荫保湿，在25℃左右的室温下40天左右生根。

5. 栽培和养护　优良品种应进行盆栽，可常年在光亮的室内陈设。用盆不要太小，最好用腐殖培养土上盆，盆土应宁湿勿干，加强通风。5月上旬到7月上旬半个月追施一次液肥，冬季可放在居室越冬。秋、冬两季不要追肥，以防徒长；并应及时剪取干茎上滋生出来的小侧枝，保持一段光秃的主干，从而整成小乔木状。

29. 橡皮树（印度榕、缅树）

1. 形态特征　为桑科常绿乔木。在原产地株高可达25米，在潮湿的环境下茎节处能长出很长的气生根，体内含有乳汁。叶片椭圆至长椭圆形，相当肥厚，长15—25厘米，宽6—12厘米，单叶互生。新叶自枝条顶端的叶芽中抽生而出，叶芽长锥形；外面由红色托叶包被。雌花和雄花共同着生在一个肉质的花序托内壁上，花序托小球形，两两一对着生在叶腋间，和无花果相似，实为隐头花序，无观赏价值，主要用于观叶（图154）。

2. 种类和品种　用于花木栽培的优良品种有花叶橡皮树、狭叶橡皮树、金边橡皮树、黄白斑橡皮树、青绿叶橡皮树。

3. 习性　原产于印度、缅甸和斯里兰卡等亚洲热带国家。没有明显的休眠期，在30℃的气温下生长最快，不耐寒，冬季室温低于10℃开始受冻，能忍耐短时间5—6℃的低温。喜阳光，不耐阴，在疏荫下节间伸长，枝条细弱而下垂，叶片失色，严重时还会落叶。要求疏松肥沃的腐殖土，喜大水大肥，能耐轻碱和弱酸，不耐旱。

4. 繁殖方法　扦插繁殖，6月份扦插成活率最高。初生嫩枝扦插后容易腐烂，老枝扦插发根困难。在多年生老株的主干和大侧枝基部，常常由隐芽萌发长出一些短小的侧枝。它们生长速度慢，节间短并带有顶芽，把它们从基部切取下来，保留先端一片叶子并剪掉2/3，插入素沙，在28—30℃的气温下很快就能生根。

5. **栽培和养护** 橡皮树的根系发达，生长速度快，如果年年翻盆换土，3年生的扦插苗就能长到1.5米以上，再大就不适合家庭培养了。因此一开始就不要栽入大盆，翻盆换土时可把外围的根团剪掉一部分，仍然栽入原来的花盆。养护时应见充足的阳光，肥水不要过大过勤，以防徒长。

橡皮树顶芽的萌发力强，侧芽萌发力弱，如不修剪，顶芽可连续萌发展叶，使枝条不断地加长生长，腋芽则长期处于休眠状态，不能抽生侧枝，也就不能形成圆浑的树冠，往往长成一根独秆，相当难看。因此，当扦插苗长到80厘米左右时，应将上部的枝梢剪掉，留干高度不要超过60厘米。截顶后可刺激剪口下面的5—6枚腋芽同时萌发，从中选留3枚侧芽让它们长成3根侧主枝，将多余的腋芽抹掉。侧主枝生长1—2年后也应短截，留枝长度不要超过50厘米，然后培养3根二级侧枝，将多余的腋芽抹掉，于是就长成了"三权九顶"的基本树形。操作方法可对照本书前面图34进行。

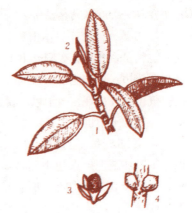

图154　橡皮树的形态特征
上：一年生枝；下左：隐头花序剖面；下右：果实

30. 榕树（正榕、细叶榕）

1. **形态特征** 为桑科常绿大乔木。露地栽培的百年老树株高可达30米，冠幅占地多达一亩以上，主侧枝上能萌生大量气生根，相当粗壮，或相互缠绕状似盘龙，或向下垂挂状似支柱，颇为壮观。单叶互生，椭圆状卵形，长6—10厘米，革质状，叶柄很短，无锯齿。隐头花序着生在叶腋间，和橡皮树极为相似；果实由花序托发育而成，紧贴在枝条节部生长，直径约0.5厘米（图155）。

2. **习性** 原产于我国福建、台湾和广东三省，但具有一定的耐寒能力，可在5℃的气温下安全越冬，浙江南部也可露地栽培。喜阳光，也相当耐阴，既可在阳光下养护，又可在室内陈设。在瘠薄的土壤中也能生长，在碱土中叶片黄化。不耐旱而耐水湿，在干燥的空气中生长不良，在潮湿的空气中能长出大量气生根。

3. **繁殖方法** 在华南和西南地区多在雨季露地苗床上进行嫩枝扦插。北方可于5月上旬采一年生充实枝条进行盆插；采条后按3节一段截开，保留先端1片小叶，插入素沙，蔽荫养护，经常喷水来提高空气湿度或蒙盖塑料薄膜保湿，20天后可陆续生根。

4. 栽培和养护　盆栽榕树的目的主要是用来制作树桩盆景，常见的榕树盆景有拐干式、裸根式和附石式等造型方式。也可将它栽入30厘米口径的大盆，首先培养一根1.5—2米的主干，让侧枝集中着生在主干的顶端，使气生根从主干上垂挂下来，再将其中粗壮的气生根盘绕在主干上，有如玉柱盘龙，让较细的气生根自然飘飒，好似阵阵丝雨，从而提高其观赏价值。

上盆时应带有完好的土团。培养土中不得含碱，也不必施肥，盆土应宁湿勿干，只要根系不拱出土面尽量不要翻盆换土。在我国北方春、夏两季应适当遮荫，经常喷水来提高空气湿度。冬季室温不要太高，并应加强通气，否则来年出室后会大量落叶。

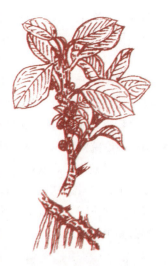

图155　榕树的形态特征

31. 罗汉松（罗汉杉、土杉）

1. 形态特征　为罗汉松科常绿乔木。在原产地株高可达20米，树冠稠密，分枝力强。叶片紧密互生在1—2年生枝上，单叶条状披针形，长7—12厘米，宽0.7—1厘米，蓝绿色，叶柄极短。雌雄异株，雄花穗状，常3—5条着生在极短的总梗上，花穗长3—5厘米；雌花单生于叶腋间，基部苞片发育成一个肉质的圆形红色种托，种托上面顶着种子，种子卵圆形，直径约1厘米；因种子似佛头，种托似佛肚，故名罗汉松（图156）。

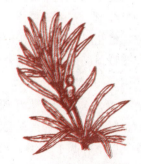

图156　罗汉松的形态特征

2. 习性　原产于我国江南各省，天然分布在海拔1000米以上的高山上。具有一定的耐寒能力，在0℃的低温下不会受冻；怕暑热，生长适温为15—28℃。属于阳性植物，不怕阳光暴晒，也比较耐阴，可在室内定期陈设。喜疏松肥沃和排水良好的酸性土，在轻碱土中叶片发黄，耐干旱而不耐水涝。

3. 繁殖方法　可播种也可扦插。种子不能长期贮存，更不能度夏，应随采随播，以春播为好。播前浸种12小时，在南方可在露地苗床上开沟条播，覆土厚3厘米，盖草保墒，每天用细眼喷壶淋一次水；出苗后搭苇帘遮荫。第二年早春分苗移栽一次来加大株行距，再培养 1—2 年即可出圃。

扦插容易生根。采一生枝的枝梢部分做插穗，插条长 10 厘米，剪掉大部分叶片，用刀片将基部削平，插入素沙与泥炭相混合的基质中，入土深 3 厘米，蒙盖塑料薄膜保湿，在 20—25℃ 的气温下 2 个多月才能生根，如用 3000 微升/升萘乙酸速沾处理，可大大缩短发根时间和提高发根率。

4. 栽培和养护　罗汉松进行盆栽时可利用其耐修剪的特性将其剪成球形树冠，供庭院中陈设，叫做罗汉松球。室内陈设时多将老桩栽入盆景盆，从而制作成俯枝式或曲干式盆景。上盆时应使用酸性腐殖土，只要生长正常，尽量不要翻盆换土，盆景老桩也不要让阳光暴晒。在我国北方，旱季应经常喷水来提高空气湿度，掌握间干间湿的浇水原则。冬季移入冷室，室温保持在 2—10℃ 之间，室温过高来年开花后会大量落叶。

32. 南洋杉

1. 形态特征　为南洋杉科常绿大乔木，在原产地可长到 50 米以上。侧枝在主干上轮生，向水平方向伸展，层次极为分明；侧生小枝密聚而略显下垂。幼树呈宽塔形，老树顶部变平。叶片在幼树的主枝和老树的侧枝上排列疏散而平展，叶形变化多端，有的呈针形，有的呈锥形、镰刀形或三角形。雌雄异株，雄花圆柱状，雌花球外被鳞片。种球卵圆形，单生于枝顶，长 6—10 厘米，直径 5—7 厘米，以观叶为主（图 157）。

2. 习性　原产于大洋洲东南沿海，为古代遗迹植物，属于热带树种。喜温暖湿润的气候，不耐寒，冬季气温不得低于 10℃，当气温降到 8℃ 以下时叶片受冻变黄；生长适温为 20—30℃。原为阳性植物，但在我国北方经不起旱季的烈日暴晒和干风侵袭。要求疏松肥沃和排水良好的腐殖土，在肥水充足的条件下生长快，盆栽时每年可抽生新叶 2—3 轮，但怕水涝。

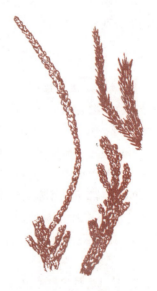

图 157　南洋杉的几种外形

3. 繁殖方法　只能进行播种繁殖，但其种子需在常温环境下于树上生长 2—3 年才能成熟；目前华南地区需进口种子进行播种繁殖。家庭养花只能购买花苗来培养。

4. 栽培和养护　买来的苗木必须带有完好的土团，裸根栽种不易成活。盆栽时用盆不要太大，栽后放在室外背风的地方，适当遮荫，2年翻盆换一次土，追肥不要过多，以便控制其生长量。旱季应向植株上喷水，防止针叶干尖；盆土应保持湿润，盛夏季节适当遮荫，但不能常年在室内陈设，否则会逐渐落叶。10月中旬应移入室内，多见阳光，凌晨室温不得低于10℃，水要少浇，来年春风过后再移到室外。

33. 五针松（五须松、五杈松）

1. **形态特征**　为松科常绿乔木，在原产地株高可达25米，胸径可达80厘米。在松科植物中属短针叶类型，5针一束，每针长3.5—5.5厘米，粗不到1毫米，表面有难见的细齿，背面有2条边生的树脂道。雌雄异株，花单性；种球椭圆形，开花结实极不正常，即便结实，种子内大都无种仁。

2. **种类和品种**　主要品种有短叶五针松（针叶比五针松短一半）、黄叶五针松（针叶黄绿色）、旋叶五针松（针叶扭曲生长）和白头五针松（针叶先端呈黄白色）。

3. **习性**　原产于日本暖温带地区的高山上。不甚耐寒，在华北、西北和东北不能露地越冬，更怕暑热，生长适温为18—24℃，气温超过30℃生长停止，温度再高针叶会干尖枯黄。喜阳光，但怕北方春夏两季的烈日暴晒，幼树的耐阴性强。喜疏松肥沃和排水良好的中性及微酸性土壤，不耐盐碱，在粘土中无法生长；较耐旱，怕水涝，耐肥力差。

4. **繁殖方法**　在花木栽培中均用黑松的播种实生苗做砧木进行嫁接来繁殖花苗。3月中旬先把二年生黑松苗上的枝叶剪掉一部分，再把它们从苗圃地上挖掘出来拿到室内准备嫁接。剪头年生五针松的枝梢做接穗，长4—6厘米，保留先端几束针叶和顶芽，将下面的侧生针叶剪掉；用单面刀片将基部削成鸭嘴形，一侧长些，另一侧短些，削好后含入口中。随着拿起一棵黑松苗，自根颈向上5厘米处在茎秆上向斜下方切一刀，切口长1—1.5厘米，深入茎秆0.5厘米，随着将接穗的长削面朝里插入砧木的切口中，让彼此的皮层对齐，用塑料条绑紧后将黑松苗栽入花盆（图158）。

嫁接成活后不要立即把接穗上面的黑松枝条剪掉，否则根系容易枯死。养到第二年当五针松接穗上的顶芽萌发并抽生新梢后再把黑松的枝梢剪掉，让五针松的枝叶代替黑松形成新的树冠。

5. **栽培和养护**　五针松是名贵的盆景植物，比较难养。成形前最好用酸性腐殖土先栽入较小的泥瓦盆中，凿大盆底排水孔并多垫一些碎瓦片。浇水不要过多，春季注意防风，室外养护时注意防雨，5月上旬和9月上旬各追施1—2次液

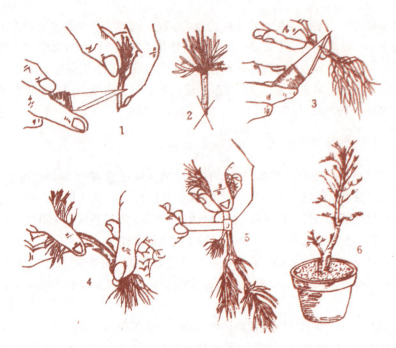

图158 　五针松的嫁接方法

1. 削接穗；2. 接穗的两个削面；3. 切开砧木；4. 插入接穗；5. 绑扎；6. 上盆

肥。夏季放在通风良好的地方防暑降温，春季发芽抽梢时可多见一些阳光，6—8月应适当遮荫，以防新生叶丛焦头。入冬后最好放在不结冻的冷室，如果因室温高在冬季萌芽抽梢，开春后容易回芽。

养护时应随时观察针叶的变化，如果针叶突然变蓝，叶苞变成了灰黑色，叶束基部发黄，针叶变长并松散下垂，说明根系开始腐烂；这时应暂停浇水，用竹筷沿着花盆四周插孔，同时把花盆垫高，让盆土中的水分尽快蒸发掉，每天只向叶丛上喷些水，防止凋萎。如果已开始掉叶，应立即脱盆，放在蔽荫处将盆土晾干，必要时剪掉外围一些侧根，抖掉外围泥土，换用新的培养土重新上盆。待植株成型后再栽入紫砂盆中，将它培养成树桩盆景。

34. 金橘（羊奶橘、金枣）

1. 形态特征 　为芸香科常绿小乔木，如不精心修剪常长成灌木状。枝条密生，细弱无刺。叶片较小，革质，长椭圆形，先端有不明显的波状齿，叶柄上无翼叶。花单生或数朵簇生于叶腋间，多着生于枝梢部分，乳白色。果实个小，倒卵形至椭圆形，长约3厘米，直径约2厘米，果皮光滑，成熟后为金黄至橙黄色。

夏季开花，秋冬果实成熟（图159）。

2. **习性** 原产于我国长江以南亚热带及暖温带地区。在果实成熟前需见充足的阳光，要求温暖湿润的气候条件，不甚耐寒。喜疏松肥沃的中性和酸性土，不耐干旱和盐碱。

3. **繁殖方法** 用枳壳或其他柑橘类花木的播种实生苗做砧木，于5—6月或9月上旬进行嫁接，可切接，也可劈接和靠接，接穗长10厘米，半个月左右才完全愈合。嫁接苗成活后应随时剪掉砧木上萌生出来的根蘖条。

4. **栽培和养护** 主要用于盆栽观赏。盆栽的目的是为了春节期间观果。为了让金黄色的果实挂满枝头并在春节前全部着色，除加强肥水管理外，还应根据它们的生长发育习性进行合理修剪。

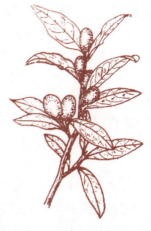

图159 金橘的形态特征

金橘的新梢在一年当中可抽生多次，因此，从春季萌生新梢到挂果之前共需修剪3次。第一次在早春将去年结的果实摘掉后进行一次重剪，每根侧枝仅保留基部2节，让它们重新抽生新枝。4月上旬新叶长全以后，再对所有新枝短截一次，剪掉全枝的1/3—1/2，同时加强肥水管理，促使其抽生二次枝。6月上旬进行第三次修剪，主要工作是对二次枝进行全面摘心，促使其萌生三次枝来扩大冠幅，从而增加着果部位。

三次枝形成的多少和生长势的强弱直接关系到将来的结果数量。在三次枝上的新芽形成之前不要天天浇水，每天只向植株上喷水，使盆土保持半干状态，每隔4—5天再浇一次透水，这样可抑制三次枝的加长生长，有利于营养的积累而促进花芽分化。在此期间可能因植株水造成叶向上翻卷，但不会凋萎；待三次枝的腋芽形成后再加强肥水管理，主要追施磷钾肥料。开花后盆土应保持湿润，但不能积水，否则幼果会大量脱落。对没有挂果的枝条应适当疏剔，同时摘掉瘦小的果实。10月中旬气温下降，应移入室内多见阳光，同时追施一些薄肥。春节前果实变黄后应降低室温，避免阳光照射可延长挂果时间。

35. 代代（代代花、玳玳）

1. **形态特征** 为芸香科常绿小乔木。枝条上生有硬刺。叶椭圆形，叶柄上长有较长的翼叶；叶片革质，表面光滑，上有半透明的瘤点。总状花序腋生，花萼绿色，花瓣乳白色，具浓香。果实个大，直径6—8厘米，球形至扁球形，表面粗糙，皮厚不能食，初期为绿色；成熟后为黄色，不脱落，来年春季又变成青绿色，挂果时间可延续到第二年结果后，代代相传，故名代代。花期5—6月，秋末果实成熟（图160）。

2. **习性** 原产于我国江南各省，以浙江省为最多。喜冬季无严寒、夏季无酷暑的湿润气候和充足的阳光，在长江流域可露地越冬，北方均作盆栽观赏。要求肥沃和排水良好的酸性土，不耐盐碱和干旱。

3. **繁殖方法** 在江南可于梅雨季节扦插，采1—2年生充实枝条做插穗，剪成20厘米长一段，保留先端1—2片叶子并剪掉1/2，插入泥炭或素沙中，入土深12厘米，遮荫保湿，在20℃左右的土温下40天左右开始生根。

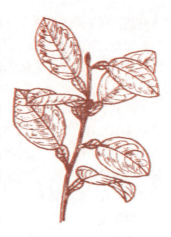

图160 代代的形态特征

也可用柑橘类植物的播种实生苗做砧木，在谷雨到立夏之间或立秋后用当年生10厘米长的枝条做接穗进行劈接。嫁接成活后培养3年可开花结果。

4. **栽培和养护** 代代生长快，根系又很发达，开花前应每年翻盆换土一次。早春应追肥2—3次，花谢后疏果，每根结果枝上只能留果1枚；果实坐稳后每半个月追施一次液肥来促使果实发育。盛夏季节应放在疏荫下防暑降温，立秋后应充分见光，霜降前移入室内，室温不要太高，以10—12℃为宜。春季出室后如果空气干燥，应经常向叶面喷水，注意防风。对发育枝应进行短截，防止它们徒长，使养分集中，有利于花芽化和结实。

36. 龟背竹（蓬莱蕉、电线兰）

1. **形态特征** 为天南星科大型常绿藤本植物。株高可达7—8米，但需依附在其他物体上生长。主茎粗壮多汁，节部明显，并能发生许多粗壮的气生根；气生根黑褐色，状似电缆线。大型叶单生。幼株的初生叶心形，全缘无缺刻，也无孔洞，以后长出的叶片逐渐增大，长宽可达60—90厘米，叶缘具宽大的深裂，叶脉间有椭圆至长圆形孔洞，形似龟背。叶柄粗壮，长60—100厘米。花的佛焰状苞黄白色，长约30厘米，软革质，内生肉穗花序1根，下部黄色的为雌花，上端带紫色的为雄花。浆果着生在花穗的下部，呈松球形。

2. **习性** 原产于墨西哥的热带雨林中。喜温暖湿润的蔽荫环境，怕阳光直射。不耐寒，在我国均作室内花卉培养，越冬室温不得低于10℃。茎秆上抽生的气生根能直接吸收空气中的氮，不施肥也能生长。要求保水力强的腐殖培养土，极不耐旱而耐水湿；在干燥的空气中叶片常焦边破碎。

3. 繁殖方法　家庭培养的龟背竹大都只有一根主茎，如果进行扦插，就必须把主茎截断。当主茎长长以后，用修枝剪自地面向上20厘米处把它切割下来做插穗。经过一段时间，留下来的茎秆基部两个茎节处由隐芽萌发分别抽生出2片初生叶，然后由初生叶的叶柄内再展出再生叶，于是就长出2根侧茎，使母株的株丛由一根独秆变成双秆。

扦插龟背竹应当用保水力强的泥炭做扦插基质，按2—3节一段将茎秆切开，不要伤害新月形叶痕。最先端的一段茎秆带顶叶，在顶叶的叶柄内含有新叶的原始体，扦插生根后可直接抽生再生叶，因此成形快。中部茎段虽带有叶片，但叶柄内已无新叶的原始体；下部茎段上没有叶片，扦插时应区别对待。

最先端的茎段应带着顶叶直立扦插；中间的茎段可保留一片大叶并剪掉1/2进行斜插；下部茎段没有叶片，可集中平埋在一个较大的花盆或木箱内（图161）。

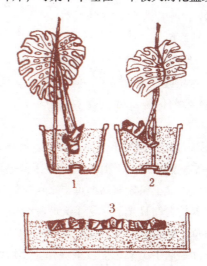

图161　龟背竹的扦插方法
1. 带顶叶直插；2. 带中间叶斜插；3. 不带叶平埋

扦插前应将茎秆上的气生根全部剪掉，以防在土中霉烂。5月下旬扦插成活率高，插后应背光保湿，经常喷水来提高空气湿度，立秋前后即可抽生2片新叶。

4. 栽培和养护　龟背竹喜水湿，又是常年在室内养护，可直接栽入造型优美的瓷盆中。2年翻盆换土一次，冬季可见斜射阳光，盆土应宁湿勿干，经常喷水以防叶片焦边，但要加强通风，以防发生介壳虫。当茎秆长长以后，应把它扶起来靠在墙壁上，或用绳吊挂起来，以防下垂或拖到地面上。

37. 龙吐珠（麒麟吐珠）

1. 形态特征　为马鞭草科常绿小型藤本植物。枝条细弱呈四棱形。叶卵圆形，具3条主脉，全缘无齿，有短柄。聚伞花序着生于枝顶的叶腋间，有细弱的总梗，小花疏散下垂；花萼白色，后转为粉红色，长约1.5厘米，五角星状；花瓣深红色，从花萼中伸出；雄蕊的花丝很长，突出于花冠之外。果实珠形，黑色，藏在花萼中。花期7—8月（图162）。

2. 习性　原产于热带非洲的西部地区。极不耐寒，冬季室温低于15℃就会落叶，多年生老株的耐寒能力更差。喜阳光，但怕北方的烈日暴晒，在疏荫下生长良好。要求排水良好的酸性土，特怕水涝，否则极易烂根。

3. 繁殖方法　6—7月间采一年生充实枝条做插穗，2—3节一段，保留先端1片叶子并剪掉1/2，按照嫩枝扦插方法蔽荫保湿，20天左右即可生根，40天后起苗上盆。

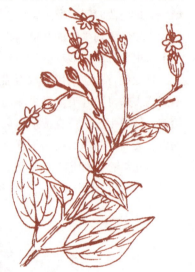

图162　龙吐珠的形态特征

4. 栽培和养护　用加沙酸性腐殖土上盆，凿大盆底排水孔，多垫碎瓦片和炉渣，防止盆内积水。冬季室温不得低于18℃，一旦因低温而落叶，应停止浇水并进行强修剪，促使其休眠，盆土略显湿润即可。来年还能萌生新枝新叶。春、夏、秋三季都应放在疏荫下养护，在日光下暴晒半天叶片会全部变白。

为防止茎蔓杂乱无章，从苗期开始就应培养10—14厘米长的主蔓，让侧蔓从主蔓上抽生出来，把根际上萌生出来丛生枝条剪掉。然后编扎一个圆形或椭圆形拍子固定在盆面上，将侧蔓牵引到拍子上绑扎固定。当茎蔓布满拍子后进行摘心，防止徒长，可使营养集中供应孕蕾和开花。

38. 非洲凌霄（广凌霄、硬骨凌霄）

1. 形态特征　为紫薇科常绿藤本植物，常长成丛生灌木状。老枝扁圆形，节部膨大，节间的表面具瘤状突起，在潮湿的空气中可发生气生根；嫩枝呈拱形生长，嫩软下垂。奇数羽状复叶对生，小叶椭圆形，叶缘具规则的钝齿。顶生总状花序；花萼长钟状，先端5裂；花冠长漏斗形，5瓣裂，橙红至砖红色，长4—5厘米。花期7—11月（图163）。

2. 习性　原产于南非。喜充足的阳光和温暖湿润的环境条件，不耐阴，也不甚耐寒，在我国北方需盆栽培养。要求肥沃湿润的土壤，不耐旱而耐水湿。

3. 繁殖方法　非洲凌霄茎节部位的发根能力很强，当枝条垂到地面遇到潮湿的土壤就能自然生根并扎入土中，将它们剪离母体后单另栽种就能长成一棵花苗。因此，扦插、压条极易成活，只要土壤湿润，不需要特殊管理。

4. 栽培和养护　盆栽时应注意整形和修剪，否则枝条会过于稠密并且杂乱无章。夏季应对新生侧枝进行摘心，使营养集中供应开花需要，并能形成圆浑的树体，以防枝条垂挂到地面上。

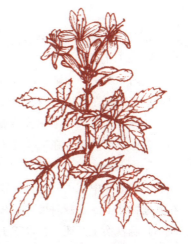

图163　非洲凌霄的形态特征

华南和西南地区可露地栽种，北方盆栽时应放在室外陈设，成形以后不必年年翻盆换土，施肥也不要过勤，否则株丛过大将无处陈设。早霜到来前移入不结冻的冷室或楼道，任其落叶；来年4月中旬移到室外，疏剪过密的枝条，对留下来的枝条应全面短截。盆土应保持湿润，一旦受旱就会凋萎。

39. 常春藤（洋爬山虎）

1. 形态特征　为五加科常绿藤本植物。枝蔓细弱柔软，节部可萌生气生根。茎蔓分营养枝和花枝，花枝上的叶片呈卵形或菱形，营养枝上的叶片具掌状3—5浅裂，裂片三角形，网状脉明显。总状花序着生在花枝上，小花球形，浅黄色。果实小珠形，黑色。花期10月，以观茎叶为主（图164）。

2. 种类和品种　用于花卉栽培的优良品种很多，主要有小叶常春藤、全叶常春藤（为直立矮生灌木）、斑叶常春藤、黄斑常春藤、玉边常春藤、金边常春藤、掌裂常春藤、红边常春藤、鸟足裂常春藤、锐三角裂常春藤、紫叶常春藤、细叶常春藤和卷叶常春

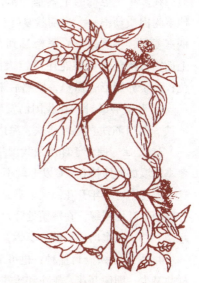

图164　常春藤的形态特征

藤等。

3. 习性　原产于我国中部和南部各省。具有一定的耐寒能力，能忍耐零下5—零下3℃的低温；不耐高温酷暑，当气温升到35℃时叶片开始发黄，并停止生长。怕阳光暴晒，在蔽荫和疏荫下生长良好。喜中性和微酸性土，不耐干旱耐水湿。怕干风，在干燥的空气中叶面粗糙并失去光泽，常干尖焦边。

4. 繁殖方法　茎蔓极易生根，剪20—30厘米长的茎蔓，保留先端2片叶子，插入湿土或湿沙中，在15℃左右的气温下半个多月即可生根。

5. 栽培和养护　在南方可栽到庭院中的蔽荫地段，或栽在房屋北侧，也可栽在假山的缝隙中。土质应具有较强的保水能力，还要进行人工牵引帮助茎蔓攀援在其他物体上。盆栽时可常年在室内吊挂陈设，让茎蔓自然下垂；根系不拱出土面不必翻盆换土。还可扎设拍子对茎蔓捏形，从而编出各种图案。

棕榈状观叶植物

1. 苏铁（铁树、凤尾蕉）

1. 形态特征　为苏铁科常绿小乔木。茎粗壮，呈圆柱形，表面密被暗褐色叶痕。在多年生老株的干茎基部基盘处可由不定芽萌发而长出根蘖苗，叫做吸芽。地下为肉质须根。大型羽状复叶簇生于干茎的顶端，从而构成倒伞形树冠。总叶柄三菱形，小叶条形，紧密排列在叶柄上。雌雄异株，花顶生；雌花序扁扇形，上面密被褐色绵毛雄花序呈巨大的圆锥形，黄色。花期7—8月。果实如卵，赤色；种子卵圆形，微扁，成熟后朱红色（图165）。

2. 种类和品种　在我国已发现的有叉叶苏铁、攀枝花苏铁、台湾苏铁、云南苏铁、四川苏铁、篦齿苏铁、海南苏铁、华南苏铁等8种。

3. 习性　原产于印度及我国华南和西南的南部山区。喜温暖湿润的气候条件，冬季气温如能保持在8℃以上就不会受冻，生长适温为20—27℃，如果常年能保持这一温度则可年年开花结实。喜充足的阳光，但在北方的烈日暴晒下叶面显得粗糙，在疏荫下叶面翠绿，在蔽荫处叶片下垂而松散，时间一长还会枯黄。不耐旱，更怕水涝，一旦积水肉质根就会腐烂，要求疏松透气的酸性土，在碱土中叶片黄化。

4. 繁殖方法　可播种，也可采吸芽来繁殖花苗。家庭培养的苏铁因雌雄异株，棵数又少，即便开花，雌花和雄花也很难同时开放，因此收不到种子。10年生以上的老株每年都能由于茎基部的隐芽萌发长出一些吸芽，它们实际上是母株的幼小分枝。有的吸芽着生在表土下面的干基四周，只有在翻盆换土时才能发现它们，发现

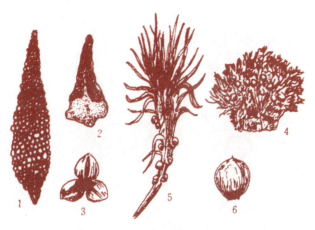

图165 苏铁的繁殖器官

1. 雄花序；2. 小孢子叶（雄花）；3. 小孢子（花药）；
4. 雌花序；5. 大孢子叶和大孢子（雌花和胚珠）；6. 种子

后可将几枚吸芽集中栽入素沙来催根，待抽生出两根羽叶后再分开栽种。

粗壮的干茎下都常长出吸芽，最好不要过早分掰，让它们在母株上生长2年，待它们长到鹅蛋大小时再分掰下来栽入素沙。栽后应经常向四周喷水来提高空气湿度，待抽生出2根羽叶后再用腐殖土上盆培养。

5. **栽培和养护** 苏铁的肉质根呼吸作用相当旺盛，必须用通气透水性能良好的酸性腐殖土上盆栽种。春、夏两季是新叶抽生的旺季，盆土应保持湿润，旱季应经常喷水来提高空气湿度。如果叶片发黄应及时浇灌硫酸亚铁500倍液，2—3年翻盆换土一次；越冬室温不得低于10℃，并应多见阳光，晚霜过后再移到室外。新生幼叶特怕干风，应注意防护。

2. 棕榈（棕树、山棕）

1. **形态特征** 为棕榈科常绿乔木。地栽植株高达10米，具肉质须根。干茎柱状，外被多层纤维棕皮，无分枝。多层大型叶片簇生于干茎的顶端，叶柄长0.4—1.4米不等，叶面掌状深裂，裂片长条带形。雌雄异株，肉穗花序腋生，小花黄色。核果肾形，蓝黑色，上被白霜。花期4—5月，10—11月果实成熟（图166）。

2. **种类和品种** 常见的栽培品种有大木棕（干茎粗壮，节间短，叶片大）、小木棕（干茎较细、节间更短，叶片较小）、马尾棕（节间长，叶柄细长而下垂，叶丛稀疏松散）、山棕（叶小、叶柄短）。

3. **习性** 原产地东南亚、印度和我国江南各省。具有很强的耐寒能力，能忍

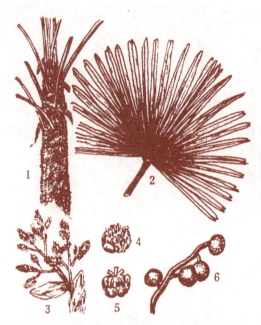

图166 棕榈的形态特征
1. 干茎；2. 叶；3. 花序；4. 雄花；5. 雌花；6. 果实

耐短时间零下7℃的低温，但幼树和新生嫩叶的耐寒力差，在长江流域可露地越冬。喜阳光，不怕北方的烈日暴晒，但也相当耐阴，幼树的耐阴能力更强。喜湿润的土壤和潮湿的气候，比较耐旱，也能忍耐短时间的水涝；抗酸力强，也耐轻碱。对空气中的烟尘、粉尘、二氧化硫和氟化氢等有毒气体有很强的抵抗能力，也耐火烤。

4. 繁殖方法　只能通过播种来繁殖花苗。11月初当果皮出现白霜时用镰刀连同果穗一起砍下来，将果皮晾干后与湿沙相混合沙藏一冬；来年早春筛掉沙子，用草木灰水浸泡3—5天，再堆积几天；然后搓去果皮和种子表面的蜡质层，用50℃的温水浸泡一昼夜，捞出后直播于露地苗床，或进行盆播；覆土厚3厘米，盖上稻草保温保湿，在20℃的气温下50天左右开始出苗。

幼苗出土后生长极为缓慢，当年只长出3厘米长的一枚针状叶，3年后才开始长出茎秆和掌状叶。幼苗怕晒、怕旱、怕冻，应搭设阴棚养护，经常洒水保持表土湿润。在南方露地育苗时应盖草防寒。3年后移栽一次，培养5—6年才能出圃。

5. 栽培和养护　地栽时应选地面无积水、并有1米深的土层地段，不要栽在风口上，以湿润肥沃的酸性土为宜。起苗时应带有完好的根团，栽得不要过深，否则容易烂心。

5 年生的播种苗栽入花盆即可陈设，10 年生的植株应栽入木桶，20 年以上的植株生长极为缓慢，不必翻盆换土，可通过追肥来补充营养。掌握间干间湿的浇水原则，室内陈设不得超过 15 天。北方于 11 月上旬移入不结冻的室内，来年春风过后再移到室外。

3. 蒲葵（葵树、扇叶葵）

1. **形态特征** 为棕榈科常绿乔木。单干直立生长，茎干粗壮，表面由少数棕皮和叶鞘包被。叶大型，簇生于茎顶；叶柄粗壮，长 1 米左右，两侧边缘具明显的倒刺。叶扇状多裂，裂深不到叶片的 1/2，下半部分连合在一起呈扇面状，先端飘飒下垂。肉穗花穗腋生，分歧多而疏散，长达 1 米，小花黄色。果实柔软多汁，蓝黑色，外被蜡膜。3—5 月间开花，9—10 月果实成熟（图 167）。

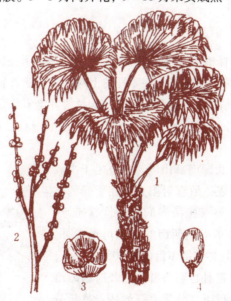

图 167　蒲葵的形态特征
1. 植株；2. 枝条；3. 小花；4. 种子

2. **习性** 原产于我国南部亚热带地区及印度支那各国。耐寒能力差，除华南和西南亚热带地区可露地栽种外，其它地区只能盆栽观赏。喜温暖湿润的气候条件，不耐旱，能耐短时间的水涝；怕北方的烈日暴晒，在疏荫下生长良好。要求肥沃湿润的酸性土，不耐盐碱和干旱。

3. 繁殖方法　只能通过播种来繁殖花苗。15 年以上的老株开始结果，太老的植株上结的种子发芽率低。采种不可太迟，否则会流出胶液而影响发芽力。采种后不要暴晒，应立即浸入水中泡上 3—5 天，然后搓去果皮，洗净种子摊开阴干。

华南地区可冬季播种。播前将种子与湿沙相混合，放在温暖的室内堆成小堆，保持湿润。与此同时，在苗圃地上打造高畦，畦面应高出自然地面 30—40 厘米。10 天后翻捣种子堆，陆续挑出已开始萌芽的种子在高畦上开沟点播。出苗后立即搭设阴棚防晒；当年只长出 1 枚针叶，2 年后移栽一次，4 年后出圃。

4. 栽培和养护　苗木移栽和出圃时应带有完整的土团，裸根栽种不能成活。地栽时应栽在肥沃的土壤中，地面不能积水。盆栽时应使用酸性腐殖土，2—3 年翻盆换土一次。蒲葵的寿命长，地栽植株可生长 200 年，应精心养护。北方盆栽时不要让阳光暴晒，旱季应经常喷水来提高空气湿度，切勿受旱。10 月中旬移入室内，室温不得低于 8℃，并应多见阳光。

4. 棕竹（棕榈竹）

1. 形态特征　为棕榈科常绿灌木。丛生性强，茎秆上无分枝，下部由褐色网状纤维叶鞘所包被。掌状裂叶着生在茎秆的上端，茎秆随着新叶的萌生而加长生长，下面的老叶逐渐枯黄。每叶具裂片 7—25 枚，叶缘有细齿；叶柄细长。雌雄异株，肉穗花序腋生，小花黄色；小浆果白色，状似豌豆。花期 4—5 月，10 月果实成熟（图 168）。

2. 习性　原产于我国南部山区。多野生于高大的林木下面，耐阴性强，怕直射阳光，在干燥的空气中叶片常会焦边。要求肥沃湿润的酸性腐殖土，不耐盐碱和干旱。除华南和西南的南部可地栽外，其他地区只能盆栽，越冬室温不得低于 10℃。

3. 繁殖方法　可播种也可分株。盆栽时因雌雄异株很难结实，故多利用其分蘖力强的特点进行分株。高大的株丛分栽后因茎秆高，不便观赏，因此应结合翻盆换土切取株丛四周滋生出来的根蘖苗上盆另栽。

4. 栽培和养护　用酸性腐殖土栽入口面较大的花盆中，以便于扩大冠幅；2—3 年翻盆换土一次。室内陈设时应放在明亮的地方，室外陈设必须遮荫，

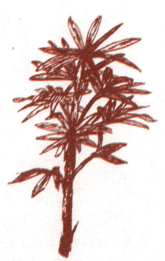

图 168　棕竹的形态特征

经常喷水来提高空气湿度。每隔20天追施一次液肥，盆土应保持湿润。10月中旬移入室内，如果室温高可正常生长，来年春季出室要晚，遇到干风叶片会支离破碎并干尖焦边。

5. 槟榔竹

1. **形态特征** 为棕榈科常绿灌木。茎秆丛生，光滑圆浑，翠绿色，上具明显的环痕，状似翠竹。大形羽状复叶自茎秆顶端抽生而出，叶形酷似槟榔，又没有槟榔那样高大，盆栽株高仅2米，冠幅仅1米多，占地不多。是近年来极为时兴的室内观叶植物（图169）。

2. **习性** 原产于加那利群岛。耐阴能力极强，可常年在明亮的室内陈设，不用轮换；经不起阳光暴晒，在华南亚热带地区也必须栽在疏荫下。耐寒能力差，越冬室温不得低于12℃，也不耐高温酷暑，生长适温为22—30℃。要求肥沃湿润的腐殖土，不耐旱较耐水湿。

3. **繁殖方法** 大量培育花苗时均进行播种。因具有较强的分蘖能力，也可分割根蘖苗单另栽种。

4. **栽培和养护** 可用酸性腐叶土或褐泥炭上盆栽种。先栽入沙泥盆中，外面套上白

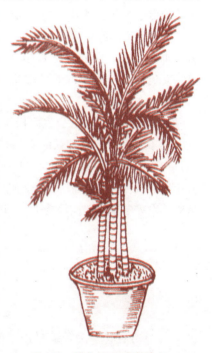

图169 槟榔竹的形态特征

色玻璃钢套盆，从而增强盆体和植株之间的色彩对比度。盆土应经常保持湿润，不得间干。为了使叶面鲜嫩翠绿，应经常用小型喷雾器向叶面喷雾。除华南地区外，其他地区冬季室内如无供暖设备都会受冻，华东和华中地区的一般家庭无法让槟榔竹安全越冬，因此不要盲目购买。因根系少，根团浅，不必年年翻盆换土，可通过追肥来补充营养。

6. 鱼尾葵（散尾葵、假桄榔）

1. **形态特征** 为棕榈科常绿小乔木，在原产地株高可达8—10米。干茎表面由纤维状褐色棕片包被，少有分枝。叶为二回羽状复叶，长1.5—2.5米，中肋粗壮，每根复叶上具鱼尾状小叶10—20片，长15—30厘米不等，纵向平行叶脉明

显。雌雄同株异花，肉穗花序自叶腋间抽生而出，多分枝，全长可达1—2米。果实球形，淡红色（图170）。

2. 种类和品种　用于花木栽培的还有分株鱼尾葵，干茎分枝力强，由主干基部生出侧枝而长成灌木状；复叶上的小叶比鱼尾葵窄而长。

3. 习性　原产于亚洲热带地区。不耐寒，越冬室温不得低于10℃，否则会受冻死亡；生长适温为25—30℃，遇到高温酷暑生长停滞。耐阴性强，在蔽荫环境下也能生长，在烈日下暴晒半天叶面就会变黑枯萎。喜疏松的沙质土，不耐盐碱和强酸，也不耐旱。怕水涝，在干燥的空气中叶面粗糙，容易干尖。

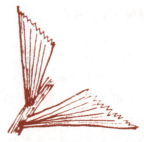

图170　鱼尾葵的单叶形态

4. 繁殖方法　播种繁殖，操作方法参照针葵进行。

5. 栽培和养护　移栽时必须带有完好的土团，在调运过程中应始终保持湿润。4年生以上的花苗应栽入24厘米口径的花盆，每年翻盆换土一次；6年后不必年年翻换。室外陈设时必须遮荫，经常喷水来提高空气湿度；生长旺季半个月追肥一次。冬季室温应保持14℃以上，并应多见斜射阳光。

落叶木本及藤本花木

1. 月季

1. 形态特征　为蔷薇科落叶或半常绿灌木。茎绿色至深褐色，上具三角形刺。奇数羽状复叶互生，小叶3—9枚，多数品种为5枚。叶型因品种不同而异，有倒卵形、椭圆形、卵圆形或阔披针形等；叶缘有齿，托叶和叶柄合生。花着生于花枝顶端，有的单生，有的聚生呈伞房花序，有单瓣也有重瓣，瓣数5—100片不等。花色极为丰富，有红、粉、白、黄、紫、雪青、橙等。果实由花托膨大而成，成熟后顶部裂开；种子栗褐色。

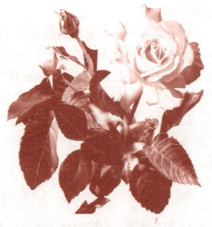

图171　月季

2. 种类和品种 到目前为止，世界上已拥有月季品种 1 万多个；这些品种大都是由欧洲和我国原产的蔷薇科花灌木反复杂交培育出来的。在长期的培育过程中又选择出许多芽变类型，形成了一个庞大的品种群落，统称为现代月季，大致可分为以下几个类型：

（1）杂交茶香月季 叶面具蜡质光泽。花轮大而丰满，瓣数 20—80 片，最大花径可达 15 厘米；花色极为丰富，并有双色品种，多具芳香。

（2）聚花月季 植株矮小，叶片也小。多花组成伞房花序，单花直径 5—8 厘米。花色丰富，大都无香味。

（3）壮花月季 株高多在 1 米以上。花型中等，重瓣性强，每朵达 60 瓣左右；有的单枝开花，有的分枝开花而组成聚伞花序；花梗较长，花色丰富，多为单色。

（4）微型月季 植株矮小，多在 30 厘米以下。花朵直径仅 3—4 厘米，每朵瓣数达 40—50 片，花色丰富，开花繁茂。

3. 习性 为暖温带地区原产的落叶灌木。有一定的耐寒能力，黄河流域及其以北地区露地栽培时需埋土保护越冬。喜充足的阳光，对日照长短无严格要求，因此可不断开花；如放在暖室内越冬则呈常绿状态，冬季仍可开花，但对来年开花不利。对土壤要求不严，喜中性和排水良好的壤土和粘壤土，能耐轻碱，在沙土和酸性土中生长不良。

4. 繁殖方法 家庭养花以扦插为主，可于秋末冬初落叶后剪嫩枝扦插，用素沙加泥炭做扦插基质，保持湿润，囤放在不结冻的冷室过冬，来年春暖后生根抽梢，6 月份分苗上盆。也可在花谢后一周剪花枝进行嫩枝扦插，取花枝的中段做插穗，按 3 节一段截开，保留 1—2 枚叶片并剪掉 1/2，插入素沙，蒙盖塑料薄膜，放在疏荫下养护，在 25℃左右的气温下 40—50 天生根。

用蔷薇中的十姐妹或粉团蔷薇的扦插苗或实生苗做砧木，在早春叶芽将要萌动时进行切接，也可在 8 月底到 9 月初进行芽接。嫁接苗成形快，开花早，但砧木容易滋生根蘖，如不及时剪除，必将影响月季的生长和开花。

5. 栽培和养护 露地栽培应在早春萌芽前进行，苗木应带有完好的土团；也可先栽入花盆，在生长季节随时脱盆栽入花池中。苗木成活后应经常松土，旱季及时浇水，入冬前在植株四周开挖环形沟，施入有机肥料并灌足冬水；北方修剪后必须埋土防寒，才能安全越冬。

合理修剪对月季生长和开花极为重要。秋季落叶后应进行强修剪，自地面向上 12—15 厘米处短截，让主枝基部的隐芽在来年早春萌发而抽生新的侧枝，使植株每年更新一次。花谢后应及时短截花枝，不让它们结实，以免消耗营养，同时刺激下部的腋芽萌发，从而抽生出更多的花枝，为再次开花作准备。以后枝条会越来越密，应通过疏剪适当减少侧枝的数量，以利于通风透光。

盆栽时应使用加肥培养土上盆，最好施入马蹄片等迟效性有机肥料。生长和开花季节必须充分见光，花期每周追施一次液肥；盛夏季节停止追肥，每周浇水一次。入冬落叶后浇一次透水放入冷室或楼道贮存，来年早春翻盆换土。

2. 牡丹（洛阳花、木芍药）

1. 形态特征 为毛茛科落叶灌木。株高1—2米，枝条自地面丛生而出。地下为肉质直根，向土层深处生长，无侧根。二回三出羽状复叶互生，小叶宽卵形，顶生小叶先端3裂，基部小叶先端2裂，叶柄和7—20厘米不等。花型硕大，单生于一年生枝的顶端，直径15—30厘米；原始种具花瓣5—10片，还有许多重瓣品种，花瓣倒卵形，先端2裂。花色极为丰富，有红、黄、白、粉、紫、雪青、暗红等色。果实外皮革质，成熟后裂开，种子球形，黑色。黄河以南4—5月开花，北京地区5月上旬开花。

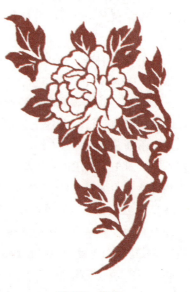

图172　牡丹

2. 种类和品种 牡丹的品种繁多，按照我国的传统习惯大体上可分为以下几种类型：

（1）单瓣型　花瓣1—2轮，雌雄蕊俱全，能够结实。

（2）荷花型　花瓣3轮以上，内外轮花瓣的大小和形态一致。

（3）葵花型　花瓣3轮以上，内外向内逐渐或突然变小，花冠扁平。

（4）千瓣型　花瓣多轮，雄蕊大都瓣化成花瓣，排列杂乱无章。

（5）金环型　花瓣3轮以上，雄蕊大都瓣化，但在外轮花瓣和瓣化的花瓣间还残存着一圈未瓣化的雄蕊，其花药为金黄色，故形成了一圈金环。

（6）托桂型　外轮花瓣2—3轮，雄蕊瓣化成狭长的花瓣，先端3裂，状似桂花。

（7）楼子型　外轮花瓣多层，雄蕊全部瓣化，位于雌蕊四周的瓣化花瓣突出而高大，接近外轮花瓣的瓣化花瓣小而细碎。

（8）绣球型　雌雄蕊大部或全部瓣化成了花瓣，内外轮花瓣等长，整个花冠似半球形。

3. **习性** 原产于我国秦岭和大巴山区，以山东菏泽和河南洛阳栽培最盛。喜夏季无酷暑、冬季无严寒，年降雨量较小和比较干旱的气候条件。北京及其以北地区需埋土保护越冬；长江流域及其以南地区因雨量多，夏季闷热的时间长，故不适合栽培。喜阳光，但在烈日暴晒下叶片常退色并停止生长，在略有遮荫的环境下生长良好。要求地下水位低，土层深厚和比较肥沃的粘壤土，在沙土中生长不良。耐干旱，怕水涝，也耐轻碱。

4. **繁殖方法** 为保持原品种的优良性状，防止发生变异，应当用芍药的肉质根做砧木进行嫁接来繁殖花苗。

根接牡丹应在9月下旬至10月上旬进行。先把芍药的根系挖掘出来，选择其中粗壮的肉质根做砧木，放在室内阴晾2—3天，待它们变软后按12—14厘米一段截开。与此同时，剪当年生的牡丹枝条做接穗，接穗上必须带有充实饱满的顶芽，每枝一穗，不要分段。

接穗采下后拿回室内，用劈接法接到芍药根砧土，让一侧皮层相互对齐。插入接穗后用合好的胶泥把接口裹住，要用绳绑扎。

接好一批后尽快拿到平整好的花圃地上栽种。栽前先开挖22—26厘米深的纵沟，把嫁接苗按30厘米的间距逐个摆放在沟内，填土后只露出接穗的顶芽，踏实后再在沟面上拥起一道土垅，把顶芽封住，随着灌水。

嫁接苗在栽后的当年秋季可从芍药的根砧上长出一些新根，来年清明前后将土垅刨开，让牡丹的顶芽萌发生长。经过一段时间，从埋入土内的牡丹接穗上开始长出牡丹的根系。立秋后将嫁接苗挖掘出来，把接穗下面的芍药根剪掉，重新栽种。一年以后牡丹自身的肉质根即可长全，这时再起苗定植。

5. **栽培和养护** 栽种牡丹时应选择地势高燥的地段，西侧最好有大树遮荫；排水必须良好，土层必须深厚，否则其肉质根无法向下伸，会大大缩短植株的寿命。

地栽时应多品种搭配，株行距应大于1米×1米；开挖定植穴的深度不应小于60厘米，先施入大量有机肥料，再填入5厘米厚的素土把肥料盖住；放苗时根系要垂直舒展，栽植深度以起苗时的深度为准，不要栽得过深，栽后踏实灌水。

牡丹以秋栽为好，入冬前可长出一些新根，如果顶芽丰满，来年5月即可开花。入冬前灌足冬水，北方应埋土防寒。来年早春清除埋土，视土壤干湿情况适当灌水，水量不要太大。叶片展开时追施一次液肥，花谢后和立秋后各撒施一次饼肥，结合中耕除草将肥料翻入土内。夏季注意排水防涝。

牡丹自7月下旬到8月上旬进行花芽分化，并且是由顶芽分化花芽的，因此修剪应在春季花谢后立即进行；每株保留 2—8 根主枝，将多余的枝条从基部剪掉。为了使株丛低矮，还可适当短截。对花型硕大的品种，开花前应插设支柱加以扶持。

3. 梅花（千枝梅、冬梅）

1. 形态特征　为蔷薇科常绿小乔木，株高可达 4 米以上。叶椭圆形或卵形，叶缘有细齿。花芽着生在长枝的叶腋间，每节着花 1—2 朵，花径 2—3 厘米；花瓣 5 枚，倒卵形，有重瓣品种，多为白色至水红色。核果球形，直径 3 厘米，味酸可食。早春开花，6—7 月果实成熟。

2. 种类和品种　用于花木栽培的主要品种有红梅、白梅、绿萼梅、品字梅（在花枝的每个节位上开花 3 朵）、早梅、细梅（花瓣细小似花萼）、杏梅（花大叶大）、毛梅（叶片、花梗和花筒上有柔毛）、冰梅（花雪白色）、照水

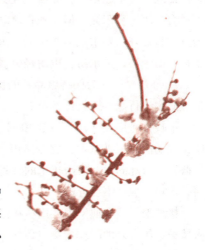

图 173　梅花

梅（枝条下垂，花朝下开放）、光梅（叶片平宽光滑）、香梅（叶披针形，花重瓣，有香味）。

3. 习性　原产于我国江南一带，西南山区和藏南也有分布。喜温暖湿润的气候，在南方属耐寒花木。花期早，广东省于 12 月至翌年 1 月开花，四川省于 1—2 月间开花，江、浙两省在 2—3 月间开花。要求充足的阳光和通风良好的环境。对土壤要求不严，耐瘠薄，但以表土疏松、底土稍粘的酸性土为好；较耐旱，也耐水湿。

4. 繁殖方法　家庭培养的名贵品种大都是通过嫁接或扦插繁殖出来的。嫁接时应当用野梅或山杏做砧木，可大大延长梅花的寿命。可切接也可劈接，但以 7—8 月份芽接的成活率高；嫁接成活后接芽在当年不萌发。也可在春季花谢后采嫩枝扦插，但因发根困难，成活率很低。也可在夏季进行高枝压条，不但容易生根，并且成苗快，有的来年即可开花。

5. 栽培和养护　在庭院中栽种梅花时，株行距不得小于 4 米×4 米，开挖定植穴后应施入大量有机肥料，栽后把水灌透。从第一年开始就应进行整形修剪，将树体整成自然开心形树冠，让 3 根侧主枝从 50—60 厘米高的主干上抽生而出，不留中央领导枝；这样的树形树体不高，中心开阔，有利于通风透光，花芽分化

得多。每年秋季落叶后应在树冠下面积一次土，同时撒施一些有机肥料，来年早春花谢后再追肥一次，来促进新枝的生长和花芽分化。

盆栽梅花上盆后要进行重剪，使其形成低矮的树体。如欲制作盆景，对细枝应尽早进行蟠扎，对粗枝则应采用绳拉方法强作树形。

梅花在北方不能露地越冬，只能盆栽。入冬落叶后先移入冷室或楼道任其休眠，这时花苞已挂满枝头。元旦过后移到10℃左右的室内，多见阳光，每天向枝条上喷一次水，春节前后即可开花。4月下旬移到室外，放在阳光充足和通风良好的地方养护，盆土应间干间湿，立秋前追施2次液肥，促进花芽分化和孕蕾。

4. 腊梅（黄梅、香梅）

1. 形态特征 为腊梅科落叶灌木。株高1.5—2米，老枝表面粗糙，嫩枝节部明显。单叶对生，卵状披针形，长7—15厘米，表面粗糙，叶缘无齿。花单生于一年生枝的节部，不分花萼和花瓣，花被直径2—2.5厘米，外轮蜡黄色，内轮常有紫褐色条纹，有浓香。花托坛子形，内含栗褐色小瘦果。冬季开花，8月份果实成熟（图174）。

2. 种类和品种

（1）狗牙腊梅 花小，花被狭而尖，内轮花被显紫色，香味淡。

（2）素心腊梅 花型大，花被向外翻卷，香味浓。

（3）磬口腊梅 花大叶大，外轮花被蜡黄色，内轮花被有紫红色镶边和条纹，香味清淡。

（4）小花腊梅 花径不到1厘米，内轮花被具紫红色条纹。

3. 习性 原产于我国河南、湖北、陕西等省。喜阳光，稍耐阴；耐寒力强，北京地区可栽在小型庭院房屋的南侧，怕干风。耐旱能力极强，要求土层深厚和排水良好的沙质土，怕水涝，不耐盐碱，在粘土中生长不良。

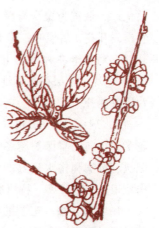

图174 腊梅的形态特征

4. 繁殖方法 多用狗牙腊梅的播种实生苗做砧木，在早春进行切接来繁殖花苗；当腋芽膨大到麦粒大小时嫁接成活率最高。应选二年生枝取其中段做接穗，长6—7厘米；切削面越薄越容易接活，因此，鸭嘴形接面削得越长越好，绑扎后必须糊上泥浆，然后拥土把接口盖住。一个月后扒开土堆检查成活情况。切接苗到科后可长到60厘米。

5. 栽培和养护　露地栽种时为了形成良好的树形，最好保持30厘米高的一段主干，让侧枝从主干上抽生出来，将基部滋生出来的其他侧枝剪掉。当侧枝长到5—6节时摘心，以防徒长。花谢后应短截花枝，促使其抽生新的侧枝并分化花芽，为来年开花做准备。

河南的花农有一句谚语，叫做"旱不死的腊梅"。因此，地栽的不必经常灌水，仅在入冬时灌一次冬水。每年秋季是花芽分化期，应施肥一次。因属深根性植物，盆栽时应使用深盆，可用面沙直接上盆栽种，但必须施入底肥，2年翻盆换土一次。大雪前后搬入室内，陈设观赏。花谢后移入冷室，不让它们过早萌芽展叶，来年才能正常生长。

5. 玉兰（应春花、望春树）

1. 形态特征　为木兰科落叶乔木，株高可达6—10米。冬芽具大型鳞片，嫩枝和芽体上均有柔毛。叶倒卵形至长椭圆形，长10—15厘米，叶缘无齿，具短柄。花型硕大，单生于枝条顶端，花瓣倒卵形，白色，具清香；花径12—15厘米，花萼也是白色，连同花瓣共9片。果实为聚合蓇葖果，长约10厘米，圆筒形。春季先开花，后展叶，10月份果实成熟（图175）。

2. 种类和品种　用于花木栽培的还有紫玉兰，花被共12片，外层花被紫红色，内层花被淡红色，与叶片同时展开。

3. 习性　原产于我国长江流域，北京地区可露地越冬，再向北需保护越冬。喜阳光，略耐半阴。要求肥沃、湿润和排水良好的中性和微酸性土。因地下具肉质根，呼吸旺盛，特怕水涝。

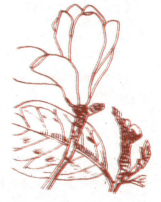

图175　玉兰的形态特征

4. 繁殖方法　玉兰的种子必须经过100天0—7℃的低温才能打破休眠而萌芽，同时不能失水干放。因此，采种后应立即进行露地秋播，或在室外挖坑沙藏一冬，来年早春播种。

硬枝扦插不易生根。在南方可在花谢后选二三年生粗壮枝条，先进行环状剥皮，再进行高枝压条；当年即可生根，第二年春季剪离母体另栽。

嫁接是繁殖玉兰的主要方法。在南方可用木兰的播种实生苗做砧木，于秋季进行切接，培养2—3年即可开花。还可在春季花谢后和木兰靠接，愈合后50天左右剪离母体。

5. 栽培和养护　在北方应栽在背风的庭院中，用4—5年生苗木来定植；起苗时应带有完好的土团。春栽应在花谢后和展叶前进行，定植穴的深度不得小于60厘米，并应施入有机肥料。

玉兰的枝条愈伤能力弱，除为了保持1米左右高的一段光秃主干而进行必要的修剪外，尽量不要重剪；如果为了整形必须修剪时，应在春季花谢后到展叶前进行。每年10月上旬应在树冠下面撒施一些有机肥料，结合中耕将肥料翻入土内。入冬前灌足冬水，寒冷地区应包草保护越冬。

6. 石榴（安石榴、海石榴）

1. **形态特征** 为石榴科落叶灌木，有的可长成小乔木状。小枝四棱形，营养枝先端刺状，无顶芽。单叶对生或簇生，倒卵形至长圆状披针形，长2—8厘米不等。花单生或数朵簇生；萼筒钟状，先端6裂，橙红色；花瓣5—7枚，红色或白色，有单瓣也有重瓣，重瓣花不孕而不能结实。单瓣花单性，雌花萼筒膨大，雄花萼筒小。果实球形，成熟后上部裂开。花期5—8月，9—10月果实成熟。

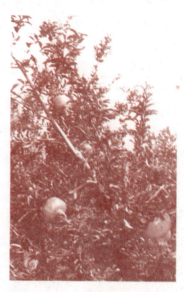

图176 石榴

2. **种类和品种** 用于花木栽培的可分为果石榴和花石榴两大类。前者植株高大，着花少，花期短，果个大，既可观果，又可食用；后者植株矮小，着花多，一年可多次开花，果个小，味酸，主要用于观花。常见的品种有单瓣白花石榴（叶甜，供食用）、千层白花石榴、千层红花石榴、月季石榴（5—9月间陆续开花）、单瓣黄花石榴和玛瑙石榴（花重瓣，在红色上布有黄白色条纹）。

3. **习性** 原产于伊朗和地中海沿岸，属于暖温带树种。喜充足的阳光，温暖湿润的气候条件，在疏荫下也能开花。不甚耐寒，北京地区需进入冷室越冬，在西安可露地越冬。要求疏松肥沃的土壤，不耐酸，在轻碱土中也能生长，忌水涝。

4. **繁殖方法** 株型矮小的花石榴可播种繁殖，种子采收后沙藏一冬，谷雨前后在平整好的高畦上开沟点播，3年后出圃。家庭养花也可盆播育苗；或采一年生发育充实的营养枝，截成15—20厘米一段进行扦插，入土深10—12厘米，第2年春季移栽一次，2—3年成苗。还可在早春压条，夏季剪离母体栽种，第三年即可开花。

5. **栽培和养护** 露地栽培时每年秋后应施入有机肥料，盆栽时用加肥培养土上盆，生长旺季还应追肥，2年翻盆换土一次，经常保持土壤湿润。

石榴在一年当中可抽生2—3次新梢，春梢上开的花多，夏梢和秋梢上开的花少，大都不能坐果。开花的枝条是由去年形成的结果母枝上抽生出来的，这些结果母枝的顶芽比较肥胖，顶芽下面几个侧芽也相当饱满，芽内既有枝叶的原始体又有花器的原始体，萌芽抽梢后可随着开花，因此叫做混合芽。对上述枝条千万不要短截，否则会把混合芽剪掉，下面瘦小的侧芽抽梢后都不能开花。

凡是在当年不开花的新生枝条，有的生长一段时间以后就停止了加长生长，其顶芽和先端几枚侧芽开始分化混合芽而形成结果母枝，为来年抽生结果枝（花枝）做准备，修剪时应当保留这样的枝条。还有一部分新生侧枝长到一定程度以后就不再加长生长了，也不形成顶芽，而在枝顶长出一小簇叶片，这样的枝条才是我们疏剪的对象。还有一部分枝条生长特别旺盛，在春、夏、秋三季不停地加长生长，还能抽生二次枝和三次枝，但不能形成混合芽，来年不能抽生结果枝；对这样的枝条应进行夏季摘心，促使其腋芽充分发育，为来年抽生新的结果母枝做准备。

除上述三种枝条外，还有一些发育枝的顶端长成针刺状，既没有顶芽，侧芽也极不明显。这样的枝条都相当短，如果不是过多过密可保留下来做辅养枝使用，利用它们密聚的叶片通过光合作用多制造一些糖类营养物质。如果过于稠密可疏掉一部分，有利于通风透光。

7. 无花果（蜜果、木馒头）

1. 形态特征 为桑科落叶小乔木，有时也长成灌木状，枝内含有乳汁。叶片较大，倒卵形，具深裂，表面粗糙，背面有柔毛，托叶淡红色。花序轴膨大似小果状。单个着生于叶腋间，中央部位上凹而形成中空的囊状，顶端有孔，在内壁上着生许多单性小花，有雌花也有雄花，从而组成隐头花序，授粉后花序轴膨大而形成果实。果实直径3—5厘米，成熟后紫褐色，甘甜多汁，含有多种维生素（图177）。

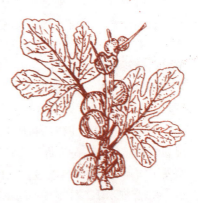

图177　无花果的形态特征

2. 习性 原产于中亚暖温带地区。喜阳光和比较干燥的气候，怕寒风，不耐阴，在北京地区需移入冷室越冬。喜深厚、湿润和肥沃的粘壤土，能耐轻碱，也能在酸性土中生长。极不耐旱，盆栽时一旦漏浇叶片会立即凋萎。

3. 繁殖方法 可播种，但因种子细小，操作起来相当麻烦，故多进行扦插，极易生根。可在春季采硬枝扦插,也可在生长季节剪取主干基部萌生出来的短小幼枝带叶扦插,成活率极高。扦插生根后生长快,培育2—3年即可结果。

4. 栽培和养护 地栽时每年秋季落叶后应撒施一次有机肥料。常年养护中应经常灌水,切勿受旱,入冬前必须灌足冬水。盆栽时应用加肥培养土上盆,最初几年每年翻盆换土一次,逐渐向大盆中翻换。6年后应栽入40厘米口径的大盆,通过追肥来补充营养。

8. 葡萄

1. 形态特征 为葡萄科落叶藤本植物。茎蔓长10—20米,老蔓干皮成条剥落,幼枝平滑,节部有卷须,可攀援在其他物体上生长。单叶互生,圆形,多呈5深裂,叶缘有齿,叶背有茸毛。小花绿色,由多数小花组成圆锥花序,具粗壮的总花梗,和新生侧枝的节部对生。果为浆果,因品种不同有白、青、红、褐、紫、黑等果色,家庭培养主要用于观果,兼可食用。

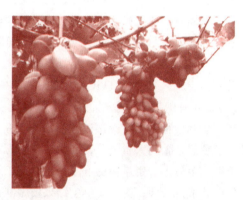

图178 葡萄

2. 种类和品种 人工栽培的葡萄的主要有以下2种:

(1) 欧洲葡萄 叶片3—5裂,叶背无毛或少有茸毛。卷须的着生规律是连续2节有卷须,后面一节无卷须。果实大,果型复杂,果皮和果肉不分离。如巨丰、龙眼、玫瑰香、牛奶、无核白等品种。

(2) 美洲葡萄 叶片较厚,无裂刻或仅有3浅裂,锯齿粗钝,叶背有白色或淡红色茸毛。每个节位上都有卷须。果个小,圆球形,果皮厚,容易和果肉分离,果面被有白粉。如可康、玫瑰露、卡拖巴、依沙贝拉等,它们都有一股特殊的气味。

3. 习性 欧洲葡萄原产于欧洲、亚洲西部和北非;美洲葡萄原产于加拿大东南部。喜充足的阳光,不耐阴;在气候干燥和日温差大的环境下不但生长良好,果实的含糖量也会大大提高。耐高湿酷暑,在多雨和潮湿的环境中生长不良。欧洲葡萄的耐寒能力差,在北方需埋土保护越冬;美洲葡萄能忍耐零下16℃的低温。要求深厚、肥沃、湿润和排水良好的沙质土,不耐旱,在酸性土中生长不良。

4. 繁殖方法 扦插繁殖容易生根。每年秋末将修剪下来的枝条埋入土中,保持湿润,土壤结冻也无妨。来年春季取出枝条,取其中段,按25—30厘米一段截开,深深地插入田土或深盆中,土面以上仅留一枚侧芽,2个月后即可生根。

北方的家庭居室如果有供暖设备,还可在冬季扦插葡萄,来年春季即可上盆栽种。10月下旬到11月上旬先到葡萄园中索取修剪下来的一年生枝,选其中节间短并具有肥胖冬芽的枝条做插穗,按3节一段截开,捆成一捆,在房前挖一个30—40厘米深的土坑,把插条埋入坑内,上面拥上一个土堆,浇水后盖上草帘防冻。12月下旬把插条挖出来,放在25℃的温水中浸泡12小时,取出后在基部一个节位的下方约1—2厘米处用锋利的修枝剪剪平,然后用面沙做扦插基质,插入深桶盆中,上面只留一枚冬芽,把水浇透。

扦插后把花盆移到火炉附近或暖气片的上方来提高土温,天天检查,及时浇水,如能保持16℃以上的土温,2月下旬即可生根萌芽。

5. 栽培和养护　家庭养花大都培养盆栽葡萄,扦插苗成活后应尽快用加肥盆花培养土栽入30厘米口径的大盆。先放在蔽荫处缓苗1周,再移到南窗附近多见阳光,4月中旬搬到室外或阳台上。盆土应经常保持湿润,经常松土,加强追肥。秋末落叶后移入冷室或楼道贮存,来年清明前后翻盆换土。

要想让葡萄大量结果,修剪工作极为重要。欧洲葡萄是在结果枝的第四和第五两个节位上着生果穗的(从下向上数),果穗下面的3枚腋芽在果实采收后都能分化成混合芽,为来年抽生结果枝做准备,因此,当年的结果枝正好是来年的结果母枝。为了控制盆栽葡萄的生长量,每年秋季修剪时仅保留基部1—2节后进行短截,来年的新生枝条都能结果。

美洲葡萄当年的结果枝不论是果穗上面还是果穗下面的腋芽,都有可能分化成混合芽,混合芽分化的数量是由营养条件决定的。在盆栽条件下,为了压低结果部位,秋后应进行重剪,最多保留基部2枚腋芽后短截,否则来年抽生的结果枝过多,即便开花,也会大量落果。

为了防止枝条不断地加长生长,到了夏季应在果穗的前面保留6—8枚叶片进行摘心,可使营养集中供应果实发育。为防止茎蔓匍匐到地面上,应搭设支架或绑扎拍子供它们攀援。

9. 木本象牙红（刺桐、龙牙花）

1. 形态特征　为豆科落叶灌木,有时可长成小乔木状。老枝上有纵向条纹,幼枝上有三角形利刺。三出复叶具长总柄,小叶亦有柄,阔菱状卵状,长5—8厘米。总状花序长60厘米以上,花序梗粗壮似枝条。单花象牙形,长5—8厘米,宽0.5—0.8厘米,深红色;旗瓣里狭长的椭圆形,平覆在翼瓣和龙骨瓣上。果为荚果,种子深红色。花期很长,5—10月不断抽生花枝,每根花枝自下而上陆续开花（图179）。

2. 习性　原产于印度及马来西亚。喜高温和湿润的气候条件，在华南地区可露地栽培，并呈常绿状态，北方盆栽时冬季入室后常落叶休眠。喜阳光，耐半阴，较耐旱，怕水涝。在排水良好的沙质土中生长良好。

3. 繁殖方法　扦插繁殖。华南地区于2—3月间剪二年生枝做插穗，截成20厘米一段，按50厘米的株行距插入沙床中，入土要深。萌芽前盖草保湿，第二年3月出圃。北方应进行盆插，用泥炭加素沙做扦插基质，选一年生充实枝条做插穗，截成20—25厘米长一段，沾上泥浆后再插。当年成活后不要分苗，冬季移入有供暖设备的室内，不让它们落叶，来年5月份分苗上盆。

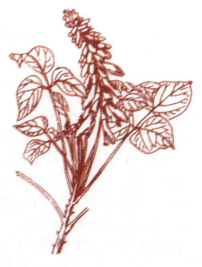

图179　木本象牙红的形态特征

4. 栽培和养护　木本象牙红具有肥胖的肉质根，在土壤过湿和通气不良的情况下根系容易腐烂，盆土暂时缺水叶片也不会凋萎。因此，在华南地栽时应选排水良好的地段，成株后就不必灌水了。盆栽时应凿大盆底排水孔，盆土应间干间湿。自5月—10月每隔10天应追施一次液肥，可大大增加花枝数量。从苗期开始就应培养30厘米高的一段主干，将其他丛生枝条剪掉，让侧枝从主干上抽生出来。因发枝能力较弱，主干因树龄的增长会越长越粗，树冠上的侧枝能自然稀疏和更新，因此不必疏剪。

10. 凌霄（武藏花、陵时花）

1. 形态特征　为紫葳科藤本花木。茎蔓节部能抽生气生根并攀援在其他物体上生长。复叶互生，每根复叶具小叶7—9枚，小叶卵形至长卵形，长3—6厘米，叶缘有齿。顶生圆锥形聚伞花序，花型大，漏斗状，开口直径7—8厘米；花被5裂，裂片唇形，红色至橘红色。蒴果先端钝，种子扁平。花期6—8月，10月份种子成熟（图180）。

2. 习性　原产于我国，华北、华东、华中和西北东部均有分布。喜阳光，略耐半

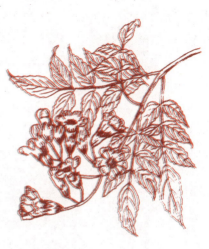

图180　凌霄的形态特征

阴。有较强的抗寒能力，北京地区可露地越冬，但需栽在背风向阳之处，一年生枝容易受冻抽干。要求疏松和排水良好的土壤，耐干旱和盐碱，在瘠薄的土壤中也能生长。

3. **繁殖方法** 扦插压条均可繁殖，以扦插为主。秋季落叶后剪生长充实的当年生枝做插穗，截成20厘米长一段，捆成一束埋入土中越冬，来年清明取出后按照硬枝扦插的方法进行扦插。也可剪嫩枝扦插，或在生长季节进行压条，成活率极高。

4. **栽培和养护** 凌霄的茎蔓粗壮，植株高大，只能栽在庭院的棚架南侧，不能盆栽。南方可秋栽，北方应春栽；起苗时不必带土，可裸根定植。每年春季萌芽前应把枯枝剪净，对过长的茎蔓应适当短截，然后牵引绑扎在棚架上。华北北部、东北和西北的大部分地区，入冬前应把茎蔓从棚架上解下来，然后开挖沟槽把茎蔓埋入沟中，否则会受冻抽干。不需要特殊管理也能正常生长和开花。